Kontaktadresse nach EU-Produktsicherheitsverordnung:
produktsicherheit@droemer-knaur.de

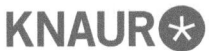

*Im Knaur Taschenbuch Verlag ist bereits
folgendes Buch des Autors erschienen:*
Was heilt. Die tieferen Dimensionen im Heilungsprozess

Über den Autor:
Klaus-Dieter Platsch ist Arzt für Innere Medizin, Chinesische Medizin und Psychotherapie in eigener Praxis. Er ist Dozent der Deutschen Ärztegesellschaft für Akupunktur, Leiter der Tagungsreihe »Medizin und Spiritualität« und des Instituts für Integrale Medizin.
www.drplatsch.de

Dr. med. Klaus-Dieter Platsch

DAS HEILENDE FELD

Was Sie selbst für Ihre Heilung
tun können

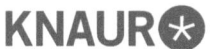

Besuchen Sie uns im Internet:
www.knaur.de

Vollständige Taschenbuchausgabe April 2013
© 2009 O.W. Barth Verlag
© 2013 Knaur Taschenbuch
Ein Imprint der Verlagsgruppe
Droemer Knaur GmbH & Co. KG, München
Alle Rechte vorbehalten. Das Werk darf – auch teilweise –
nur mit Genehmigung des Verlags wiedergegeben werden.
Die Nutzung unserer Werke für Text- und Data-Mining
im Sinne von § 44b UrhG behalten wir uns explizit vor.
Redaktion: Ursula Richard
Umschlaggestaltung: ZERO Werbeagentur, München
Umschlagabbildung: FinePic®, München
Printed in Germany
ISBN 978-3-426-87627-5

Inhalt

Die Tore der Heilung öffnen 7

Die ganzheitlich spirituelle Natur des Menschen 19

Der Mensch ist mehr als seine Krankheit 39

Krankheitsgeschichte ist Lebensgeschichte –
Heilungsgeschichte ist Lebensgeschichte 65

Heilung ist Wandel 83

Heilung vorbereiten 105

Kraftquellen im Heilungsprozess 147

Gesund und heil sein ist innerer Frieden 187

Das Heilende Feld 209

Heilsein im Sterben? 235

Heilsein 275

Anhang 291
Anmerkungen 291
Übungen 297
Empfohlene Literatur 299

Die Tore der Heilung öffnen

Ein erster Überblick

- **Heilung** In diesem Buch geht es um Heilung – um Ihre Heilung.
  Und Heilung ist weit mehr als nur die Wiedererlangung physischer oder psychischer Gesundheit.
- **Heilendes Feld** Ich möchte Ihnen in den folgenden Kapiteln helfen herauszufinden, was Sie selbst, wenn Sie krank sind und leiden, für Ihre eigene Gesundheit und Heilung tun können – Heilung, die als ureigene innere Kraft in Ihnen selbst angelegt ist und zu der jeder Mensch immer von neuem Zugang gewinnen kann. Diese Instanz im Menschen, die stets heil und unverbrüchlich ist, egal wie krank und leidend jemand auch sein mag, ist das Heilende Feld – Ihr innerster »Heilort«, der mit dem ganzen Universum verbunden ist.
- **Inneres Heilungspotenzial** Äußere Heilungsmethoden und Behandlungsmaßnahmen werden durch das Heilende Feld nicht unbedingt überflüssig, sie greifen aber erst wirklich, wenn alle Tore für einen tieferen Heilungsprozess aufgestoßen sind. So werden Sie in diesem Buch wenig über äußere Heilmethoden finden, umso mehr jedoch über Ihr eigenes Heilungspotenzial, das es zu entdecken und zu befreien gilt.
- **Sie sind der/die Kompetente** Sie werden feststellen, dass Sie selbst der kompetenteste Mensch für Ihre Gesundheit und Heilung sind. Sie können durch das Buch das Heilende Feld in sich selbst kennenlernen und damit die Fülle und grenzlosen Möglichkeiten der Heilung.

- **Inneres Wissen** Das Buch führt Sie durch wichtige Wissensbereiche für Ihre Gesundheit. Der Schwerpunkt ist jedoch der Zugang zu Ihrem eigenen inneren Wissen – zu jener Weisheit im Menschen, die uns angeboren ist, die wir jedoch im Lärm des Alltags und durch die Betonung des Rationalen so leicht überhören.
- **Übungen** Sie finden im Folgenden auch eine Reihe von kleinen, einfachen Übungen, die Sie in heilsame und heilende Erfahrungen führen und Ihr Innerstes »freiputzen« und Krankmachendes umprogrammieren können. Denn fast jede Krankheit – wie auch jede Heilung – wurzelt primär im Bewusstsein (nicht gleichzusetzen mit rationalem Denken). Deshalb ist die Entfaltung eines heilenden Bewusstseins von größter Bedeutung für den Heilungsprozess. Alle Übungen dienen dem Zweck, wieder ganz und heil zu werden, sodass sich über das Bewusstsein Heilungsprozesse auch auf der physischen Ebene auswirken können.
- **Patientenbeispiele** In allen Abschnitten kommen Patientenbeispiele vor, um die jeweilige Thematik zu verdeutlichen und lebendig nachvollziehbar zu machen – und um Ihnen Mut zu machen, dass das, was ich beschreibe, auch tatsächlich möglich ist. Die Patienten haben sich gern mit Ihrer Geschichte für dieses Buch zur Verfügung gestellt, weil sie inzwischen wissen, in welcher Weise Heilungsprozesse geschehen können, die mit einem bloß materiell-organbezogenem Verständnis nicht möglich wären.
- **Ganzheit** Das Buch will Ihnen helfen, Ihr eigenes Heilungspotenzial wirklich kennenzulernen und daraus aus der Tiefe zu schöpfen. Heilung heißt ganz sein. Alles, was getrennt und abgespalten existiert, ist dem Krankwerden und dem Tode ausgesetzt. Heilung bedeutet, alles, was in Ihnen getrennt und abgespalten ist, wieder in sich selbst in lebendige Verbindung und Verbundenheit zu bringen – und das umfasst alle Seinsebenen des Menschen: den physischen Körper, die Gefühle, die Gedanken und das spirituelle Sein.

Sie können das Buch von vorn bis hinten durchlesen, können aber auch schauen, ob für Sie ein bestimmter Abschnitt gerade interessanter oder für Sie momentan wichtiger ist als ein anderer. Nehmen Sie sich mit dem Buch alle Freiheit; Gesund- und Heilwerden gedeihen am besten im freien Menschen – Freisein und Ganzsein stehen in einer Linie und bedingen einander.

Sie können das Buch auch in kleinen Portionen lesen, sich Zeit lassen. Sie können es auch mehrmals lesen. Beides hilft, dieser Öffnung zum eigenen Heilkern und zur bewussten Stärkung der Selbstheilungskräfte ausreichend Raum zu geben, damit sich das alles allmählich setzen und integrieren kann. Überhaupt ist Heilung ein Prozess – etwas geht fast unmerklich, aber stetig voran.

Es sind die kleinen Schritte, die uns auch auf der längsten Reise voranbringen. So versuchen Sie bitte auch, behutsam mit sich zu sein, auf Ihren eigenen Rhythmus und Ihr eigenes Tempo zu achten.

Heilung ist immer möglich – aber nicht machbar

Denn Heilung ist auch immer ein Geschenk.

Im Zentrum Ihrer Heilung stehen Ihre eigenen Heilkräfte, sie zu fördern, um gesund zu bleiben, oder sie zu stärken, um bei einer Erkrankung wieder gesund zu werden. Heilung und Gesundwerden betrachten wir für gewöhnlich als einen Vorgang von außen. Wir gehen zum Arzt oder zur Ärztin, die uns behandeln und die Krankheit »wegmachen« sollen, nehmen vielleicht Medikamente, gehen zur Physiotherapie oder bekommen eine Strahlentherapie. So kennen wir es: dass wir etwas von außen bekommen, um wieder gesund zu werden.

Aber täuschen Sie sich nicht: Denn Sie sind der eigentliche Experte bzw. die eigentliche Expertin für einen wirklichen Heilungsprozess. Bei genauerer Betrachtung werden Sie nämlich entdecken, dass der wesentliche Teil der Heilung aus Ihnen selbst kommt. Ja, dass es sogar notwendig ist, darauf zu achten, dass medizinische

Maßnahmen die eigene Heil- und Regenerationskraft nicht unterlaufen oder sogar außer Kraft setzen. Um kein Missverständnis aufkommen zu lassen: Es ist überhaupt nichts Falsches daran, sich medizinische Hilfe zu holen, doch weiß die Ärztin oder der Arzt im besten Fall über Ihre Krankheit, aber nicht über Sie als Person und Mensch Bescheid.

Die Entwicklung der modernen Medizin ist großartig – *und* sie hat sich bei allem Fortschritt vom Menschen entfernt. Der Mensch wird zum Patienten, der wie eine reparaturbedürftige Maschine betrachtet wird, die, wenn sie ins Stottern kommt, wieder mit neuem Schmieröl, ein wenig Zurechtfeilen oder mit einem neuen Ersatzteil zu flicken und in Gang zu bringen ist. Im Wesentlichen sieht die klassische Schulmedizin – wie auch weite Teile der Alternativ- und Komplementärmedizin – den Menschen als eine Ansammlung von Molekülen, Geweben und Organen, die, sollten sie nicht richtig funktionieren, mit medizinischen Methoden zu behandeln sind. Dass die Moleküle, Gewebe und Organe jedoch Teile eines ganzen, beseelten Menschen sind, dass deren Fehlfunktionen Ausdruck eines Ungleichgewichts im ganzen Menschen sind und dass meist auch emotionale und mentale Verknüpfungen mit den kranken Körperteilen bestehen, das findet keine oder nur wenig Berücksichtigung. Ebenso wenig wie Ihr gegenwärtiges Lebensumfeld und die allgemeinen Lebensbedingungen, die auch immer Teil des momentanen Gesundheitszustandes oder einer möglichen Erkrankung sind.

	Konzept	**Beschreibung**	**Beispiele**
Schulmedizin	Materiell-organisch, mechanisch, dualistisches Bewusstsein. Akzeptiert keine der anderen Medizinkonzepte.	Patient ist Objekt der Behandlung, Krankheit und Gesundheit sind kausale, lineare Ereignisse. Komplexe und systemische Prozesse werden kaum erfasst. Klassisches Raum-Zeit-Konzept. Bewusstsein ist ein Resultat des Gehirns.	Anwendung von chemisch definierten Medikamenten und chemisch-physikalischen Therapien. Operation, Bestrahlung, Medizintechnik.

	Konzept	Beschreibung	Beispiele
Alternativmedizin	Bewegt sich zwischen einem materiell-organischen Konzept wie die Schulmedizin, jedoch mit anderen Methoden, und einem Körper-Geist-Seele-Konzept, dualistische Denkweise, grenzt sich als »naturheilkundliche Alternative« gegen die Schulmedizin ab und bekämpft sie nicht selten.	Teils Objekt-, teils Subjekt-orientiert. 1. Naturheilkundliche oder nicht-schulmedizinische Methoden werden angewandt anstelle von Schulmedizin oder 2. ein erweitertes Menschenbild und Krankheitsverständnis ersetzt das schulmedizinische Verständnis. Bewusstseins- und energetische Konzepte bestimmen Diagnostik und Behandlung, die nicht immer im Sinne der klassischen Wissenschaften erklärbar sind.	Naturheilmittel, klassische Ordnungstherapie, Reiztherapien, Neuraltherapie, Krankenkassen-Akupunktur usw. Homöopathie, anthroposophische Medizin, traditionelle Akupunktur und chinesische Medizin, ayurvedische Medizin, tibetische Medizin usw.
Komplementärmedizin	Gleiche Grundkonzepte wie die Alternativmedizin, sie versteht sich jedoch als Ergänzung zur Schulmedizin, dualistisches Bewusstsein.	Gleiches Verständnis wie Alternativmedizin; grenzt jedoch Schulmedizin nicht aus.	s. o. im Sinne der schulmedizinischen Ergänzung
Ganzheitsmedizin[1]	Holistisches Körper-Geist-Seele-Konzept. Versteht den Menschen und das Universum als Einheit. Non-duales Bewusstsein. Ganzheitsmedizin schließt Schulmedizin, Alternativ- und Komplementärmedizin mit ein.	Aufhebung der Trennung von Subjekt und Objekt. Verlässt das materielle Weltbild zugunsten eines über Bewusstsein und Felder mit allem verbundenen Paradigmas. Heilung geschieht durch eine hinter allem wirkende geistige Kraft. Heilung ist nicht räumlich und zeitlich gebunden. Bewusstsein ist unbegrenzt in Raum und Zeit und so letztlich eins. Nicht beschreibbar durch klassische Wissenschaftskonzepte, wohl aber z. B. durch die Quantenphysik, Feldtheorien und morphogenetische Felder.	Heilendes Feld, Korrespondenz mit den innersten Heilkräften, Heilung durch Wiederverbindung und Allverbundenheit. Aussöhnung mit allen Aspekten und Annehmen und Würdigung aller Aspekte von Körper, Geist und Seele. Selbstermächtigung im Heilungsprozess, Rückbindung auf das innere Wissen, Heilung aus dem Meer aller Möglichkeiten. *Es* heilt.

All dies fließt in die Frage nach Heilung und Gesundwerden ein. Und für diese Fragen ist nicht der Arzt oder die Ärztin der Experte, für diese Fragen sind Sie selbst der kompetenteste Mensch, den es gibt. Denn letztendlich können nur Sie selbst die Hintergründe und Herausforderungen Ihrer Krankheit ergründen und wissen. Nur Sie selbst können in letzter Instanz den Weg bestimmen, wie Sie wieder gesund und heil werden wollen und können. Natürlich brauchen Sie auch fachkompetente Informationen der Ärzte und Therapeuten, selbstverständlich ist es notwendig, den Stand des medizinischen Wissens zu nutzen. *Und* das muss eingebettet sein in das, was Sie selbst als heilsam erachten. Eine medizinische Information darf nicht als Befehl missverstanden werden, sie sogleich auf die standardisierte medizinische Art und Weise umzusetzen. Sie müssen entscheiden, was Sie mit den Informationen machen, und heilsam kann nur sein, wenn Sie mit der Art der vorgesehenen Behandlung wirklich einverstanden sind. Das setzt voraus, dass Sie sich selbst und ihre Heilkompetenz mindestens genauso ernst nehmen wie die Kompetenz des Arztes. Denn gesund werden wir nicht allein durch die medizinischen Maßnahmen, sondern vor allem durch die Stärkung der eigenen Selbstheilungskräfte, die jeder Mensch – wie krank er auch sein mag – hat.

Jeder Mensch ist in seinem innersten Kern absolut heil und ganz

Der unverbrüchliche und unversehrte Kern im Menschen ist der Ausgangspunkt jeglicher Heilung. Nur ist er oft überschattet und überlagert, weil wir Heilung gar nicht oder nicht mehr für möglich halten. Meist weil wir uns an medizinischen Prognosen und scheinbar unabänderlichen Krankheitsverläufen mit dem starren Blick auf die Pathologie gewöhnt haben und so den vernichtenden Gedanken über die Unheilbarkeit einer Erkrankung oder über ihren tödlichen Ausgang uneingeschränkt Glauben schenken. Vor allem unsere Ängste und bei manch einem ein Lebenspessimismus blockieren leicht den Zugang zum inneren Heilkern.

Heilbewusstsein und Heilendes Feld

Sie können jedoch die Tore für ein neues Heilbewusstsein öffnen, unter anderem, indem Sie krankmachenden Gedanken keinen Glauben mehr schenken und so wieder Zugang zu Ihrem eigenen inneren Heilwissen und Ihrem Heilkern bekommen. Es ist unendlich viel mehr möglich, als Sie denken, wenn Sie sich Ihrer selbst gemachten Begrenzungen bewusst werden und über sie hinauszugehen lernen. Dann öffnet sich ein Heilendes Feld in Ihnen – kein Ort, sondern ein innerer Zugang zur Gesamtheit aller Heilmöglichkeiten. Es ist ohnehin immer da, denn wie sonst könnten Heilungsprozesse ganz von allein in uns geschehen, ohne medizinische Intervention (nicht wenige geschehen auch trotz medizinischer Intervention).

Werden wir dieses Heilenden Feldes in uns gewahr, können wir mit einem ungleich tieferen Vertrauen auf die uns innewohnenden Heilkräfte und grenzenlosen Möglichkeiten bauen. Von unbegrenzten Möglichkeiten zu sprechen ist kein Schönreden oder eine Illusion; jeder Mensch kann es in sich selbst erfahren und überdies entspricht es den Erkenntnissen der Quantenphysik eines Max Planck, eines David Bohm oder eines Werner Heisenberg, die von einem Quantenfeld als einem Meer aller Möglichkeiten sprechen. Nur haben sich diese Erkenntnisse noch immer nicht in der etablierten Medizin herumgesprochen. Es ist längst überfällig, das alte materielle Weltbild, dem unsere konventionelle Medizin folgt, durch das neue Paradigma von Ganzheitlichkeit zu erweitern.

Das Heilende Feld ist ein Feld aller Möglichkeiten. Auf Krankheit und Heilungsprozesse bezogen ließe es sich mit einfachen Worten so ausdrücken: Was einmal gekommen ist, kann auch wieder gehen. Das Leben, und dazu gehören auch Krankheit und Heilung, ist niemals statisch, sondern alles unterliegt einem steten Wandel.

Ihr subjektives Befinden und Ihre Selbstwahrnehmung sind der Schlüssel für einen tiefen Heilungsprozess

Alles, was Sie in diesem Buch an neuem Wissen erlesen können, knüpft immer an Ihre Erfahrungswelt an – richtet sich an Ihr eigenes subjektives Erleben und Empfinden. Heilung ist etwas zutiefst Subjektives, Persönliches. Meint immer den ganzen Menschen, nicht den Menschen als zu behandelndes Objekt. Deshalb sind auch die Wahrnehmung und Äußerung Ihres eigenen Befindens für die Heilung so wichtig, nicht nur die medizinischen Befunde. Letztere sind nicht unwichtig und werden auch berücksichtigt; für den eigenen Heilungsprozess jedoch und mit ihm für die Stärkung der Selbstheilungskräfte sind Ihr subjektives Erleben und Ihre eigene Einschätzung, Bewertung und Deutung von Beschwerden, diagnostischen Schritten und Therapiemaßnahmen unabdingbar notwendig.

Nicht selten sind wir mit einer Reihe von Beschwerden – teils auch heftigen – konfrontiert, ohne dass sie zu einer medizinischen Diagnose führen. Nach den objektiven Kriterien der konventionellen Medizin ist man dann nicht einmal krank, denn ohne Diagnose gibt es keine Krankheit und demzufolge auch keine Behandlungsmöglichkeit. »Tut mir leid, aber Sie haben nichts. Ich kann Ihnen nicht helfen.« In solchen Fällen werden die Menschen nicht selten aus reiner Hilflosigkeit als »psychosomatisch gestört« abgestempelt, was in der Regel heißt, dass man als Hypochonder oder Simulant angesehen wird.

Wenn Sie es aber mit einem Heilungsprozess ernst nehmen wollen, dann ist es wichtig, dass Sie Ihre Beschwerden und Symptome auch selbst ernst nehmen, sie als Anlass zum Nachforschen betrachten, was sie Ihnen möglicherweise sagen, wofür sie stehen mögen. Vielleicht weisen sie auf etwas hin, was Sie brauchen oder gebraucht hätten, wofür Sie durch äußere oder innere Umstände nicht ausreichend haben sorgen können: z. B. für mehr Schlaf, regelmäßiges Essen, weniger Stress, mehr Zeit für sich selbst, Klärung einer kritischen Situation, Klärung einer Beziehung usw.

Wie Sie neue heilsame Einsichten und Einstellungen gewinnen können

Durch die innere Arbeit, die durch das Lesen und die verschiedenen Übungen dieses Buches wie von allein geschieht, gewinnen Sie neue, heilsame Einsichten und Einstellungen. Die Sicht ändert sich. Dass heißt nicht, dass Sie sich bessern müssen. Da möchte ich Ihnen von vornherein jede Illusion nehmen: Sie können gar nicht besser werden. Wozu auch? Sie sind ohnehin bereits das Beste für sich selbst und für die Welt, denn Sie sind so, wie Sie gemeint und gewollt sind. Das fällt Ihnen vielleicht schwer zu glauben? Sie hadern ein wenig mit dieser Sicht? Überprüfen Sie diesen Zweifel noch einmal, wenn Sie das Buch zu Ende gelesen haben.

Veränderungen kommen durch ein Öffnen für den natürlichen Wandel der Dinge. Und Wandel geschieht ganz von allein. Darum müssen wir uns nicht kümmern. Sie müssen also gar nichts tun – im Grunde nicht einmal die Übungen! Dennoch können Übungen helfen, sich der inneren Heildimension bewusst zu öffnen und sie so ein Stück weit aktiver einzuladen.

Im Bewusstsein unserer ganzheitlichen Natur

Wesentlich für einen tieferen Heilungsprozess ist, uns unserer ganzheitlichen, spirituellen Natur bewusst zu werden. Dazu gehört unter anderem die Anerkennung und Wertschätzung aller unserer Aspekte – des Körpers, der Gefühle, der Gedanken und unseres transpersonalen Seins. Nichts davon ist besser oder schlechter – alles zusammen sind Sie, macht Sie ganz.

Das medizinische Abspalten des Körpers vom Rest unserer Ganzheit ist in sich ein Akt krankmachender Trennung und vernachlässigt die Psyche und die spirituelle Dimension. Diese Abspaltung nehmen wir unbewusst oft selber vor. Wer beispielsweise vorwiegend im Kopf und seinen Gedanken lebt, vernachlässigt vielleicht die Bedürfnisse seines Körpers und möglicherweise auch sein spirituelles Leben. Wer nur Spiritualität leben will, steht nicht geerdet auf dem Boden des Lebens und vernachlässigt mit großer Wahrscheinlichkeit ebenfalls einen wichtigen Teil seines Seins.

Am stärksten und widerstandsfähigsten sind wir Menschen, wenn wir ein in allen Aspekten weitgehend ausgeglichenes Leben führen. Dies hat sogar eine große Studie aus Heidelberg mit über 35000 Teilnehmern, die über zwanzig Jahre beobachtet wurden, sehr eindrücklich bestätigt.[2] Um dieses Gleichgewicht und die Wertschätzung jeden Anteils von uns selbst geht es auch in diesem Buch: Es geht um Ganzheit – um Ihre Ganzheit.

In diesem Sinne gehört auch Kranksein zur Ganzheit. Wollen wir unsere Krankheit einfach nur loswerden, dann sperren wir einen im Augenblick sehr realen Teil unseres Lebens aus – und das ist Trennung, das Gegenteil von Ganzheit. Dieser im Grunde verständliche Versuch, die Krankheit loswerden zu wollen (»Doktor, nehmen Sie mir die Krankheit!«) führt vor allem bei lang dauernden und chronischen Krankheiten zu einem ständigen inneren Kampf gegen die Krankheit und damit gegen sich selbst – ein Kampf, der dem Heilungsprozess jegliche Kraft raubt.

Heilsein ist mehr als nur gesund oder frei von Symptomen sein. Das Empfinden von Heilsein stellt sich ein, wenn wir uns ganz und vollständig fühlen, wir uns im Einklang mit uns selbst und der uns umgebenden Welt empfinden, wenn wir uns lebendig spüren und dem Leben zugewandt sind. Das ist auch mit einer Krankheit oder mit Schmerzen möglich.

Nehmen Sie das nicht als einen Anspruch an sich. Ich möchte Sie ermutigen, jegliches Müssen zu hinterfragen und loszulassen. Heilwerden ist meistens das Gegenteil von Leistung, es hat vielmehr mit einem Sich-Öffnen zu tun. Heilung lässt sich nicht machen. Wir können Heilung einladen, und sie kann geschehen. Und wenn sie geschieht, können wir dafür danken. Und wenn keine Heilung geschieht, sondern die Beschwerden weiter bestehen bleiben oder die Krankheit sogar zum Tode führt, dann ist es das, was das Leben uns offenbart – etwas, das wir versuchen können, in aller Tiefe zu begreifen und anzunehmen.

Heilsein ist immer möglich – auch mit einer Krankheit

Bitte verfallen Sie nicht der Vorstellung, versagt oder etwas falsch gemacht zu haben, wenn Sie nicht gesund werden, weil es in diesem Buch heißt, dass Heilung immer möglich sei. Möglich ja – aber eben nicht machbar. Vielleicht erweist sich gerade Ihre Krankheit auch als ein Tor, um zum Wesentlichen Ihres Lebens vorzustoßen, die Essenz des Lebens zu begreifen und sich Ihrer tieferen Natur, dem unsterblichen Leben überhaupt bewusst zu werden. Nicht selten erleben Menschen – oft im Nachhinein – eine Krankheit sogar als Geschenk, weil sie Ihnen möglich machte, an ihr zu wachsen und Einsichten und Fähigkeiten zu entwickeln, die ihnen sonst verschlossen geblieben wären. Denn zwangsläufig reißt jede schwerere Erkrankung den Menschen aus seiner Routine und führt auf diese Weise zu einer Neubewertung des Lebens durch eine immer tiefere Wahrnehmung der eigenen Ganzheit und des eigenen Heilseins.

Heilsein ist immer möglich – auch mit einer Krankheit. Heilsein bedeutet auch Aussöhnung – mit allem, vor allem aber mit sich selbst. Niemand ist ein schlechter Mensch oder ein Versager. Jeder ist in seiner Einzigartigkeit so gemeint, wie er oder sie ist. Allerdings schauen wir nur allzu oft mit einem uns selbst täuschenden und getrübten Blick auf uns und können uns so nicht wirklich sehen. In all unserer Schönheit und Lebendigkeit. In all unseren Facetten und unserer Originalität. Den Blick dafür frei zu machen ist auch ein Stück Heilung und Aussöhnung und bedeutet inneren Frieden. Wir lernen das, was ist, tief anzunehmen und uns so immer mehr am Geschenk unseres Lebens zu freuen, anstatt es hadernd und abwehrend abzuweisen. Das ist heilsam.

Dabei geht es gewiss nicht darum, sich etwas vorzumachen oder zu versuchen positiv zu denken, sondern wir schenken den begrenzenden Gedanken und Konzepten über uns, die Welt und unsere Krankheit keinen Glauben mehr und wenden uns dem Wesentlichen des Lebens zu. Und das Wesentliche ist sehr einfach. Vieles an Problemen und Schwierigkeiten, in die wir stets unendlich viel Kraft investiert haben, reduziert sich mit einem Mal. Wir werden frei für neue Ufer – heil zu sein, welche Form auch immer es annehmen will.

Die ganzheitlich spirituelle Natur des Menschen

Der Mensch von außen betrachtet

Gewöhnlich betrachten wir unseren Körper von außen. Und nicht anders macht es die Medizin. Wir definieren uns über das, was wir im Spiegel sehen: Das ist mein Körper, das bin ich. Ich bin groß oder klein, ich bin blond oder braun, dick oder dünn, robust oder schwächlich usw. Das ist natürlich nur der Blick auf die Oberfläche, hinter der aber noch viel mehr steckt.

Die Medizin hat viele Methoden entwickelt, um in den Körper vorzudringen, sein Inneres zu erkennen: über Endoskope, Ultraschall, Röntgen, Gewebeproben oder indem sie den Körper operativ öffnet und direkt hineinschaut. Gewebe können mikroskopisch oder biochemisch untersucht werden. Wir können sogar bis auf die Molekularstruktur und die Ebene der Atome vordringen und unsere Analysen durchführen. Letztlich bleiben wir damit auf der Ebene der Materie – auf der Ebene der Außenbetrachtung. Diese Herangehensweise ist durchaus wichtig und hat zu einem immensen medizinischen Fortschritt geführt – *und* sie bleibt die lebendige Dimension schuldig. Leben besteht nicht nur aus einer Ansammlung von Materiebausteinen, sondern da muss es etwas geben, das alles miteinander sinnvoll verbindet und zu einem lebenden Organismus werden lässt, etwas, das das Herz schlagen und uns atmen lässt. Dieses Etwas entzieht sich nach wie vor der direkten Kenntnis. Alles, was wir darüber zu sagen versuchen, bleibt reine Spekulation. Wir wissen es nicht – und doch sind wir seiner Existenz gewiss. Letztlich führt auch die Erforschung der Materie an diese

Grenze des Wissens und weist auf das Mysterium, das der Quantenphysiker und Nobelpreisträger Max Planck, dessen Hauptwerk der Erforschung der Materie galt, mit den Worten beschreibt: »Ich bin fromm geworden, weil ich zu Ende gedacht habe und dann nicht mehr weiterdenken konnte.«

Die konventionelle Medizin bezieht sich weitestgehend auf die Erforschung und Funktionsweise der materiellen Ebene und hat keine Antworten auf Fragen der energetischen, geistig-spirituellen und ganzheitlichen Aspekte von Gesundheit und Heilung.

Das Wort Körper, lateinisch *corpus*, bedeutet eigentlich Leichnam, also toter Körper. Für den lebendigen Körper war früher das Wort Leib gebräuchlich, das uns heute etwas altmodisch anmutet. Doch es ist der Leib, um den es in einem Heilungsprozess geht. Denn Heilung findet nur im lebendigen, beseelten Körper statt – in der Ganzheit des Menschen, nicht in der toten Materie. Die medizinische Forschung gewinnt jedoch die meisten Erkenntnisse aus Experimenten mit toter Materie. Fragen wir den einzelnen Menschen, dann wird jeder übereinstimmend sagen, auch die Experimentatoren, dass er sich nicht nur als eine Ansammlung von Materie und Molekülen empfindet. Und dennoch wird in der konventionellen Wissenschaft so getan.

Das, was »ich« sagt

Das, was »ich« sagt, ist weit mehr als tote Materie. Das, was »ich« sagt, hat Empfindungen und spürt zum Beispiel Hunger und Durst, Wärme und Kälte, Unwohlsein und Behaglichkeit. Das, was »ich« sagt, hat auch Gefühle, Freude oder Trauer, Glück oder Wut. Ihnen sitzt die Angst im Nacken oder es läuft Ihnen eine Laus über die Leber. Das, was »ich« sagt, denkt auch. Mit unseren Gedanken fühlen wir uns am meisten identisch, sind wir am meisten ich. Das, was »ich« sagt, ist auch das, was liebt. Lieben und Leben sind so nah beieinander – nicht nur vom Wort her. Das Leben bekommt durch unsere Liebesfähigkeit eine Herzensqualität, die auch die Herzen anderer öffnet und uns tief seelisch miteinander verbindet. Das, was »ich« sagt, kann singen und lachen, schreien und weinen, sich auf sich selbst besinnen oder über sich selbst hinauswachsen. Und das, was »ich« sagt, wirft auch die Fragen nach dem Sinn des Lebens auf, kann sich selbst in einen größeren Kontext stellen und das begrenzte menschliche Sein in die zeitlose Ewigkeit ohne Grenzen weiten.

Wie viel mehr als Materie ist doch das, was »ich« sagt. Und das ist jeder Mensch in seiner wunderbaren Einzigartigkeit – auch Sie. Sie sind ein komplexes, göttliches Wesen aus materiellem Körper, aus Gefühlen, aus Gedanken und aus dem, was Sie lebendig macht. Und Sie überschreiten diese Person, die Sie im Spiegel sehen, durch Ihre Fähigkeit zu lieben, zu lachen, zu glauben und Sinn zu erfahren, weil all das Sie über sich selbst hinausführt und immer – ob bewusst oder unbewusst – mit dem ganzen Universum verbindet. Teilhard de Chardin hat einmal gesagt: »Wir sind nicht menschliche Wesen, die eine göttliche Erfahrung machen. Wir sind göttliche Wesen, die eine menschliche Erfahrung machen.«

Die folgende Übung hilft Ihnen, sich in Ihrer Ganzheit, in allen Aspekten dessen, was »ich« sagt, zu erfahren. Sie können die Übung aber auch einfach überspringen und sie, wenn Sie wollen, zu einem anderen Zeitpunkt machen.

Den inneren Leib spüren

Nehmen Sie sich etwa eine halbe Stunde Zeit und sorgen Sie dafür, dass Sie nicht gestört werden. Stellen Sie gegebenenfalls den Anrufbeantworter an. Suchen Sie sich einen Platz im Haus oder in der Natur, der Ihnen angenehm ist, an dem Sie sich behaglich und geborgen fühlen, und setzen oder legen Sie sich bequem hin. Nun schauen Sie noch einmal bewusst an sich herab und nehmen Sie Ihren Körper von außen wahr. Versuchen Sie, einfach nur zu schauen, ohne zu werten und zu beurteilen. Es geht nicht um die Frage, ob Sie sich gefallen oder nicht, sondern darum, sich die Dimension des sichtbaren Körpers bewusst zu machen. Wenn Sie sich dabei ertappen, dass Sie Ihren Körper doch werten – zu dick, zu dünn usw. – , dann bitte ich Sie, freundlich und nachsichtig mit sich zu sein, sich nicht mit schlechten Gefühlen aufzuhalten, sondern einfach mit der Übung fortzufahren. Übung soll nicht Arbeit heißen; am besten ist es, wenn Sie spielerisch herangehen. Nichts hängt davon ab, ob die Übung gelingt oder nicht. In dieser Haltung können Sie auch das Leben leichter meistern – indem Sie es spielerischer nehmen.

Nun schließen Sie die Augen und atmen Sie dreimal tief ein und aus. Mit jedem Ausatmen versuchen Sie, alle Gedanken, Sorgen, Krankheitsprobleme, was auch immer, gehen zu lassen. Alles darf jetzt gehen. Wenden Sie dann Ihre Aufmerksamkeit weiter nach innen.

Richten Sie sie als Erstes auf Ihre Füße. Versuchen Sie, Ihre Füße von innen zu spüren. Nehmen Sie wahr, wie sie sich anfühlen. Vielleicht sind sie kalt oder warm, oder sie fühlen sich schwer an, oder Sie spüren ein Ziehen, ein Zwicken oder Schmerzen – was auch immer Sie spüren, ist recht und darf sein. Sie spüren das, was ist.

Versuchen Sie, das, was Sie spüren, nicht zu werten oder zu interpretieren wie »warme Füße – gut; kalte Füße – schlecht«. Das, was ist, ist. Kalt, warm.

Bleiben Sie eine kleine Weile bei der Wahrnehmung Ihrer Füße. Es kann sein, dass mit dem Spüren der Füße auch ein Gefühl auftaucht, z. B. Angst, Traurigkeit oder innere Unruhe. Schicken Sie das Gefühl nicht weg, sondern nehmen Sie sich Zeit dafür – es darf sein und einfach gefühlt und betrachtet werden. Die Gefühle, die beim Spüren Ihrer Füße hochkommen, sind offensichtlich mit dem Spüren Ihres Körpers verknüpft.

Und es können sich zum Gefühl auch Gedanken gesellen – Gedanken, die sich um das Gefühl ranken, sich mit ihm beschäftigen. Möglicherweise hat Sie das Gefühl an eine Situation in Ihrem Leben erinnert, eine Situation, in der das Gefühl schon einmal eine Rolle gespielt hat. Erlauben Sie sich, all das in Ruhe und Offenheit wahrzunehmen und zu betrachten.

Wenn Sie mit den Füßen fertig sind, gehen Sie weiter zu den Knien und wiederholen Sie dort dasselbe. Nehmen Sie sich auch für Ihre Knie Zeit. Sie verdienen Ihre Aufmerksamkeit genauso wie Ihre Füße, die

Ihnen schon so viele Jahre dienen – zuverlässig, anspruchslos und bescheiden. Haben Sie ihnen jemals dafür gedankt? Jetzt ist die Gelegenheit dazu.

Sie können nun nacheinander von unten nach oben mit der Aufmerksamkeit durch Ihren Körper gehen, von den Knien zum Gesäß, zum Bauch, zur Brust, zum Rücken, zu den Schultern und zum Nacken, zum Kopf und zum Gesicht. Sie können auch Körperteile überspringen oder, wenn Ihnen die Füße als Erfahrung gereicht haben, bereits dort die Übung beenden. Auf welchen Körperteil auch immer Sie sich in der Übung konzentrieren, versuchen Sie sich, so intensiv es Ihnen möglich ist, auf die Erfahrung einzulassen: den inneren Leib zu spüren und gegebenenfalls auf begleitende Gefühle und Gedanken zu achten.

Am Ende der Übung atmen Sie noch dreimal tief ein und aus, bewegen Sie Ihre Arme und Beine, räkeln Sie sich etwas und öffnen Sie dann die Augen.

Was Sie in dieser Übung wahrnehmen können, ist nichts anderes als das Lebendige in Ihnen. So fühlt sich das Leben in Ihrem Inneren an. Sie können die verschiedenen Dimensionen, die in Ihnen existieren, bewusst erfahren: den Köper, die Gefühle und die Gedanken. Und vielleicht haben Sie auch wahrnehmen können, wie Leib, Gefühle und Gedanken miteinander verknüpft sind. Wenn Sie beispielsweise unter Schmerzen leiden, haben Sie vielleicht feststellen können, mit welchen Gefühlen und Gedanken die Schmerzen in Ihren Gelenken oder Muskeln verknüpft sind. Kein Aspekt von uns – Körper, Gefühl, Gedanke, Lebensfunke – existiert getrennt von den anderen. Alles ist miteinander verbunden und durchdringt sich gegenseitig. Alles ist Teil dessen, was »ich« sagt: die Körperempfindung, der Schmerz, das Gefühl, der Gedanke und das, was mich als Person überschreitet.

Lebensenergie

Das verbindende Element von Körper, Gefühlen und Gedanken ist die Lebensenergie. Die alten medizinischen Hochkulturen, wie die alt-griechische Medizin eines Hippokrates, die traditionelle Medizin Chinas, die ayurvedische Medizin Indiens, die tibetische Medizin oder das indianische Medizinrad, um nur einige zu nennen, hatten alle ein energetisches Verständnis. Die Lebensenergie wird bei den Chinesen als Qi bezeichnet, bei den Indern als Prana, im Hebräischen als Ruach usw. Es gab immer ein tiefes Wissen um die energetischen Vorgänge im Organismus des Menschen und des Kosmos – Ebenen, die nicht voneinander getrennt sind. Wenn Sie Ihren Körper von innen gespürt haben, dann haben Sie ein Empfinden für die Energie – Ihre Lebensenergie – bekommen. Kältegefühl ist ein Gefühl von kontrahierter, verlangsamter oder auch mangelnder Energie, spüren Sie Hitze, ist das Gegenteil der Fall. Wer ein Ziehen oder Schmerzen spürt, nimmt eine Verzögerung oder Blockierung des Energieflusses wahr, was wir oft intuitiv zu lindern versuchen, indem wir uns reiben und massieren, was die Energie wieder besser fließen lässt. Sie können also in der vorangegangenen Übung auch Ihre Energie spüren.

Alle Seinsebenen des Menschen sind miteinander verbunden

Wir sind komplexe Wesen, und jeder Aspekt unseres Daseins steht in lebendiger Kommunikation, Durchdringung und Bewegung mit den anderen. Nichts ist statisch. Die Energie unseres Körpers fließt, jeden Tag erneuern wir uns selbst, neue Zellen werden geboren, alte Zellen sterben. Alle paar Wochen werden unsere inneren Organe gänzlich ersetzt. Selbst die Zellen unseres Herzens und Gehirns sind innerhalb eines Jahres komplett ausgetauscht. Jeder Mensch ist innerhalb eines Jahres von der Ebene der Moleküle und Atome her betrachtet komplett neu, nicht mehr derselbe. Der Körper ist in steter Bewegung und Veränderung. Er fließt, so wie auch unsere Gefühle und Gedanken fließen – alles miteinander und ineinander. Unterbricht irgendwo der Fluss – die Kommunikation der Zellen, Gewebe, Organe, Gefühle und Gedanken –, dann sind wir aus der Balance. Das äußert sich oft eher diffus; wir fühlen uns dann plötzlich nicht gut – körperlich oder seelisch. Hält dieses Ungleichgewicht über einen längeren Zeitraum an, kann sich daraus auf der organischen Ebene eine Krankheit entwickeln.

Jede länger bestehende Krankheit wirkt sich zwangsläufig auf weitere Bereiche unseres Seins aus. Deshalb ist es zu kurz gegriffen, wenn die Medizin in erster Linie Gesundheit und Krankheit körperlich definiert und den Rest außer Acht lässt. Viele körperliche Gebrechen haben ihre Wurzeln in anderen Ebenen, resultieren aus ungeeigneten Lebensverhältnissen und Lebensbedingungen, aus schwierigen zwischenmenschlichen Beziehungen, aus Ängsten oder aus dem Gefühl der Einsamkeit heraus, dem Gefühl, ein getrenntes und isoliertes Wesen zu sein. Angst und Isolation zählen zu den Hauptursachen von Krankheit, wie aus neueren, einschlägigen Studien hervorgeht.[3]

Wenn Sie sich durch die Übung, Ihren Körper zu spüren, in Ihrer Vielschichtigkeit und in der Verknüpfung von Empfinden, Fühlen und Denken erfahren haben, werden Sie möglicherweise leichter verstehen, dass für einen tieferen Heilungsprozess – nicht für die bloße Reparatur – alle Ebenen des Seins gefragt sind. Sie sind eben mehr als nur Ihr Körper. Und Körper, Gefühl, Denken und spirituelles Sein existieren nicht voneinander getrennt.

Der Mensch, vernetzt mit der Welt

Bislang ging es um das, was »ich« sagt. Gehen wir noch einen Schritt weiter. Der Mensch lebt nicht isoliert, sondern in einer ihn umgebenden Welt. Sie leben in einem Lebensraum, der Sie trägt und Ihnen zur Verfügung steht. In diesem Raum gibt es bestimmte Lebensbedingungen, die wir nur bis zu einem gewissen Ausmaß selbst bestimmen können. Vor allem in unserer zunehmend globalisierten Welt sind unsere Lebensbedingungen von vielen Faktoren außerhalb unserer Reichweite abhängig. Globalisierung erfordert auch eine globalisierte Verantwortung und Teilhabe aller Menschen an der Schönheit und den Schätzen unseres Planeten. Einige unserer Lebensbedingungen liegen aber durchaus in unserem Einflussbereich.

Zum persönlichen Lebensraum gehören die Menschen, mit denen Sie leben oder mit denen Sie, wie auch immer, zu tun haben. Da sind die Familie, die Lebenspartnerin, der Lebenspartner, Kinder, Freunde, die Menschen, denen Sie im Beruf, in der Nachbarschaft, in der Schule oder beim Einkaufen begegnen. All diese Mitmenschen gehören zu unserem Leben; wir teilen den Lebensraum mit ihnen, und sie nehmen zwangsläufig Einfluss auf unser eigenes Leben. Das, was »ich« sagt, erweitert sich in den sozialen Kontext hinein, in dem Sie stehen.

Nun könnte man glauben, die sozialen Beziehungen bestünden aus nichts weiter als einer Vielzahl individueller Personen. Jedoch wissen wir heute durch die Erforschung sozialer Systeme, vor allem durch die systemische Psychotherapie, dass alle Menschen eines sozialen Gefüges ein System bilden, das wie ein eigener Organismus funktioniert – wie Zellen, die ein Organ bilden. Jedes Mitglied dieses Systems ist dabei auf geheimnisvolle Weise unlösbar mit dem ganzen System verbunden. Das System selbst versucht, immer dafür zu sorgen, dass es als Ganzes so gut wie möglich funktioniert – was auch auf Kosten eines Teils geschehen kann. Das ist ein aus der Familientherapie bekanntes und gut belegtes Phänomen, das besonders in Familienaufstellungen sichtbar wird. So ist es nicht selten, dass ein Familienmitglied – Sohn, Tochter, Frau, Vater, Onkel usw. – krank wird, weil es für das Gesamtgefüge die beste Lösung zu sein scheint. Der betroffene Mensch wird dann stellvertretend für ein Problem innerhalb der Familie krank, damit die Familie als Ganzes nicht gefährdet wird – sonst könnte sie vielleicht auseinanderbrechen, wenn ein Familienkonflikt offensichtlich würde. Unbewusst schlüpfen Menschen in diese Stellvertreterrollen und werden dann körperlich oder psychisch krank.

Verbunden über Raum und Zeit hinaus

Beziehungssysteme funktionieren auch über Entfernungen hinweg. Die Mitglieder eines Systems müssen nicht unbedingt in direktem Kontakt miteinander stehen. Diese Strukturen wirken sehr fein. Dass Beziehungen auch über große Distanzen, ohne direkten Kontakt, ohne Telefonate, ohne Briefe usw. wirken, weist auf eine Dimension jenseits von Raum und Zeit hin. Auf dieser Ebene steht jeder und jede zu jeder Zeit mit jedem in Verbindung. Deshalb müssen nicht immer alle Fragen, Probleme oder Zwistigkeiten mit den jeweiligen Personen selbst behandelt werden, dies kann durchaus auch auf einer inneren Ebene geschehen, was sich möglicherweise sogar als wirksamer erweisen kann. Denn in diesem Fall ändert sich etwas in einem selbst. Und das wirkt – auch über Entfernungen hinweg. In vielen Heilungsprozessen spielen z. B. Schuldfragen und Unversöhnlichkeiten eine Rolle, deren Aussöhnung zu den wesentlichen Komponenten einer tieferen Heilung gehört. Und in der Tat kann Aussöhnung geschehen, ohne dass der Mensch, mit dem Sie sich versöhnen wollen, Ihnen leibhaftig gegenüber stehen muss, sogar ohne ein einziges Wort oder einen einzigen Brief. Diese Dinge geschehen in uns und wirken über Raum und Zeit hinaus im gesamten Beziehungssystem. *Und* manchmal kann es auch anstehen, jemanden von Angesicht zu Angesicht um Verzeihung zu bitten. Das Leben lässt alle Möglichkeiten offen.

Auf der Ebene von Beziehungen und Systemen erfährt das, was »ich« sagt, eine bedeutsame Erweiterung. Aber nicht nur in Systemen, auch in sich selbst ist das Ich des Individuums weiter, als wir gewöhnlich denken. Sie sind nicht durch Ihre Körperoberfläche begrenzt. Das, was »ich« sagt, ist viel weiter als die körperliche Begrenzung. So sind z. B. Ihre Gedanken grenzenlos. Heißt es nicht: Die Gedanken sind frei? In Gedanken können Sie auf fernen Planeten weilen und ganze Galaxien durchkreuzen. Der Verstand kann sich dabei jedoch nur in den ihm selbst bekannten Bahnen seiner eigenen Vorstellungskraft bewegen. Ihre Gedanken reproduzieren in der Regel nur das längst Bekannte. Der einzig kreative Vorgang des

Verstandes liegt darin, das bereits Bekannte immer wieder neu zu kombinieren.

Das, was denkt, kann aber auch die Grenzen des Verstandes überschreiten. So kann Ihnen Wissen zufliegen, ohne dass Sie über das entsprechende Gebiet bisher nachgedacht hätten. Sie haben eine Ahnung. Ahnen kommt aus einem Wissen jenseits des Verstandes. Das Wissen der Gedanken kommt aus dem Verstand, Ahnen kommt aus den Weiten des Universums. Das Universum birgt unendliche Intelligenz, von der Sie wie jeder Mensch ungetrennt sind, denn alles in diesem Kosmos steht miteinander in Verbindung. Nehmen Sie etwas von dieser universellen Intelligenz auf, erleben Sie es als Ahnung, als Intuition oder Inspiration. Ein Ein-fall ist wortwörtlich das, was aus dieser Dimension in unseren Verstand einfällt. Es ist ein Akt höchster Kreativität, wenn sich aus dem Meer aller Möglichkeiten etwas wirklich Neues in uns realisiert. Alle großen Erfindungen und Neuerungen unserer Welt waren und sind letztlich dieser Dimension, dem Zu-fall, dem Ein-fall, zu verdanken.

Der Verstand funktioniert seiner Natur gemäß trennend. Er unterscheidet und analysiert. Menschen mit einem dominanten Verstand sind seltener intuitiv und haben seltener Ahnungen. Der Verstand ist die Trennlinie zwischen dem begrenzten Wissen der Gedanken und der Weisheit des Universums. Die moderne Hirnforschung zeigt, dass das Gehirn schnelle Beta-Wellen produziert, wenn Sie denken, und langsame Theta-Wellen, wenn Sie durchlässig, intuitiv oder feinfühlig-sensitiv sind. Dieser langsame Wellenbereich entspricht der Hirnaktivität des Schlafes, in dem jeder Mensch auf natürliche Weise durchlässig für die andere Dimension ist – wohl einfach, weil wir im Schlaf nicht denken. So hat die altgriechische medizinische Hochkultur vor 2500 Jahren für Heilungszwecke den Tempelschlaf entwickelt, weil die Patienten sich im Schlaf stärker mit den höheren geistigen Sphären verbinden können.

Feinfühligkeit und Sensitivität sind nicht etwa besonderen Menschen vorbehalten. Sie besitzen ebenfalls diese Fähigkeiten. Auch Sie haben vermutlich schon so etwas wie Ahnung erfahren. Fast alle

Menschen sind mehr oder weniger sensitiv, d. h. feinfühlig. Bereits eine Wetterfühligkeit ist eine Art von Sensitivität, wenn wir einen bevorstehenden Wetterumschwung schon in den Knochen spüren. Die Wetterfühligkeit äußert sich hier auf der körperlichen Ebene. Warum wohl die konventionelle Medizin diese Art von Feinfühligkeit noch immer als nicht bewiesen und unwissenschaftlich belächelt und ablehnt, obwohl die Mehrheit aller Menschen tagtäglich diese Erfahrungen macht? Aber Wetterfühligkeit lässt sich eben nicht durch das Elektronenmikroskop oder biochemisch beweisen.

Viele Menschen nehmen ihre Sensitivität kaum noch wahr, weil sie entweder mit zu vielen Dingen des Alltags beschäftigt sind, als dass einmal ein stiller Raum von Durchlässigkeit entstehen könnte, und/oder sie ihren Wahrnehmungen aufgrund ihrer starken intellektuellen und aufgeklärten Konditionierung nicht mehr trauen. Fragen Sie einmal herum, so werden Sie erstaunt sein, wie viele Menschen z. B. von prospektiven Träumen, in denen sie bestimmte Ereignisse vorausgeträumt haben, berichten oder von Momenten der Hellsichtigkeit oder von Wahrnehmungen, die wir mit unseren fünf Sinnen gewöhnlich nicht haben. Nicht wenige Menschen kennen die Erfahrung, die Gedanken anderer lesen zu können; etwas, das geschieht, wenn man sich in andere Menschen einschwingen kann. Ahnungen, Sensitivität und Intuition wirken über Raum und Zeit hinaus. Eine Ahnung kann sich z. B. auf etwas, das auf einem weit entfernten Kontinent geschieht, beziehen und prospektive Sichtigkeit sieht Dinge voraus, die in der Dimension der linearen Zeit erst noch geschehen werden. In diesen Erfahrungen spürt der Mensch über Raum und Zeit hinweg. Auf dieser Ebene ist der Mensch mit allem, was existiert, aufs Innigste verbunden – zeitlos, immer, jetzt. Mit jedem Menschen, jedem Lebewesen, mit der Natur, der Erde, dem ganzen Kosmos. Jedes Atom des Universums weiß von Ihnen, und etwas in Ihnen kennt jedes Atom des Universums. Isolation ist Illusion. Sie findet nur im Kopf statt, wenn der Verstand Ihnen glauben machen will, dass wir voneinander getrennte Lebewesen seien. Das ist eine Täuschung, die Albert Einstein so beschreibt: »Der Mensch ist ein Teil des Ganzen, das wir

Universum nennen, ein Teil, das durch Raum und Zeit begrenzt ist. Er erlebt seine Gedanken und Gefühle als etwas vom Übrigen Getrenntes – als eine Art optische Täuschung seines Bewusstseins.«

Der Maibaum[4]

Nehmen Sie sich eine halbe Stunde ungestörte Zeit, setzen Sie sich bequem hin, spüren Sie einmal Ihrem inneren Leib nach und entspannen Sie sich. Machen Sie noch einen tiefen Atemzug und lassen Sie mit dem Ausatmen alles los.

Nun stellen Sie sich vor Ihrem inneren Auge einen Maibaum vor. Der Maibaum steht groß, kräftig und geschmückt fest in der Erde verankert. Von seiner Spitze hängen viele bunte Bänder in verschiedenen Farben herab. Sie selbst stehen mit anderen Menschen im Kreis um diesen Maibaum – mit Menschen, die Ihnen nah und wichtig sind – Familienmitglieder, Kinder, Eltern, Partner, Freunde –, und mit Menschen, die Sie vielleicht nicht kennen.

Jetzt stellen Sie sich vor Ihrem geistigen Auge vor, wie Sie gemeinsam mit den anderen zur Mitte gehen und sie alle das Ende eines der bunten Bänder greifen. Dann gehen Sie wieder gemeinsam mit den anderen, ein Band in der Hand haltend, auf Ihren Platz im Kreis zurück. Schlingen Sie es leicht um eine Hand und halten Sie es leicht gespannt.

Versuchen Sie jetzt die Spitze des Maibaumes zu spüren; vielleicht können Sie über dieses Zentrum die Verbindung mit allen anderen im Kreis wahrnehmen.

Stellen Sie sich vor, dass dieses Zentrum das in Ihnen verkörpert, was über all Ihre Vorstellungen und Konzepte, was über Sie als Person hinausgeht, etwas, das Sie vielleicht als universelle Weisheit, bedingungslose Liebe oder auch Einssein mit allem bezeichnen können. Spüren Sie dem nach, mit jeder Faser Ihres Seins, mit allen Sinnen, versuchen Sie, es nicht nur zu denken.

Wie fühlt es sich an, so mit jedem und jeder verbunden zu sein?

Wie reagiert Ihr Körper bei dieser Vorstellung?

Verändert sich etwas in Ihnen, beispielsweise Ihre Haltung, Ihr Muskeltonus? Vielleicht lassen die Schultern los? Was spüren Sie in der

Herzgegend? Vielleicht taucht ein Gefühl von Wärme, von Geborgenheit oder Liebe in Ihnen auf? Was auch immer Sie bemerken, es ist in Ordnung.

Richten Sie nun noch einmal all Ihre Aufmerksamkeit auf das Zusammenlaufen der bunten Bänder an der Spitze. Fest auf der Erde stehend, sind Sie mit allen Menschen Ihres Lebenskreises verbunden, ja, mit allen Lebewesen überhaupt – eins mit allem.

Am Ende der Übung atmen Sie noch dreimal tief ein und aus, bewegen Sie etwas Hände und Füße und öffnen Sie die Augen.

Auch wenn diese Spitze, die das Einssein symbolisiert, in unserem Bild oben lokalisiert ist, so hat das Einssein letztlich keinen Ort. Es ist weder oben noch unten, weder außen noch innen, weder links noch rechts. Dieser Ort ist jenseits von Raum und Zeit, ortlos und zeitlos, ewig in jedem und jeder von uns. Einheit *ist*. Auf einer Ebene, die die Möglichkeiten unseres Verstandes überschreitet, die unser Herz aber ahnt, sind wir immer eins.

In all diesen Dimensionen spielt sich das Leben ab. Wir sind Menschen mit einem Körper, mit Gefühlen und mit Verstand, mit unserem Glauben und unseren Fragen, mit unserer Liebe. Und alles ist fließend miteinander verwoben. Und wir leben zusammen mit Menschen, mit denen wir unser Leben teilen. Als Menschen, die weit über ihre äußere Erscheinungsform hinausragen, die grenzenlos wie das Universum sind und auf dieser Ebene unbegrenzt über Zeit und Raum hinaus leben, eins mit jedem Atemzug. Auf diese Weise existieren wir in vielen Dimensionen und Facetten und sind gleichzeitig eins mit allem, immer verbunden und ungetrennt. Welch eine Freude!

Krankheit und Leiden können alle Lebensbereiche betreffen

Krankheit und Leiden können alle Bereiche des Lebens betreffen. Sie können auf der Ebene des physischen Körpers entstehen, auf der Gefühlsebene oder mental durch krankmachende und zerstörerische Gedanken und Selbstkonzepte. Oder sie können aus einer spirituellen Sinnkrise herrühren, aus der wir keinen Ausweg wissen. Die empfundene Ausweglosigkeit einer Lebenssituation ist stets ein starker Katalysator für Krankheiten, indem die Krankheit stellvertretend zu einem Ausweg wird.

So multidimensional wir Menschen sind, so komplex können auch unsere Krankheiten und unser Leiden sein. Und da alle Ebenen unseres Daseins vernetzt und miteinander verwoben sind, kann sich das Ungleichgewicht einer Ebene unmittelbar auf alle anderen Ebenen ausweiten. Es entspricht gewiss auch Ihrer Erfahrung, dass sich ein körperliches Gebrechen, eine körperliche Krankheit, wenn sie nur ausgeprägt genug ist, auf Ihr gesamtes Befinden auswirkt. Es kann Ängste verursachen, nicht mehr gesund zu werden, kein normales Leben mehr führen zu können und nicht mehr zu funktionieren. Oder es kann sich eine Depression entwickeln, und man beginnt zu resignieren. Oder man beginnt am Sinn des Lebens zu zweifeln und mit Gott zu hadern. Die Gedanken fangen an zu kreisen – um die Krankheit, um die Ausweglosigkeit und Hoffnungslosigkeit –, und die Lebensfreude geht allmählich verloren. Und was wir zunächst nur in uns selbst erleben, strahlt langsam auch unweigerlich nach außen. Die depressive Stimmung, die Unleidlichkeit und das Hadern dringen nach außen und vergiften, ob wir wollen oder nicht, die Umgebung. Und so beginnen auch die Menschen, die wir sehr lieben, unter uns zu leiden und versuchen dann oft, wie gegen Windmühlen kämpfend, uns zu helfen. Verzweiflung und Streit kommen auf. Wir fangen an, nicht nur unsere Krankheit abzulehnen, sondern auch uns selbst – als unnütz, hilfsbedürftig, abhängig usw. Und wir beginnen die Menschen an unserer Seite zu traktieren und abzulehnen. So verlieren wir nach und nach das Vertrauen in unseren Körper, unsere eigene Heilkraft und letztlich in uns selbst. Am Ende geben wir alle Hoffnung, dass es je besser werden würde, auf und bleiben auf der Strecke. Ein wahrer Teufelskreis.

Welche Folgen und Auswirkungen kann doch ein einziges Gebrechen, eine einzige Krankheit haben! Die Krankheit kann nicht nur alle Ebenen in Ihnen selbst erfassen, Sie ganz mit Haut und Haar, sondern das Leiden breitet sich wie Wellenkreise auf der Wasseroberfläche weit über Sie selbst hinaus aus.

Ein wirklicher Heilungsprozess muss mit den verschiedenen Ebenen und Dimensionen in uns und außerhalb von uns korrespondieren. Es reicht nicht aus, nur das körperliche Gebrechen zu behandeln, wenn der Heilungsprozess durch Ängste, Widerstände, Hoffnungslosigkeit und selbstzerstörerische Gedanken überlagert und eingeschränkt ist. Und das größte Hindernis ist, wenn wir das Vertrauen in die Regenerations- und Heilungskraft unseres Organismus verloren haben. Wenn wir uns Heilung gar nicht mehr vorstellen können.

Heilung schließt alles mit ein und wurzelt im lebendigen Urgrund allen Seins

Heilung geschieht in diesem vernetzten Raum, in der Vernetzung von Körper, Geist und Seele. Sie geschieht nicht nur in einer Dimension. Wenn die Medizin das wieder lernen könnte, dann würden aus bloßen Medizinern wieder ganzheitlich arbeitende Ärztinnen und Ärzte. Der vernetzte Raum schließt die zeit- und raumlose Dimension des Lebens mit ein. Das, was als Matrix und Hintergrund allem Lebendigen zugrunde liegt. Das, was wir nicht benennen können, weil es unser Verstand nicht begreifen kann. Das, was wir so unvollkommen und hilflos mal mit göttlich, mal mit Urquell, Urgrund, mal mit Leere, mit so unendlich vielen Namen zu benennen versuchen. Daraus erschließt sich die heilende Qualität – das Heilende Feld. In jedem Menschen existiert das Heilende Feld – als ein Meer aller heilenden Möglichkeiten, das den Bauplan für den Heilungsprozess bereithält. Das Heilende Feld in Ihnen ist Bauherr oder Bauherrin, Bauplan und Architekt in einem. Ihr Haus aus Köper, Geist und Seele entsteht nach diesem Plan in jedem Moment neu. Baumaterial und Arbeitskräfte existieren in Ihnen zuhauf. Heilung ist, alle Beteiligten miteinander in Verbindung zu bringen, gut für sie zu sorgen und um die Baugenehmigung zu bitten. So können Sie Heilung einladen, erbitten, sich für sie offen halten – denn alles ist da, immer. Und wenn Sie in einer Behandlung sind, dann kreiert das ein gemeinsames Heilendes Feld von Ihnen und dem Arzt oder der Ärztin.

Im Heilenden Feld stellt sich eine neue Kommunikation her. Abgespaltenes und Abgetrenntes verbinden sich wieder. Ungleichgewichtiges rückt wieder in ein neues Gleichgewicht. Die Dimensionen von Körper, Gefühlen und Gedanken ordnen sich neu und lassen Krankmachendes und Überkommenes los. Auch wenn das nach großen Umwälzungen aussieht, was es im Grunde auch ist, so geht dieser Prozess meist still und kaum merklich vonstatten. Völlig unspektakulär. Ein Heilungsprozess ist eigentlich das Natürlichste der Welt. Milliarden solcher Prozesse laufen in jedem Moment in uns wie im gesamten Universum ab, ohne dass wir sie bemerken. Heilung ist natürlich. Heilung geschieht. Das ist eins der größten Geschenke des Lebens.

Was Sie selbst tun können, ist, sich nicht allzu oft selbst im Wege zu stehen. Nicht länger der vermeintlichen Aussichtslosigkeit und Hoffnungslosigkeit Ihrer Lage Glauben zu schenken. Zu erkennen, dass grundsätzlich alles möglich ist – auch Ihnen! Dass Ihre Angst vor Veränderung abfällt –, denn Gesundwerden ist auch Wandel.

Sie sind viel mehr und in Ihrem Geist und Herzen viel weiter, als Sie sich vorstellen. »Wir sind«, mit den Worten von Suzanne Segal, »das Unendliche, die unendliche Weite, welche die Substanz aller Dinge ist. Wir sind niemand und zugleich jedermann, nichts und alles.«[5]

Diese Dimension ist der Ort tiefster Heilung. Jeder Mensch hat diesen Ort in sich, nur haben wir das meist vergessen. Aber wenn wir uns erinnern, wie wir z. B. in unserer Kindheit, als wir einmal krank waren, von Mutter und Vater umsorgt wurden, wie wir uns in der Gegenwart eines lieben Menschen getröstet und geborgen fühlten, dann waren das Momente, wo dieser innere heilende Ort in unserem Leben äußeren Ausdruck gefunden hat. Und auch wenn wir Medizin schlucken mussten, so war dahinter noch etwas anderes, was uns getragen und geholfen hat, weshalb wir letztlich wieder gesund geworden sind. Letztlich war es die Heilkraft in uns selbst. Die Liebe und das natürliche Vertrauen darin, ganz selbstverständlich wieder gesund zu werden.

Sie können jederzeit mit dem inneren heilenden Ort in Verbindung treten. Er ist ohnehin immer da. Wenn Sie mögen, können Sie ihn in der folgenden Übung bewusst erfahren.

Der heilende Ort

Sorgen Sie zunächst wieder dafür, dass Sie ungestört sind. Dann suchen Sie sich einen Platz in Ihrer Wohnung oder draußen in der Natur, wo Sie sich geborgen und behaglich fühlen. Setzen oder legen Sie sich bequem hin. Vielleicht zünden Sie auch eine Kerze oder ein Räucherstäbchen an, um ein Signal für den inneren heiligen Raum zu setzen.

Nun machen Sie noch drei tiefe Atemzüge und lassen Sie mit jedem Ausatmen all Ihre Gedanken, Sorgen, alles, womit Sie sich beschäftigt haben, gehen. Erlauben Sie sich, ganz leer zu werden. Sie müssen sich jetzt um nichts kümmern. Nun wenden Sie Ihre Aufmerksamkeit nach innen. Spüren in sich hinein. Nehmen Sie sich von innen her wahr.

Spüren Sie sich in Ihren inneren heilenden Ort hinein. Es ist jener Ort, in dem Sie sich eins, ganz und heil fühlen. Er kann sehr unterschiedliche Qualitäten haben. Meist ist es ein innerer Ort, an dem wir uns geborgen fühlen. Erlauben Sie sich, mit Zeit und Ruhe dem nachzuspüren. Ihrem ureigensten heilenden Ort in sich selbst. Wie er sich Ihnen zeigt. Welchen Geschmack er hat. Vielleicht können Sie das heilende Potenzial in sich selbst spüren. Dies ist Ihre Kraftquelle.

Manche von Ihnen werden das als innere Bilder erleben, manche als Gefühl und wieder andere vielleicht als Gedanken, Eingebungen oder Ahnungen. Oder als Erfahrung von Liebe. Oder vielleicht auch einfach nur als stiller Raum. Vielleicht spüren Sie auch, dass Sie weit wie das Universum sind, dass alles möglich ist. Je nach dem, wie wir veranlagt sind. Jeder Mensch ist da anders. Und jeder Tag ist anders.

Wenn Sie diesen Ort in sich gefunden haben, verweilen Sie dort und lassen Sie sich einfach nur auf die Erfahrung ein. Was auch immer ist oder kommt, ist recht.

Wenn Sie nichts Besonderes spüren, dann ist auch das in Ordnung. Jeder Mensch erlebt anders. Vielleicht ist für Sie wichtig, dass Sie sich einfach nur für eine Zeit nach innen wenden konnten. Setzen Sie sich nicht unter Druck, eine Erfahrung machen zu müssen. Heilung und der heilende Ort haben rein gar nichts mit Müssen und Zwang zu tun. Lassen Sie sich, so gut Sie können. Auch ein Moment der Stille und Innwendung ist ein heilender Ort.

Wenn Sie merken, dass es genug ist, dann danken Sie für dieses Geschenk der Erfahrung und bereiten sich darauf vor, die Übung zu beenden. Machen Sie noch einmal drei tiefe Atemzüge, räkeln Sie sich etwas und öffnen Sie dann wieder die Augen.

Immer wieder finden Menschen, vor allem wenn ihre Existenz durch Krankheit bedroht ist und es um ihr Überleben geht, von allein ihren inneren heilenden Ort. Das muss kein bewusster Akt sein. Oft merken sie nur die äußeren Auswirkungen dieses inneren Ortes. Das kann ganz verschieden aussehen. Es kann bedeuten, professionelle ärztliche Hilfe zu suchen, eine Psychotherapie zu beginnen, seine Lebensweise zu verändern, den Beruf zu wechseln – oder auch, sich gegen eine Behandlung zu entscheiden, nichts mehr gegen die Krankheit zu tun, sondern einfach nur mit ihr zu leben.

Oder eine Pilgerreise zu machen, wie ein »unheilbar« krebskranker Mann sie im vergangenen Jahr von der deutsch-dänischen Grenze nach Rom gemacht hat.[6] Zu diesem Zeitpunkt hätte er nach der Prognose der Ärzte schon seit drei Jahren unter der Erde liegen sollen. Er hatte Dickdarmkrebs, den er nicht konventionell behandeln ließ, also auf Bestrahlung und Chemotherapie verzichtete. Nach drei Jahren kam es zu einer starken Verschlechterung seines Gesamtzustandes, er wurde notoperiert und man fand, dass sich der Krebs im gesamten Bauchraum ausgedehnt hatte. Man konnte nur noch unverrichteter Dinge den Bauch wieder schließen. »Da können wir nichts mehr machen«, hieß es. »Wenn die Schmerzen zu stark werden, dann kommen Sie wieder.«

Zu diesem Zeitpunkt war der Mann schon sehr geschwächt. Er hatte während seiner Krankheitszeit schon viele Schicksale von auch psychisch sehr mitgenommenen Kranken kennengelernt. Das wollte er so nicht. Nun war er ein begeisterter Wanderer und wollte schon immer den ältesten Pilgerweg nach Rom gehen. So machte er sich auf und begann diesen Weg von der dänischen Grenze nach Rom zu laufen – 3350 km. Er suchte die Herausforderung, wollte sich nicht unterkriegen lassen. Die erste Zeit, berichtete er, war quälend. Sein von Metastasen geschundener Körper rebellierte. Er kämpfte mit schwerem Gepäck, der Blutarmut, stechenden Schmerzen in Knien und Hüfte und blutigen Blasen von den Stöcken an den Händen. Aber es gab keinen Moment, an dem er aufgeben wollte, und so musste sich sein Körper wohl oder übel in sein marschierendes Schicksal fügen. Nach 3000 km konstatierte er, sich in seinem Leben noch nie so gut gefühlt zu haben wie auf dieser Wanderung. Auf die Frage, ob es seiner Charakterstärke zu verdanken sei, sagte er: »Charakterstärke ist ein großes Wort. Es ist doch kein Verdienst, dass ich bin, wie ich bin. Das ist eben ein Geschenk.«

Diese Wanderung veränderte ihn. Jeden Tag fragte er fremde Menschen, ob er in ihrem Garten sein Zelt aufschlagen könne, so gut wie überall wurde er freundlich aufgenommen, manchmal auch eingeladen. Ganz oft kam er ins Gespräch – eigentlich eher ins Zuhören, denn eine ihm selbst bis dahin nicht so bekannte Eigenschaft kam zum Vorschein: seine Gabe zuzuhören. Und so beschenkte er die Menschen auf seinem Weg, indem er ihnen zuhörte. Und nicht selten stellten sich Augenblicke des Glücks ein – bei denen, die sich endlich einmal aussprechen konnten, und bei dem, der einfach nur da war und zuhörte. Von Tag zu Tag wurde er stärker und erlief sich auf seinem Weg ein neues Menschenbild. Wenn dies das Geschenk seines Krebses ist, so sagt er, dann nimmt er es mit Freuden – ob er daran nun sterben wird oder nicht. Jetzt ist er in der Fülle seines Lebens angekommen.

Wenn wir in Kontakt mit dem heilenden Ort in uns selbst kommen, was nicht zuletzt heißt, in Kontakt mit uns selbst, dann öffnen sich immer neue Möglichkeiten der Heilung. Welche Form auch immer sie annehmen mag, es geschieht von ganz allein. Etwas in uns übernimmt – ohne Worte. Geheimnisvoll.

Der Mensch ist mehr als seine Krankheit

Ganzheitliche Medizin meint den ganzen Menschen

Die konventionelle Medizin behandelt Krankheiten, ganzheitliche Medizin den kranken Menschen. Die Experten der konventionellen Medizin sind die Ärzte und Ärztinnen; der Experte, die Expertin einer ganzheitlichen Medizin sind Sie selbst.

Im üblichen Medizinbetrieb geht es in erster Linie um Befunde, befundgestützte Diagnosen, Prognosen und standardisierte Therapieformen. Sie werden untersucht wie eine Sache, vermessen, gewogen, man schaut in Sie hinein. Ihr Blut, Urin, Speichel, Ihre Rückenmarksflüssigkeit werden unter das Mikroskop gelegt und biochemisch analysiert. Es werden Röntgenbilder, Ultraschallbilder, Magnetresonanzbilder, PET-Bilder usw. erstellt und betrachtet. Ganz zum Schluss erfolgt die medizinische Diagnose, die nicht selten ziemlich unvermittelt und unverständlich mitgeteilt wird und die Grundlage für die Therapie der Krankheit bildet. Eine Therapie, die wissenschaftlichen Standards folgt und mit eben denselben Krankheitsbefunden, die rein organisch-materiell definiert sind, korreliert.

Selbst in der hausärztlichen Praxis, in der in den meisten Fällen immer noch der Mensch und nicht nur seine Krankheiten im Mittelpunkt steht, wiegt der Glaube an die »objektiven« Befunde meist immer noch schwerer als ärztliche Wahrnehmung, Spürsinn und Intuition. Sich in erster Linie nur auf die Befunde zu stützen und den Menschen hintanzustellen führt zu einer ärztlichen Hybris, die Arzt und Ärztin unweigerlich zu »objektiven«, allwissenden Gesundheitsexperten, die besser über Sie Bescheid wissen als Sie selbst, stilisieren. In den meisten Kliniken, vor allem je universitärer, d. h.

wissenschaftlicher sie ausgerichtet sind, kommen Sie als Mensch kaum noch vor. Für die behandelnden Ärzte sind Sie eine Ansammlung von Befunden auf der Karteikarte im PC, die nicht mehr zu einem leibhaftigen Menschen gehört, sondern sich nur durch entsprechende Barcodes unterscheidet, damit die Computer eine gewisse Ordnung halten können.

Ganzheitlich ausgerichtete Medizin behandelt den ganzen Menschen. Den Menschen mit all seinen Facetten von Körper, Gefühl, Verstand und Spiritualität. Den kranken Menschen in seiner Individualität und Einzigartigkeit. Es gibt keine Krankheit und keinen Krankheitsverlauf, die einander gleichen, weil jeder Mensch unendlich verschieden reagiert und der Organismus jeweils ganz anders mit einer Erkrankung umgeht. So ist ganzheitliche Medizin am individuellen Erscheinungsbild und nicht am statistischen einer Erkrankung interessiert.

So komplex der Mensch in seinen Aspekten Körper, Geist und Seele ist, so vielfältig sind die Ursachen der Beschwerden und Krankheiten und sie können jeden einzelnen Aspekt betreffen. Nur mit Ihrer Hilfe können wir als ganzheitliche Ärzte herausfinden, unter welchen Bedingungen sich Ihre Erkrankung entwickeln konnte. Nur Sie selbst kennen die mitbestimmenden Lebensfaktoren und näheren Lebensumstände, die zum Zeitpunkt der Krankheitsentwicklung da waren. Nur Sie wissen, ob Sie am Beginn Ihrer Krankheit eine ungewöhnliche Grippe oder ob Sie den Job, den Partner oder eine ganze Lebensperspektive verloren hatten, ob Sie in ein neues Haus, eine neue Umgebung umgezogen waren oder sich eine Sinnkrise in Ihrem Leben entwickelt hatte. Für all diese Fragen sind Sie die Expertin bzw. der Experte. Demzufolge sind auch nur Sie imstande, Ihre Erkrankung gegebenenfalls erklären und deuten zu können. Sich selbst deuten zu können ist sinnstiftend. Wenn wir wissen, was in und mit uns vorgeht, lässt es sich leichter meistern. Krankheit ist dann nicht mehr nur ein »Unfall« von außen, rein zufällig, sondern sie hat mit Ihnen und Ihrem Leben unmittelbar zu tun. Das birgt unmittelbare Erleichterung in sich und kann helfen, einen anderen, einen heilsamen Umgang mit der Erkrankung zu finden. Vielleicht verhilft die jeweilige Krankheit sogar zu bestimmten Veränderungen, die Ihrem Leben eine neue Ausrichtung geben, bei denen Ihr Lebensschiff wieder neuen Wind unter die Segel bekommt und auf einem neuen, selbstbestimmten Kurs segelt.

Damit kein Missverständnis aufkommt: Es geht nicht darum, konventionelle Schulmedizin auszugrenzen oder gegen ganzheitliche Medizin auszuspielen. Organ- und Laborbefunde der konventionellen Medizin können sehr wichtig für die Beurteilung der organisch-körperlichen Ebene sein, aber sie sind nicht alles. Ihr subjektives Befinden, Ihre Einschätzung und Urteilskraft sind mindestens genauso wichtig. Befunde korrelieren nur mit einem Aspekt der Krankheit, der organisch-materiellen Seite – also mit dem losgelösten, unpersönlichen Objekt. Das Organisch-Materielle ist jedoch Teil eines ganzen, lebendigen Organismus. Materie und Körper sind ein Leib – subjektiv, fühlend und beseelt.

Ganzheitliche Medizin schließt auch die Schulmedizin mit ein

Der zukunftsweisende Weg der Medizin liegt meines Erachtens darin, diese beiden Seiten derselben Medaille zu integrieren bzw. miteinander zu vereinen. Ein solcher organisch-technologischer Fortschritt wird mit der erneuten Würdigung des Menschlichen und damit auch des subjektiven Befindens, für das ausschließlich Sie selbst der Fachmann bzw. die Fachfrau sind, einhergehen. Er wird auch die energetischen und geistigen Aspekte des Menschen in Gesundheit und Krankheit einbeziehen, um zu einer ganzheitlichen Ausrichtung der gesamten Medizin zu finden. Das bedeutet beispielsweise, bei schweren Erkrankungen wie Krebs einen individuellen Weg der Behandlung zu finden, bei der die konventionelle Medizin die organisch-materiellen Krankheitsbefunde wie Tumordiagnose, Histologie und Metastasierungsgrad erhebt *und* die Patienten mit Hilfe ihrer ganzheitlich geschulten Ärzte gemeinsam einen Weg suchen, der so weit wie möglich auf sie zugeschnitten ist. Es macht einfach keinen Sinn, jede Frau mit demselben Brustkrebstyp der gleichen Therapie mit Operation, Chemotherapie und Bestrahlung zu unterziehen. Die betroffenen Frauen entscheiden sich nicht selten von sich aus dagegen oder wählen nur die eine oder andere Behandlungsmaßnahme, ohne das ganze verordnete Programm zu absolvieren, weil sie in sich eine klare Stimme vernehmen, die ihnen rät, das eine zu tun und das andere zu lassen. Diese Frauen spüren sehr deutlich, was ihnen gut tut und hilft und wo sie über die Grenzen dessen gehen würden, was sie selbst als heilsam empfinden. Etwas in jedem Menschen – auch in Ihnen – hat ein klares Gefühl für das, was ihm gut tut. Allerdings ist es gar nicht so leicht, sich dem Drängen derjenigen Mediziner zu widersetzen, die einen Patienten – durchaus nach ihrem besten Wissen und Gewissen – in die standardisierte, »schulmedizinisch korrekte« Bahn lenken wollen. So müssen Patienten leider oft viel Kraft und Anstrengung gegen die schulmedizinischen Widerstände aufbringen, wenn sie ihren Weg selbst bestimmen wollen, anstatt all ihre Kräfte für den anstehenden Heilungsprozess einsetzen zu können. Eigentlich bräuchten die Patienten und Patientinnen darin ärztliche Unterstützung.

Der individuelle Weg einer Behandlung beinhaltet oft Elemente der Schulmedizin und Komplementärmedizin, d. h. ergänzende Methoden wie Homöopathie, Akupunktur, Osteopathie, ayurvedische Medizin, Entgiftungs- und Ausleitungsbehandlungen, Ernährungsumstellung, Entspannungsmethoden, Meditation oder das Aufsuchen eines Heilers und vieles mehr. Eine ganzheitliche Behandlung ist jedoch letztlich weit mehr als nur eine Vermehrung der Behandlungszugänge durch »alternative« Methoden. Ganzheitlichkeit spiegelt sich in der Würdigung des ganzen Menschen, eingebettet in seinen Zusammenhängen und aufgehoben in dem, was ihm Sinn gibt. Heilsam ist das, was Ihnen Sinn gibt. Kräftig werden Sie, wenn Sie Ihren eigenen Weg suchen und gehen. Medizinische Information und ärztliche Beratung sind nur die Leitplanken auf dem eigenen Weg der Heilung. Den Weg selbst aber sollten Sie bestimmen.

Eine Krankenschwester Mitte dreißig leidet seit etwas neun Monaten unter rheumatischen Schmerzen der Fingergelenke, der Knie und eines Sprunggelenks. Schulmedizinisch wird die Diagnose einer rheumatischen Arthritis gestellt. Die Prognose dieser Erkrankung bedeutet, dass die betroffenen Patienten eine chronische, in Schüben verlaufende Krankheit haben, die in der Regel zu unwiderruflichen Zerstörungen der Gelenke führt. Als Krankenschwester, die ohnehin medizinisch gut informiert ist, empfindet sie ihre Diagnose als unausweichliches Schicksal und beginnt sich damit abzufinden. Die medikamentöse Standardtherapie schlägt nicht an. Als sie in die Klinik kommt, verordnet man ihr nicht nur Kortison, sondern bereits drei Monate nach Krankheitsbeginn auch noch Metothrexat – ein Zytostatikum für die Krebstherapie, das unter bestimmten Umständen als ultimative »Waffe« in der Rheumatherapie eingesetzt wird. Aber auch dann kommt es zu keiner wesentlichen Besserung der Schmerzen und Gelenkschwellungen. Die junge Frau wird arbeitsunfähig. Da selbst die stärksten Mittel unwirksam bleiben, entschließt sie sich zu einer ganzheitlichen Behandlung auf Grundlage der chinesischen Medizin und kommt in meine Praxis. Ich frage sie nach ihren Lebensumständen, und bald entsteht ein persönliches Bild ihrer Erkrankung: Über Jahre hinweg arbeitete die Patientin neben ihrem ohnehin schon anspruchsvollen und fordernden Beruf als Krankenschwester mit Schichtdiensten und Überstunden noch in Nebenjobs. Bereits seit vier Jahren arbeitet sie zusätzlich in einer privaten häuslichen Intensivpflege, bei der Patienten an der Grenze zwischen Leben und Tod rund um die Uhr betreut und mittels Geräten am Leben gehalten werden. Ihr Motiv ist, sich mehr im Leben leisten zu können – ein neues Auto, eine Reise mit dem Freund usw. Eigentlich will sie den Nebenjob schon längst gekündigt und ihren Mehrfachbelastungen ein Ende gesetzt haben, weil sie sich schon lange an den Grenzen ihrer Leistungsfähigkeit fühlt und immer erschöpfter wird. Mir gegenübersitzend sehe ich tiefdunkle Schatten um ihre Augen, wie ich sie schon lange nicht mehr gesehen habe – ein sicheres Erschöpfungszeichen. Aber sie hat bis jetzt nicht auf Ihre Selbstwahrnehmung reagiert. Eine alte Lebensmaxime treibt sie immer weiter an: »Mach dich nützlich, sei nicht faul.« Diese Botschaft ihrer frühsten Kindheit, die ihr in Fleisch und Blut übergegangen ist, hat sie nun über die Grenzen ihrer Kraft in die Krankheit getrieben. Plötzlich erkennt sie, dass das Rheuma nicht zufällig in ihr Leben getreten ist, sondern dass ihre Seele die Notbremse gezogen hat, damit sie sich endlich einmal Ruhe gönnt, sie wieder zu sich selbst und zu Kräften kommen kann. Die innere Botschaft, immer nützlich sein zu müssen, ist ihr nun so deutlich geworden, dass sie sich jetzt damit auseinandersetzen kann.

Wir wissen beide im diesem Moment, dass sie wieder gesund werden wird – entgegen der medizinischen Krankheitslehre –, wenn sie sich erholen und alle Selbstheilungskräfte mobilisieren kann. Dazu braucht sie ein intaktes und gut funktionierendes Immunsystem, das zurzeit durch die Medikamente unterdrückt und blockiert wird. Sie will diese Behandlung abbrechen, damit ihre Abwehrkräfte für den Heilungsprozess wieder voll zur Verfügung stehen. Für den Übergang akupunktiere ich sie, sie bekommt chinesische Heilkräuter und dazu ein nebenwirkungsarmes Schmerzmittel. Um all das richtig einschätzen zu können und zu einer für sie stimmigen Entscheidung zu kommen, ist es notwendig, dass sie sich mit ihrer speziellen Geschichte und ihren speziellen Herausforderungen auseinandersetzt. So kann sie selbst in Berührung mit ihrem eigenen Heilungspotenzial kommen, mit neuen Einsichten, Kurskorrekturen und ihrer eigenen Therapieentscheidung.

Im Verlauf der Behandlung mit Akupunktur und vielen Gesprächen kann sie alle Medikamente absetzen, übt wieder voll belastbar ihren Beruf als Krankschwester aus, den sie auf 80 Prozent Arbeitszeit reduziert hat, und ist schmerzfrei.

Die Gene als Schlüssel zu Krankheit und Heilung?

Die Reduktion der medizinischen Forschung, Diagnostik und Therapie auf die rein materielle, biophysikalisch-biochemische Ebene führt in der Wissenschaft zu immer neuen Anstrengungen, Krankheit organisch zu erklären und als ein vom kranken Menschen losgelöstes Ereignis »objektiv« zu behandeln.

Zunehmend über die Gene versucht die Wissenschaft heute die Entstehung von Krankheiten zu erklären und folgerichtig Therapieformen zu entwickeln, um über die Änderungen des Genoms oder über den Einsatz von genetisch veränderten, medizinische Wirkstoffe produzierenden Mikroorganismen Krankheiten – nicht nur Erbkrankheiten – zu behandeln und neue spezifische Medikamente herzustellen. Die so kontrovers geführte Stammzelldiskussion befasst sich mit den ethischen Fragen, die durch diese Art der Forschung auftauchen.

Die Genforschung wird von einer immensen Euphorie begleitet. Nun hat jeder Mensch das gleiche Genom mit 24 Chromosomen, und doch sind wir alle unterschiedlich. Jede Zelle Ihres Körpers hat im Zellkern den gleichen DNA-Satz, also die gleichen Gene, und doch sind Ihre Körperzellen sehr unterschiedlich. Sie haben Hautzellen, Magenzellen, Leberzellen, Nervenzellen, Blutzellen usw. Es kann also nicht nur auf die Gene selbst ankommen, sondern auch darauf, welche aktiv sind und so die Zelldifferenzierung bestimmen; welche körperlichen und psychischen Merkmale und Eigenschaften wir entwickeln und zu welchen Krankheiten wir neigen und welches Heilungspotenzial uns zur Verfügung steht. Es geht also um die Regulierung der Gene. Die Gene selbst sind ganz offensichtlich nicht die letzte und alles erklärende Instanz, und unsere Euphorie, endlich den Schlüssel für die Abschaffung aller Krankheiten in der Hand zu halten, relativiert sich.

Noch 1998 prognostizierte der Nobelpreisträger und Entdecker der DNA, James Watson, dass die Forscher binnen zwei Jahren in der Lage sein würden, Krebs zu heilen. Und 2004 versprach Andrew von Eschenbach, Direktor des National Cancer Institute in Mayland, der weltgrößten Einrichtung für Krebsforschung, man werde innerhalb der nächsten zehn Jahre Krebs als Todesursache eliminiert haben. Stattdessen sterben jährlich weltweit schätzungsweise 7,7 Millionen Menschen an Krebs. Dieselbe Euphorie, die heute den Genen gilt, gab es in den fünfziger Jahren bei der Einführung der antibiotischen Therapie, die das Ende aller Infektionskrankheiten verhieß. Heute haben wir nach wie vor größte Probleme mit der Bewältigung von Malaria, AIDS und SARS – um nur einige Infektionsbrennpunkte zu nennen –, an denen jährlich zig Millionen Menschen sterben.

Da sich an die Erforschung der Gene große medizinische Erwartungen knüpfen, kann man heute gerade auf diesem Gebiet als Forscher weltweit Karriere machen.

Die Verknüpfung von Karriere, Studienfinanzierung und Lobbyinteressen ist sehr problematisch, und man muss sich fragen, inwieweit es noch freie und unabhängige Forschung gibt. Das gilt nicht zuletzt für die medizinische Forschung. Es ist nur zu hoffen, dass die beteiligten Wissenschaftler den ehrlichen Weg und nicht nur den der Karriere gehen und wir vor den einseitigen Interessen der hinter der Forschung stehenden Firmen, Kapitalanleger und Konzerne geschützt sind. Der Betrug des Südkoreaners Woo Suk Hwang in der Stammzellforschung, der 2006 aufflog und weltweit einen Schock ausgelöst hat, ist nur ein Beispiel.[7] 2005 wurde in einer US-Studie belegt, dass jeder dritte Forscher mit seinen Daten unredlich umgeht, und weitere Studien brachten zu Tage, dass ein großer Teil der Studien, die von Unternehmen, Lobbys und anderen Interessengruppen in Auftrag gegeben wurden, nicht veröffentlicht werden, weil die Ergebnisse den Interessen und Absichten der Auftraggeber nicht entsprechen.[8] Experten schätzen, dass von mehreren tausend Studien, die allein in Deutschland pro Jahr durchgeführt werden, nur die Hälfte veröffentlicht wird, weil die anderen nicht die gewünschten Ergebnisse erbracht haben. Der Ruf nach einem deutschen Register für klinische Studien wurde laut, wie es sie bereits in den USA, Großbritannien und Australien seit Jahren gibt. In diesen Registern müssen alle Studien zu Beginn angemeldet werden, sodass keine mehr wegen unerwünschter Ergebnisse unter den Tisch fallen gelassen werden können. Daten dürfen nicht länger für die eigenen kommerziellen Interessen geheim gehalten werden, weshalb alle Studien in einer frei zugänglichen Datenbank erfasst werden sollten. Einige hochrangige wissenschaftliche Journale wie das

New England Journal of Medicine oder *The Lancet* sind inzwischen dazu übergegangen, keine Studien mehr zu veröffentlichen, die nicht in einem offiziellen Register angemeldet wurden.

Soviel zu der Objektivität, die immer wieder von Forschern und den Fachverbänden der Ärzte ins Feld geführt wird, um die Einführung bestimmter Therapiestandards zu untermauern. Geht es da noch um das Wohl der Patienten oder eher um Marktinteressen und Profit?

Der intelligente Organismus – intelligente Informationen im Körperfeld

Wir können heute davon ausgehen, dass dem menschlichen Organismus eine Art Intelligenz innewohnt, die alle Lebensprozesse steuert. Diese uns gänzlich durchdringende Intelligenz sorgt zum Beispiel dafür, dass sich alle Zellen unseres Körpers in der richtigen Weise ausbilden und differenzieren, dass sie sich am rechten Ort im Körper bilden, dass die Organe und der ganze Körper ihre rechte Form, Struktur und äußere Begrenzung einnehmen und nicht wie beim Krebs uferlos wuchern. Dass eine funktionierende Kommunikation und ein steter Austausch zwischen allen Organen und Geweben existieren. Dies alles ist nicht selbstverständlich. Diese Intelligenz ist dafür zuständig, dass eine Wunde wieder richtig verheilt, sich die Gewebe wieder verbinden und schließen, Blutgefäße zu Blutgefäßen und Nervenenden zu Nervenenden finden.

Gott sei Dank ist unser Organismus so intelligent. Sie können sich ganz und gar darauf verlassen, dass er seinen Job gut und richtig macht. Darüber müssen Sie nicht einmal nachdenken. Selbst wenn Sie schlafen, ist diese Intelligenz wach.

Die Intelligenz des Organismus begründet sich in Myriaden von Informationen, die in unserem Körperfeld existieren. Das Körperfeld ist eine Art Matrix, ein immanenter Hintergrund, in dem sich die Zellen, Gewebe und Organe, aber auch die Gefühle und Gedanken manifestieren. Jede Struktur unseres Körpers entsteht aus diesem Feld und ist Teil dieses Feldes. Der ganze Mensch ist von diesem Feld durchdrungen. Die Informationen, die alles im Organismus so entstehen lassen, wie es ist, sind in uns wirkende Wellenfunktionen. Der Biologe Ruppert Sheldrake hat solche Felder schon vor vielen Jahren beschrieben und als morphogenetische Felder bezeichnet.[9] In der modernen Physik spricht man von Quantenfeldern, die in erster Linie Informationen enthalten. Diese Quantenfelder sind der informative Hintergrund, aus dem heraus Materie entsteht. Ein Quantenfeld ist ein leerer Raum, angefüllt mit unendlich vielen Informationen in Form kohärenter Wellen, d. h. gleichförmig schwingender Wellenfunktionen, die das Potenzial aller Möglichkeiten der Manifestation im Universum beinhalten. Am Beispiel des Lichts lässt sich physikalisch das Wechselspiel zwischen Welle und Teilchen sehr gut beobachten, denn Licht ist einmal als Welle und einmal als Teilchen darstellbar. Erscheint das Licht als Teilchen, ist es leuchtend und manifest. Dann nennt die Physik es Photon, d.h. die Wellen des Lichts sind dekohärent geworden. Sie sind geronnen oder auskristallisiert. Das gilt für alle Wellenfunktionen. Sobald eine Information in Form einer kohärenten Welle aus dem gleichschwingenden, virtuellen Konzert dekohärent wird, manifestiert sich etwas daraus, das wir mit unseren Sinnen und Untersuchungsmethoden erkennen können: Atome, Moleküle, Gefühle, Gedanken, was auch immer. Schreiben wir das Wort Information mit Bindestrich – In-formation –, dann wird es deutlich: Information bringt etwas in Form und Gestalt, etwas manifestiert sich in den Dimensionen von Raum und Zeit. Es sind sehr wahrscheinlich solche In-formationen, die unsere Gene regulieren, die unseren gesamten Organismus in Form und Gestalt erschaffen und organisieren, die letztlich den ganzen Kosmos füllen und ihn selbst jeden Augenblick neu entstehen lassen.

Physikalisch gesehen sind Sie, so wie Sie sind, das Resultat dekohärent gewordener Informationen. Das klingt ziemlich ernüchternd, ist aber nur eine Seite der ganzen Wirklichkeit, über die wir in letzter Instanz wohl nie alles wissen werden. Am Ende aller Wissenschaft werden wir wohl immer dem Unerklärlichen begegnen, dem wir aber wegen seines so unerschöpflichen, wunderbar kreativen Wirkens, dem wir in jedem Moment um uns herum gewahr werden können, voll und ganz vertrauen dürfen. So großartige Wissenschaftler wie der Nobelpreisträger für Physik Werner Heisenberg sind an die Grenzen des Wissens gestoßen, was ihn, Heisenberg, auf einer anderen Ebene weiterführte. Er sagte: »Der erste Trunk aus dem Becher der Naturwissenschaft macht atheistisch, aber auf dem Grund des Bechers wartet Gott.«[10] Und auch Ärzte, die unserer Zeit vorausgegangen sind, wie Paracelsus, wussten um diese Dinge: »Das ist kein Arzt, der das Unsichtbare nicht weiß, das keinen Namen trägt, keine Materie hat und doch seine Wirkung. Nicht die Materie ist die Arznei, das wahre Arkanum ist unsichtbar.«[11]

Jede Zelle, jedes Organ, das Aussehen, die Gefühlswelt und die Gedanken sind Ausdruck der in Ihnen wirkenden Informationen. Folgen wir den Erkenntnissen der Quantenphysik, dann sind diese Informationen nicht in Ihnen lokalisiert, sondern sie existieren außerhalb von Raum und Zeit. Sie bzw. die Informationen, die Sie erschaffen, sind im ganzen Universum gegenwärtig, wie auch das ganze Universum in Ihnen jeden Moment existent ist. Sie kennen das gesamte Universum, das wiederum Sie kennt. Wenn Sie mögen, können Sie anstelle des Wortes Universum das Wort Gott einsetzen – oder welchen Namen auch immer Sie dieser Existenz geben wollen.

Jede unserer Zellen beinhaltet unsere ganz spezifischen Informationen. Vor kurzem wurde in Australien bei einem 15jährigen Mädchen eine Lebertransplantation durchgeführt. Vor der Operation hatte sie die Blutgruppe 0 Rhesus positiv. Nach der Operation war sie 0 Rhesus negativ – wie der Organspender. Außerdem wanderten Stammzellen der neuen Leber in das Knochenmark des Mädchens. Die Ärzte erstaunte das sehr, weil sie es sich nicht erklären konnten. Aus einer organisch-materiellen Sicht lässt sich das auch nicht verstehen, wohl aber aus der Sicht der Informationsübertragung durch die Leberzellen des Spenders.

Seit Jahren gibt es in den USA im Rahmen von Herztransplantationen Untersuchungen über Informationsübertragungen durch

Spenderherzen auf die Herzempfänger.[12] Es zeigt sich in sehr vielen Fällen, dass diejenigen, die ein Herz von einem verstorbenen Spender bekommen hatten, plötzlich dessen Verhaltensweisen, Gesten, Vorlieben oder Abneigungen entwickelten, ohne dass sie diese Person je gekannt hatten oder nur irgendetwas über sie in Erfahrung bringen konnten. Es ist nämlich strikt untersagt, Auskunft über den Spender oder dessen Familie zu geben.

Was Informationen im menschlichen Feld bewirken können, ist äußerst eindrucksvoll bei Menschen mit einer Multiplen Persönlichkeit zu beobachten. Menschen können nach schweren Traumata durch Gewalt, Krieg, Missbrauch und Vergewaltigung eine solche Fehlfunktion der Psyche entwickeln. Um dem Entsetzen der Tat zu entgehen, flüchtet sich das Bewusstsein der gequälten und misshandelten Person in ein anderes Ich, das nicht der Situation ausgesetzt ist. So entstehen in der Psyche einer Person als Ausdruck der Notwehr und des Überlebens nicht selten mehrere komplett in sich abgeschlossene Persönlichkeiten, die völlig unabhängig voneinander existieren und nicht einmal voneinander wissen. Die betroffenen Menschen »switchen« von einer Sekunde zur anderen in ein anderes Leben, ein anderes Bewusstsein, eine andere Identität, andere Erinnerungen, andere Eigenschaften, andere Gesten, einen anderen Muskeltonus, selbst mit einem veränderten Körpergeruch und einer anderen Art zu lächeln oder zu weinen. Wenn die eine Persönlichkeit gerade unter einer Allergie leidet, einen Wespenstich oder eine akute Erkältung hat, so verschwinden diese Erscheinungen unmittelbar, wenn die Persönlichkeit wechselt. Wird bei einem Menschen mit einer solchen Störung zweimal am selben Tag Blut abgenommen, dann unterscheiden sich sogar die Blutbilder, wenn in der Zwischenzeit ein Persönlichkeitswechsel stattgefunden hat.

Besonders eindrucksvoll war die Beobachtung bei einer Frau mit drei Persönlichkeiten, die unter Narkose operiert wurde. Während der Operation wechselte sie plötzlich ihre Identität – das geschieht nicht willentlich – und wachte ohne Betäubung, völlig verwirrt und unter großen Schmerzen auf. Genauso verwirrt waren die Ärzte und konnten sich das nicht erklären.[13]

Jede dieser Persönlichkeiten in ein und derselben Person geht vermutlich mit einem anderen spezifischen Satz an Informationen einher. Und je nach dem, welcher Satz an Informationen gerade aktiv ist, verändern sich Körper, Verhalten, Gefühle, Denken, Erinnerung und Identität derselben Person. Hier kann man gut erkennen, wie alle Erscheinungsformen eines Menschen von einem Informationsfeld abhängen, das uns steuert, reguliert, ja letztlich macht – dass »wir« sind.

Krankmachende und heilsame Informationen

Logischerweise müssen auch Krankheiten durch Information entstehen – In-formation, die in Form und Gestalt bringt. Und dasselbe gilt für das Gesundwerden, für alle Heilungsprozesse. Heilung ist eine Frage heilsamer Informationen, die von der feinstofflichen Ebene unserer Gedanken und Gefühle bis in die stoffliche Ebene des Körpers wirken, und keine Frage materieller Reparatur. Das Heilende Feld kommt nicht von außen – es ist in uns selbst, ungetrennt vom ganzen Universum, jenseits von Raum und Zeit –, ein Feld heilsamer Informationen. Was auch immer zum Beispiel an Krankheiten und Beschwerden entstanden sein mag, kann sich in Richtung Gesundheit verändern, wenn die entsprechende Information verfügbar wird. Was gekommen ist, kann auch wieder gehen. So ist alles möglich, weil wir unbegrenzte Informationen in uns tragen – bzw. sind. Aber es lässt sich nicht willentlich »machen«.

Das, was ist – unser Körper, unsere Gefühle, Gedanken, Gesundheit, Krankheit usw. –, sind Manifestationen aus dem Reich der Informationen, dem Reich aller Möglichkeiten. Werden gleichschwingende, kohärente Wellen – virtuelle Möglichkeiten – dekohärent, d. h., sie gerinnen und kristallisieren aus, dann entsteht etwas. Möglichkeiten werden real und manifest, wenn Wellen miteinander interferieren, wenn zum Beispiel Gedanken (dekohärente Wellen) auf noch nicht manifeste, virtuelle Möglichkeiten (kohärente Wellen) treffen. Ein Beispiel: Wenn Sie die felsenfeste Überzeugung in sich tragen, nicht mehr gesund zu werden, dann ist das eine äußerst stark wirksame Information, die dann genau zu diesem erwarteten Ergebnis beiträgt, nämlich krank zu bleiben. Wenn Sie umgekehrt tief davon überzeugt sind, dass Sie eine Krankheit überwinden können, und alles daran setzen wollen, oder Sie sicher sind, trotz bleibender Erkrankung immer noch ein erfülltes Leben führen zu können, dann wird auch das die entsprechenden Auswirkungen haben.

Es ist allerdings nicht so, dass Sie sich einfach nur zu wünschen oder denken bräuchten, wieder gesund zu werden. Dann gäbe es vermutlich kaum noch Krankheit. Es ist keine Sache des reinen Denkens, sondern es geht um eine Bewusstseinsebene, die jenseits Ihres Verstandes ist, eine Ebene, in der Ihre tiefsten, meist unbewussten Überzeugungen, Wertungen, Urteile und Selbstverurteilungen, Schuldgefühle, Ressentiments und Konditionierungen zu Hause sind. Diese Informationen sind fest in der Tiefe Ihrer Psyche verankert. Oft wissen wir nicht einmal von ihnen, und sie lassen sich schon gar nicht einfach wegdenken. Aber sie wirken.

Konditioniert sein bedeutet, dass eine aktuelle Situation in Ihnen bestimmte Erinnerungen und Erfahrungen hervorruft – bewusst oder unbewusst –, die automatisch zu bestimmten Gedanken, Gefühlen, zu Abwehr, Abneigungen oder Ängsten führen. Wenn Sie zum Beispiel mit der Diagnose Krebs konfrontiert werden, dann aktualisiert sich sofort alles, was sie über Krebs wissen: über die oft tödlichen Verläufe, oder Sie kennen vielleicht Menschen, die unter den massiven Behandlungen gelitten haben und später an Krebs gestorben sind usw. Sie sind durch die in Ihnen abgespeicherten Informationen so konditioniert, dass all das vor Ihrem geistigen Auge abläuft, massive Ängste entstehen und Sie Ihr Ende schon voraussehen. Dieser konditionierte Automatismus, dem auch die Ärzte und Ärztinnen unterliegen, die mit der Diagnose Krebs ja selbst die gesamte mögliche tödliche Entwicklung extrapolieren, wirkt Hand in Hand mit der begleitenden Angst als unbewusste Überzeugung, selbst dieses Schicksal zu erleiden, was sich damit um einiges leichter selbst erfüllt.

Die Patienten sind heute durch das zunehmende Wissen über medizinische Zusammenhänge derart gut informiert, dass sie bereits genauso wie die Ärzte reflektorisch negativ und konditioniert auf ihre Diagnosen reagieren. Aber selbst wenn ein Patient nicht über seine Krankheit und deren Ausmaß informiert ist und er lieber dem Arzt oder der Ärztin vertraut, dass ihm alles, was er wissen muss, gesagt wird, dann wirken die inneren Überzeugungen auf Seiten der Ärzte, die den Patienten schon chronisch krank sehen oder gar »abschreiben«, auf sehr subtile Weise, ohne dass auch nur ein Wort darüber fallen muss. Da die Informationsfelder des Arztes und des Patienten letztlich nicht voneinander getrennt sind, wirken sich auch die subtilen Informationen des Arztes im Feld des Patienten aus. Wann immer wir fest an etwas glauben oder von etwas überzeugt sind, hat das eine Auswirkung. Festlegungen wirken dem fließenden Prinzip des Lebens entgegen.

Die medizinische Krankheitslehre, Nosologie sowie Pathologie, Diagnosen und Prognosen sind Festlegungen, die dem Fließen und Manifestwerden anderer Möglichkeiten und so dem lebendigen Leben nur wenig Raum lassen. Und das wirkt sich im Feld aus – im kranken Menschen, im Arzt und im gesamten Lebensumfeld. Wie viele heilsame Möglichkeiten werden da verspielt?

In unserer Informationsgesellschaft hat heute fast jeder Zugang zu fast allen Informationen. Wenn jemand schwer krank ist, dann informiert er sich in Büchern, Zeitschriften und im Internet. Dort werden nicht selten über die Krankheit, unter der er leidet, alle Begleiterscheinungen, Endstadien, mit anderen Worten Horrorszenarien, ausgebreitet, obwohl es eigentlich noch völlig offen ist, ob man jemals so weit mit der Krankheit kommen wird. Aber Sie erhalten nun die Information, dass es möglich ist. Mit diesen unseligen Informationen beginnt sich ein Teufelkreis zu verselbstständigen. Man sieht sich selbst schon als sterbenskrank und fühlt sich auch bereits so, obwohl zum gegenwärtigen Zeitpunkt vielleicht noch keinerlei Symptome und Beschwerden vorhanden sind.

Eine Patientin wird einmal genau wegen solcher Krankheitsbefürchtungen sehr krank. Als sie Ende fünfzig ist, kommt sie eines Nachts aus völliger Gesundheit heraus mit hohem Fieber, Blutdruckkrise, Herzrasen und Panik auf die Intensivstation eines Krankenhauses. Man kann eigentlich so recht nichts finden, die Beschwerden klingen nach einigen Tage ab, doch während des Krankenhausaufenthaltes hat die Patientin noch starke Schwindelanfälle, die neurologisch und in der Magnetresonanzuntersuchung des Kopfes keine Befunde ergeben und auch weiter bestehen bleiben. Trotz der dürftigen Befundlage wird die Patientin mit den Diagnosen einer Endokarditis (Entzündung der Herzinnenhaut) ohne bakteriellen Nachweis und einer Hirnstammschädigung unklarer Genese nach Hause und in die ambulante Weiterbehandlung entlassen. Sie leidet noch zwei Jahre unter heftigem Schwindel, macht sich maßlos Sorgen, da sie ja herzkrank ist und etwas in ihrem Gehirn nicht stimmt, und muss sich bei jedem kleinen Schnupfen wegen ihres Herzens sofort prophylaktisch antibiotisch behandeln lassen. Sie kommt eines Tages zu mir in die Behandlung, bekommt Akupunktur und vor allem eine beständige Rückversicherung, dass sie weder herzkrank noch dass ihr Stammhirn krank ist, da es dafür keine ausreichenden Befunde gibt. Der Schwindel geht innerhalb von wenigen Wochen weg. Was aber ist der Ausgangpunkt gewesen, warum kommt sie damals unter so dramatischen Umständen auf die Intensivstation?

Ihre erwachsene Tochter hat einige Zeit zuvor die Diagnose einer multiplen Sklerose bekommen, da sie zweimal Sehstörungen hatte, die so eingestuft wurden. Das löst in der ganzen Familie große Sorgen und Ängste aus. Und besonders die Mutter, die spätere Patientin, ist extrem besorgt und ängstlich. An besagtem Abend, vor ihrer Einlieferung auf die Intensivstation, sieht sie im Fernsehen eine Sendung über die Spätfolgen von multipler Sklerose. Dort wird ihr das ganze Elend der Betroffenen, vor allem das schreckliche Siechtum im Endstadium, das mit dieser Krankheit einhergehen kann, vor Augen geführt, und sie extrapoliert und überträgt dieses Elend auf das Schicksal ihrer Tochter, die zu diesem Zeitpunkt und bis heute gesund ist. Die Fernsehsendung ist ein tief greifender Schock für die Patientin, deren

Lebenskraft allein durch die Krankheitsfantasien derart von einem Augenblick zum nächsten geschwächt ist, dass sie mit hohem Fieber, hohem Blutdruck, Tachykardie und Panik ins Krankenhaus kommt. Das ganze Krankheitsbild wurzelt in nichts anderem als in den negativen Fantasien über das Schicksal ihrer Tochter.

Die Krankenhausärzte können sich das Bild nicht erklären, weil sie den Zusammenhang nicht erkennen. Es hat ja auch niemand die Patientin danach gefragt – denn die konventionelle Medizin ignoriert nach wie vor die Lebensumstände der Patienten und ihren Bezug zur Krankheit. Stattdessen belegen die Ärzte sie mit zwei schwerwiegenden Diagnosen, obwohl es dafür keine wirklichen Befunde gibt. Diese Diagnosen bestätigten der Patientin, dass sie schwer krank ist. So werden Informationen zu In-formationen.

Krankheitsunabhängige Selbsthilfegruppen zur Entfaltung der Selbstheilungskräfte

In den letzten Jahren haben sich für alle möglichen Krankheiten immer mehr Selbsthilfegruppen gegründet, in denen die betroffenen Patientinnen und Patienten eine Art Unterstützungsgemeinschaft bilden und sich treffen, um die Erfahrungen mit ihren Krankheiten, ihrem Kranksein und Leiden miteinander zu teilen, sich über neueste Diagnostik und Therapiemöglichkeiten, über medizinische Fortschritte und anderes in Bezug auf ihre Krankheit auszutauschen, sich auf den medizinisch neuesten Stand zu bringen und sich auf diese Weise gegenseitig zu unterstützen. Viele dieser Gruppen sind entstanden, weil sich die Patienten endlich Gehör gegenüber den Ärzten und Institutionen verschaffen wollten. Ein Weg, dies zu erreichen, liegt darin, selbst zum Experten für die jeweilige Krankheit zu werden, ja sogar mehr darüber zu wissen als die meisten Ärzte, die nicht alle Spezialisten für nur eine Krankheit sein können. Auf diese Weise versuchen die Menschen in den Selbsthilfegruppen unabhängiger vom oft rigiden medizinischen Establishment zu werden.

So nützlich und wertvoll Selbsthilfegruppen sein können, so sehr sie sich zum Austausch von Informationen, Hilfestellungen und zwischenmenschlichem Beistand eignen – Dinge, die die konventionelle Medizin so sträflich vernachlässigt –, so sehr bergen diese Gruppen auch ungewollte Gefahren. Durch den ständigen Austausch über medizinisches Wissen und durch die beständige Fokussierung auf die Krankheit verankern sich mehr und mehr die Krankheitsinformationen, die Diagnosen und Prognosen beinhalten. Der Blickwinkel in Selbsthilfegruppen kann sich einengend auswirken, wenn er sich mehr und mehr einseitig auf die Krankheit ausrichtet und so den Zugang zu neuen Möglichkeiten der Heilung verliert, die nicht so sehr im Außen liegen, in konventionellen oder alternativen Methoden, als vielmehr in uns selbst.

Wenn die medizinische Krankheitslehre eine Erkrankung als chronisch, unheilbar, destruktiv oder tödlich beschreibt, dringen diese Informationen tief in die durch die Krankheit ohnehin schon geschwächte Seele ein. Die betroffenen kranken Menschen beginnen, daran zu glauben, und ihre Überzeugung, unheilbar krank zu sein, wächst mit dem Ausmaß der aufgenommenen einseitigen medizinischen Information. Die Mitglieder einer Selbsthilfegruppe laufen Gefahr, dass sich mehr und mehr in ihrem Leben um die Krankheit dreht und alle Kraft und Aufmerksamkeit ins Kranksein fließen. Das ist ein Teufelskreis, aus dem nicht so leicht herauszukommen ist und der die betroffenen Menschen physisch und psychisch in der Krankheit gefangen hält ohne Aussicht auf Besserung oder Heilung. Wie soll da noch ein Heilungsprozess Fuß fassen können?

Es wäre wünschenswert, wenn dies in Selbsthilfegruppen thematisiert würde, damit die Weichen umgestellt würden und sich die Ausrichtung auf die unheilbare Krankheit ändert hin zu einer Öffnung, die wieder alles möglich erscheinen lässt. Ich könnte mir vorstellen, dass es eine neue Art von Selbsthilfegruppen gibt, die sich zur Stärkung der Selbstheilungskräfte zusammenfinden, unabhängig von der jeweiligen Krankheit. Keine Selbsthilfegruppe mehr für Rheuma, MS, AIDS oder Krebs, sondern eine Selbsthilfegruppe zur

Selbstheilung. In ihnen können sich Menschen mit ganz unterschiedlichen Krankheiten oder Leiden treffen und sich gegenseitig in der Entfaltung ihrer Selbstheilungskräfte unterstützen.

Sich von Krankheitsverläufen und Prognosen lösen

Wenn Sie mögen, können Sie einmal überprüfen, welche inneren Überzeugungen und Bilder Sie über Ihre Beschwerden oder Krankheit in sich tragen. Sie sind in der Regel unbewusst und wirken sehr subtil.

Prognose und Festlegung
Nehmen Sie sich etwa eine halbe Stunde Zeit, in der Sie ungestört sind, schließen Sie die Augen und versenken Sie sich in sich selbst. Atmen Sie noch einmal tief ein und aus und lassen Sie im Ausatmen alles los. Öffnen Sie sich jetzt für die Erfahrung, heißen Sie alles, was kommt, willkommen.

Lassen Sie aus der Stille heraus ein Symptom oder eine Krankheit, etwas, worunter Sie leiden oder das Sie bedrängt, auftauchen.
 Vergegenwärtigen Sie sich, was Sie alles über diese Beschwerden oder diese Krankheit wissen, und verfolgen Sie dann vor Ihrem inneren Auge den Verlauf der Symptome bzw. der Erkrankung in der Zukunft.
- ♦ Wie werden sich die Symptome entwickeln?
- ♦ Welche Auswirkungen hat das für Ihr Leben?
- ♦ Wie verändert das Ihre Gefühle, Ihre Gedanken, Ihr Gefühl für den Lebenssinn …?
- ♦ Welche Auswirkungen hat das auf Ihre Beziehungen, Ihre Familie, Ihren Beruf usw.

Sie können diesen Verlauf auch malen, wenn Sie wollen. Jetzt lassen Sie alle Bilder los. Versinken Sie noch einmal für eine kurze Weile in der Stille. Halten Sie die folgenden Fragen einfach in Ihrem Bewusstsein in

der Schwebe, ohne sie zu analysieren; lassen Sie sie einfach nur da sein und spüren Sie dem freien Raum in Ihnen nach.
- ♦ Will das Symptom oder die Krankheit Sie möglicherweise auf etwas hinweisen?
- ♦ Gibt es dafür noch andere Wege, als krank zu werden?
- ♦ Was brauchen Sie, um andere Wege einschlagen zu können? Helfer? Kraftquellen? Neue Visionen?

Lassen Sie wieder alle Bilder los. Bleiben Sie weiter im inneren Raum der Stille und versuchen Sie nun, sich für eine noch nicht gedachte Entwicklung zu öffnen.

Versuchen Sie dabei, die Hinweise, die die Symptome Ihnen geben, als Hilfen anzusehen. Vertrauen Sie auf die innere Weisheit, die Ihnen zur Verfügung steht.

Vergessen Sie all Ihr gelerntes Wissen über die Krankheit.

Lassen Sie den Verlauf des Symptoms oder der Krankheit sich vor Ihrem inneren Auge entfalten, ohne dieses Vorwissen, aber mit der inneren Weisheit im Hintergrund.
- ♦ Wie entwickelt sich jetzt die Krankheit?
- ♦ Verändert sich dadurch etwas in Ihrem Leben?
- ♦ Was geschieht mit Ihrer Einstellung gegenüber dem Symptom oder der Krankheit?

Sie können, wenn Sie wollen, die neue Geschichte auch malen.

Sich nicht auf Krankheit reduzieren – Sie sind die Fülle des Lebens

Sie sind mehr als Ihre Krankheit, Ihr Leiden und Ihre Beschwerden. Sie sind ein Mensch von unendlicher Fülle, der es nicht verdient, auf eine Krankheit oder ein Beschwerdebild reduziert zu werden. Sie selbst können bestimmen, wie viel Raum Sie Ihren Beschwerden geben und wie viel der Fülle Ihres Lebens – dem, was Ihnen Freude macht, was Ihnen Sinn gibt, den Menschen, die Sie lieben, den Aufgaben, die Ihnen wichtig sind usw. Wenn Sie sich in Zukunft dabei ertappen, wie sich Ihr Blick auf die Krankheit einengt und sich damit auch Ihr Herz verengt, können Sie versuchen, dem mit einem Lächeln zu begegnen und sich Ihrer Weite und Fülle zu erinnern. Und fühlen Sie sich bitte nicht schlecht, wenn Sie bemerken, dass sich Ihr Blick wieder verengt. Denn es ist genau dieser Augenblick, in dem Sie es wahrnehmen, dass sich der Blick wieder weitet. Das Bemerken der Verengung ist bereits schon die Weite. Also begrüßen Sie es einfach, dass Sie den eingeengten Blickwinkel wieder wahrnehmen konnten, sehen Sie es als ein Geschenk der Weite. Jedes Mal von neuem, immer wieder. Anfängergeist.

In den siebziger Jahren gab es den Song »Streets of London« von Ralph McTell. Im Refrain heißt es: »Wie kannst du sagen, du wärst einsam und die Sonne schiene nicht für dich? Lass mich dich an die Hand nehmen und dich durch die Straßen Londons führen und ich zeige dir etwas, was deinen Sinn ändert.« Sie können immer wieder von neuem versuchen, sich selbst an die Hand zu nehmen und sich so all der Fülle Ihres Lebens zu erinnern. Denn Sie sind viel mehr als nur das Leiden, auf das wir so oft starren. So wie eine ganzheitliche Medizin den kranken Menschen und nicht die Krankheit behandelt, so können auch Sie die Krankheit als einen Teil Ihrer selbst und Ihres gegenwärtigen Lebens betrachten. Auf diese Weise können Sie verantwortlich mit Ihrer Erkrankung umgehen und sich für einen umfassenden Heilungsprozess offen halten. Aus einer ganzheitlichen Sicht ist es nicht möglich, die Krankheit und die Verantwortung für die Krankheit einfach an der Praxistür des Arztes abzugeben in der Erwartung: »Hier bin ich, Doktor, machen Sie mich gesund.« Es geht nicht ohne Sie, denn die Wurzeln der Erkrankung liegen in Ihnen und sind mit Ihrem Leben verzahnt. Natürlich geben wir alle nicht gern die Hoffnung auf, jemand anderes würde uns unsere Last abnehmen, so wie wir als Kinder alles Vertrauen in unsere Eltern gesetzt haben, dass sie uns grenzenlos helfen und schützen. Allerdings sind wir inzwischen erwachsen und können nur selbst in die Verantwortung gehen. Das alte Vertrauen in die Eltern kann sich jetzt in ein Vertrauen auf die unmittelbare Richtigkeit Ihres Lebens wandeln, auf ein Vertrauen in eine »höhere«, weitere Instanz in Ihnen, die Sie Leben nennen können, die

Ihr Herz schlagen lässt, die Sie, wenn Sie so wollen, auch göttlich nennen können. Vertrauen in jenes Heilungspotenzial, das jenseits unserer Vorstellungskraft existiert, jenseits von Raum und Zeit, und das Ihnen doch immanent jederzeit und überall als Meer aller Heilmöglichkeiten dienen will.

Ein verborgener Schatz liegt in der Krankheit

Wenn es Ihnen gelingt, Ihre Krankheit oder Ihre Beschwerden mehr und mehr mit sich selbst und Ihren Lebensumständen in Verbindung zu bringen, dann werden Sie über die leidvollen Seiten der Beschwerden hinaus möglicherweise sogar verborgene Schätze entdecken. Denn in jeder Erfahrung – auch in leidvoller – liegt ein neues Potenzial, eine Bereicherung. Wenn Sie vielleicht als Kind nicht genug Liebe erfahren haben – aus welchen Gründen auch immer –, dann wissen Sie schmerzlich um diesen Mangel und können sich sehr gut – als Selbstbetroffene/r – in andere Menschen, die sich selbst nicht geliebt fühlen, hineinversetzen, sie verstehen und ihnen zur Seite stehen. Ihr Mangel wird zur gelebten Hilfe und Nächstenliebe für andere, und zu Ihnen selbst fließt durch das Geben von Liebe die Liebe der Menschen, denen Sie sich zuwenden, um ein Vielfaches zurück. Und das, woran es Ihnen so sehr mangelte, kehrt sich um in Fülle. Ich höre so oft den Wunsch, geliebt zu werden. Der sicherste Schritt zur Erfüllung dieses Wunsches ist, selbst zu lieben. Das, was Sie sich von anderen Menschen so sehnsüchtig wünschen, kommt zu Ihnen, wenn Sie es selbst geben.

Und wenn Sie selbst unter starken Schmerzen gelitten haben, dann können Sie den physischen und psychischen Schmerz anderer besser verstehen. Ich selbst litt früher lange unter heftigen Kreuz- und Schulterschmerzen, die mich zeitweilig nicht haben arbeiten lassen. Ich verstehe heute Menschen mit Schmerzen aus eigener Erfahrung sehr gut. Wenn Ihre eigene Kindheit ungeborgen war – warum auch immer; es geht hier nicht um Schuld –, dann kennen Sie sehr genau den Wert der Geborgenheit und werden dafür in Ihrem Leben und dem von anderen sorgen. Vielleicht sind Sie deshalb Sozialarbeiter, Krankenschwester, Psychologin oder Arzt geworden. Welch ein Potenzial lag da in der ursprünglichen Unge-borgenheit! Krankheiten und Leiden leiten oft einen Wandlungsprozess in uns ein, der uns eine weitere, heilsame Dimension erfahren lässt.

Eine Krankheit kann Ihnen zur Freundin werden, wenn Sie versuchen, sie und damit sich selbst zu verstehen. Und dabei geht es nicht um die Deutung oder Interpretation der Erkrankung. Oft liegt die Versuchung nahe zu sagen: Ich habe die Krankheit, weil … sie mir das und das sagen will, … ich etwas nicht richtig gemacht habe, … ich mich nicht genug gekümmert habe, … ich gesündigt habe usw. Wir wissen es letzten Endes nicht – auch nicht unsere Partner, Freunde, gutmeinende Mitmenschen oder professionelle Helfer. Auf einer Ebene bleibt die Krankheit immer ein Geheimnis – so wie auch Gesundheit und Heilungsprozesse Mysterien jenseits aller Deutungen sind.

Was Sie jedoch anstelle von Deuten tun können, ist, sich auf das Kranksein als das, was gerade im Augenblick Ihres Lebens da ist, zu beziehen. Wahrhaftig hinzuschauen, ohne zu beschönigen und ohne zu dramatisieren. Da Leiden uns an unsere Grenzen bringt, können Sie hier sehr viel mehr über sich selbst erfahren, als wenn Sie gesund wären: wie Sie sich unter schwierigen Bedingungen verhalten; wie Sie mit anderen Mensch umgehen; wie Sie für sich sorgen oder auch nicht; wie wichtig oder wie unwichtig Sie sich nehmen; wie wichtig Sie für den Partner sind (oder möglicherweise auch nicht); wie sehr Ihnen andere spiegeln, dass Ihr Lamentieren und Klagen Ihr eigenes Leben und die ganze Umgebung vergiftet; welche Kraft Sie entwickeln können, wenn es darauf ankommt; wie viel Vertrauen Sie haben oder auch nicht usw. Das Leiden bringt Sie auf den Punkt. So vieles können Sie über sich selbst erfahren, wenn Sie mutig und bereit sind, wahrhaftig auf sich selbst zu schauen. Und werten Sie sich nicht in dem, was Sie erkennen. Vergessen Sie die Kategorien von »richtig und falsch« und »gut und schlecht«. Das führt nur zu unnötigen, schlechten Gefühlen – unnötig, weil Sie sich nur mit wertenden Gedankenkonstrukten herumschlagen, die Sie vom Eigentlichen entfernen. Es geht doch darum, alles zu mobilisieren, um wieder heil und gesund zu werden. Also versuchen Sie, sich nicht mit Ihren altgewohnten (Ab)wehrmechanismen in Beschäftigungstherapie zu begeben. Was Sie über sich erkennen, ist einfach das, was ist. Im Erkennen liegt bereits die Möglichkeit zu einer nächsten Frage, die vielleicht allmählich in eine Antwort übergeht, oder zu einem nächsten Schritt, der Sie in eine neue Richtung führt. Wenn Sie beispielsweise feststellen, dass es Ihnen an Vertrauen fehlt, können Sie das getrost einfach so stehen lassen. Es *ist* einfach so! Und das ist weder gut noch schlecht. Es ist eben Ihre momentane Situation, Ihre augenblickliche Verfassung. Dadurch, dass Sie Ihren Mangel an Vertrauen zulassen, erlauben Sie sich, sich selbst gegenüber ganz wahrhaftig zu sein. Und darauf lässt sich aufbauen. Auf Ihre neue Art ungeschminkter Wahrhaftigkeit können Sie vertrauen. Das ist bereits der Beginn eines neuen Vertrauens. Sie können jetzt darauf vertrauen, dass Sie versuchen, sich nichts mehr vorzumachen. Und so können Sie Schritt für Schritt auf dem Weg der eigenen Wahrhaftigkeit und des eigenen Vertrauens weitergehen. In jedem Mangel liegt der Beginn der Fülle. So einfach.

Wenn es Ihnen möglich ist, Ihre Krankheit oder Ihr Leiden zu sich zu nehmen, und Sie es nicht einfach an der Praxistür abgeben, kann es passieren, dass die Krankheit zu Ihnen spricht. Sie kommen möglicherweise in einen Dialog miteinander. Es können Fragen auftauchen wie: »Wieso ich?«, »Warum gerade jetzt?«, »Willst du mir etwas sagen?« usw. Jeder Mensch hat das Bedürfnis, sich und sein Leben zu verstehen. Das entspricht unserer menschlichen Natur. Sie selbst sind der beste Experte bzw. die beste Expertin, die Sprache und die Herausforderungen Ihrer Krankheit zu verstehen. Das kann unter Umständen sehr banal und offensichtlich sein, wenn zum Beispiel jemand unter permanenten Bauchschmerzen und Verdauungsproblemen leidet und herausfindet, dass er oder sie gerade etwas im Leben, z. B. ein Problem, nicht richtig verdauen kann.

Eine Frau kommt zu mir in die Praxis, die nach fünfzehn Jahren an einem beruflichen Wendepunkt steht und sich seit einigen Monaten mit der Frage herumschlägt, wie es für sie weitergehen soll. Als tatkräftige Frau, die gewohnt ist, stets die Zügel in der Hand zu behalten, versucht sie, alle Hebel für die neue berufliche Perspektive in Bewegung zu setzen. Das hat sie bereits völlig entkräftet, und sie ist inzwischen sehr erschöpft. Seit einigen Wochen bemerkt sie, dass sie auf dem rechten Auge nur noch verschleiert sieht. Der Augenarzt hat eine leichte Trübung in einer Ecke der Linse diagnostiziert. Bei näherer Betrachtung versteht sie selbst ihre Beschwerden sehr wörtlich: »Ich kann noch nicht sehen, wo es weitergeht. Und ich muss aus meiner Getriebenheit herausfinden, aus meinen vielen Aktivitäten, die mich zunehmend erschöpfen, um aus einer neuen Distanz schauen zu können, welche Perspektive sich mir eröffnet. Und dazu gehört auch, auf eine gute Lösung vertrauen zu können.«

Auf diese Weise kann Krankheit auch zur Spurensuche werden, d. h., wir kommen uns selbst auf die Spur. Das bedeutet nicht etwa, dass wir besser werden, sondern dass wir uns in aller Wahrhaftigkeit und Liebe näher kommen. Darin kann auch ein Geschenk liegen, wenn wir krank sind.

Der Krankheit einen Platz im Leben geben – leben

Es bedeutet eine neue Ebene im Umgang mit dem eigenen Kranksein, wenn wir unser Leiden, unsere Beschwerden nicht einfach weghaben wollen, sondern ihnen einen Platz in unserem Leben zugestehen und wir vielleicht sogar von und durch die Erkrankung etwas über uns lernen können. Allein darin liegt bereits Heilkraft. Denn Sie kämpfen nicht länger gegen die Krankheit, sondern nehmen sie ernst als einen Teil Ihrer selbst, der nicht länger ausgestoßen werden muss. So bewahren Sie Ihre Kraft für das Wesentliche, für Ihren Heilungsprozess. Sich auf diese Weise mit der Krankheit auseinanderzusetzen befreit Sie aus der Identifikation mit ihr. Sie sind fortan nicht mehr »die Diabetikerin«, »der Rheumatiker« oder »der Asthmatiker«, sondern Sie sind in erster Linie ein Mensch, der unter anderem unter zu hohem Blutzucker, unter Gelenkschmerzen oder unter asthmatischen Beschwerden leidet. Das macht einen fundamentalen Unterschied, denn es befreit Sie aus der zwingenden Vorstellung über Krankheitsverläufe und Prognosen, die mit diesen Begriffen einhergehen und die Sie unweigerlich in der Krankheit und ihrem mutmaßlichen Verlauf festhalten. *Und* Sie können sich wieder als ganzen Menschen wahrnehmen, der auch *mit* seiner Erkrankung und seinen Beschwerden ein freudiges, sinnerfülltes Leben führen kann. Das heißt nicht, die Beschwerden herunterzuspielen oder so zu tun, als wäre man nicht krank. Es heißt auch nicht, dass Sie sich nicht in Ihrer Krankheit ernst nehmen sollten. Allerdings müssen Sie die Krankheit auch nicht größer machen und wichtiger nehmen, als sie ist. Erst wenn die Erkrankung auf realem Boden steht, in ihrem tatsächlichen Ausmaß gesehen wird und sie so ihren Platz bekommt, kann das zum Ausgangspunkt für einen ersten wirklichen Heilungsschritt werden. Nun bin ich bereit, mich auf das Abenteuer meiner Selbstheilungskräfte und meiner Heilungsreise einzulassen. Nun versuche ich – im Anfängergeist, immer wieder von neuem –, Vertrauen in mich und mein Heilungspotenzial zuzulassen. Denn irgendwo in mir weiß ich ganz genau, dass da etwas in mir existiert, das größer ist als ich selbst, das grenzenlos ist. Etwas, wodurch alles möglich werden kann.

Krankheitsgeschichte ist Lebensgeschichte – Heilungsgeschichte ist Lebensgeschichte

Krankheit gehört zur Ganzheit des Lebens

Krankheit ist nicht einfach nur ein Betriebsunfall, der Sie aus heiterem Himmel ereilt.

Jede Krankheit, jedes Leiden, alle Beschwerden entstehen im Umfeld Ihres Lebens – sind Teil Ihres Lebens und nicht davon zu trennen. Jede Erkrankung hat ihre eigene Entstehungsgeschichte, die mit der Lebensgeschichte zusammenhängt – selbst akute Krankheiten.

Können Sie die Entstehung Ihrer eigenen Erkrankung nachverfolgen und mit sich selbst und Ihrem Lebensverlauf in Zusammenhang bringen, entwickelt sich ein größeres Verständnis für das, was in Ihnen vorgeht. Es wird für Sie leichter, mit der Erkrankung umzugehen, und Sie finden möglicherweise auch eher Ansätze, Ihren Heilungsprozess zu fördern.

Die Erforschung Ihrer eigenen Krankheitsgeschichte anhand Ihrer eigenen Lebensdaten und -stationen hilft Ihrem besseren Verständnis, hilft Ihnen, sich selbst besser deuten und verstehen zu können. Dabei geht es in erster Linie darum, die Lebensumstände, unter denen Sie krank geworden sind, zu beleuchten, nicht um die Frage nach Ursachen. Finden Sie zum Beispiel bei der Erforschung Ihrer Krankheitsgeschichte heraus, dass es im Umfeld der Krankheitsentstehung einen ungelösten Konflikt gab oder eine Trennung von einem geliebten Menschen oder Sie eine problematische Beziehung zu jemandem, der wichtig für Sie ist, hatten, dann könnten Sie leicht dazu neigen, dem anderen Menschen die Schuld an Ihrem Krankwerden zu geben. Oder aber Sie beschuldigen sich selbst, weil Sie meinen, Ihr Leben falsch geführt zu haben und deshalb so krank geworden zu sein.

Krankheit verstehen – ohne Schuld und Interpretation

Versuchen Sie sich immer wieder klar zu machen, dass Schuld keine heilsame Kategorie ist und Schuld an Krankheit so nicht existiert. Versuchen Sie, lieber darauf zu schauen, was ist – ohne Schuld und ohne Interpretation.

Manchmal mag eine deutende Sichtweise der eigenen Erkrankung hilfreich erscheinen und Sie können mit den Hinweisen, die Sie aus Ihrem Kranksein entnehmen, etwas für sich gewinnen. Vermeiden Sie jedoch jede Form von Deutung und Interpretation, in der Sie sich als Versagende/r oder schuldig fühlen. Und lassen Sie auch nicht zu, dass jemand anderer für Sie deutet, was allenfalls Sie selbst herausfinden können. Deutung und Interpretation sind niemals die Wahrheit. Wenn Sie jedoch einen hilfreichen Anhaltspunkt, der Sie fördert und heil werden lässt, finden – ganz subjektiv –, dann kann eine deutende Sicht durchaus weiterführen.

Nehmen Sie das Beispiel einer Grippe. Schulmedizinisch ist das ein »Betriebsunfall«, der den normalen Betrieb durch eine Infektion mit Grippeviren unterbricht. Schuld sind also die Viren, was aus dieser Sicht nicht viel mit Ihrer Lebensgeschichte oder Ihren Lebensumständen zu tun hat. Nun versuchen Sie einmal der Frage nachzugehen, warum Sie gerade jetzt eine Grippe bekommen haben – meist denken wir ja, gerade jetzt passt es am allerwenigsten, denn es gibt ja noch so viel zu erledigen –, obwohl sonst niemand in der Familie oder in der Arbeit krank ist. Vielleicht merken Sie dann, wie überarbeitet, gestresst und erschöpft Sie schon ziemlich lange sind. Das schwächt Ihr Immunsystem. Sie fragen sich, wie es dazu kommen konnte. Haben Sie vielleicht zu viel gearbeitet, ohne Unterbrechungen, ohne einmal frei zu machen?

Warum? Sie sind stolz darauf, so leistungsstark und -bewusst zu sein. Es fällt Ihnen schwer, einmal nichts zu tun. Selbst am Feierabend. Immer möchten Sie nützlich sein. Es ist fast so, als triebe Sie innerlich etwas an. Vielleicht spüren Sie in dem Moment sogar dieses Getriebensein, diesen inneren Druck, ja fast Zwang. Möglicherweise erkennen Sie darin ein altes Verhaltensmuster, das schon so lange besteht, wie Sie denken können. Wo kommt das her? Ihr Vater war vielleicht genauso, merken Sie plötzlich. Kaum denken Sie an ihn, sehen Sie ihn vor Ihrem geistigen Auge, wie er, als Sie selbst noch klein waren, nur gearbeitet hat, wie er vielleicht sogar von Ihnen als Kind stets erwartet hat, sich nützlich zu machen und nicht faul zu sein. Das hat offenbar bis jetzt, da Sie sich vor lauter Überarbeitung und Überlastung mit Grippe ins Bett gelegt haben – eine Zwangspause, verordnet von höherer Instanz –, in Ihr Leben hineingewirkt. Eine lange Geschichte, die aber auch da noch nicht zu Ende ist, denn auch Ihr Vater (oder jede andere Person, die das verkörperte) hatte ja auch eine Geschichte – eine, die ihn so hat werden lassen, wie er ist bzw. war. Vielleicht haben ihn die Kriegsumstände und der frühe Kampf ums nackte Überleben während des Krieges und in der Nachkriegszeit zu dem gemacht, wie er dann wurde.

Sie sehen, selbst eine akute, recht banale Grippe hat über den Virusinfekt hinaus unendlich viele Facetten, die zu ihrem Entstehen beigetragen haben und die weit zurückreichen können. Der Körper kann sich dank seiner Selbstheilungskräfte wieder in ein bis zwei Wochen von der Grippe erholen, und diese Art der Selbstreflexion und des Einbeziehens der Bedingungen, unter denen Sie krank geworden sind, kann dabei sehr hilfreich sein.

Diese Art der Betrachtung sollte Sie aber keinesfalls zu der Annahme verleiten, dass Sie, so gesehen, ja selbst die Schuld an Ihrer Grippe tragen, weil Sie eindeutig zu viel gearbeitet haben oder weil Sie ein so auf Leistung und Nützlichkeit gepolter Mensch sind. Oder dass Sie nun Ihrem Vater oder Ihrer Familie die Schuld geben, da Ihre Verhaltensmuster ja durch sie geprägt wurden. Schuldgefühle, Schuldzuweisungen und die Überzeugung, die eigene Krankheit selbst verursacht zu haben, sind eine nutzlose Verschwendung von wertvollem Heilungspotenzial, denn sie führen zu nichts weiter als zu krankheitserhaltenden Gedankenmustern.

Sich dessen bewusst werden, was krank gemacht hat, ist ein Schritt in Richtung Heilung

Wenn es Ihnen möglich ist, Ihre Krankheitsgeschichte zu durchleuchten und die Faktoren auszumachen, die Ihre Krankheit begünstigt haben wie z. B. ein unbewusster Leistungszwang, haben Sie die Chance, Ihren Heilungsprozess durch einen bewussteren Umgang mit Ihrem Leistungsthema und den entsprechenden Rahmenund Lebensbedingungen zu unterstützen und so auch einer Neuerkrankung vorzubeugen.

Eine 53-jährige Patientin leidet seit einem dreiviertel Jahr unter entzündlichem Gelenkrheuma. Im Blut sind die Rheumafaktoren positiv, allerdings schon seit über zwanzig Jahren, ohne dass sie krank geworden wäre. Ich frage sie, was denn im letzten Juli war, als die ersten Gelenkbeschwerden mit schmerzhaften, entzündlichen Schwellungen auftraten? Ihre Mutter sei da gestorben, erzählt sie, die übrigens seit Jahrzehnten unter Rheuma gelitten habe. Und sie fügt hinzu, wie seltsam sie es finde, dass bei ihr die gleichen Gelenke (und sonst keine) betroffen seien wie bei ihrer Mutter: der rechte Daumen und Zeigefinger sowie die rechte Großzehe.

Das Verhältnis, das sie zu ihrer Mutter hatte, schildert sie als sehr schwierig. Noch immer ist sie voller Groll und Vorwürfe, weil sich die Mutter in ihrer Kindheit nie genug um sie gekümmert habe und sie emotional für sie nicht erreichbar gewesen sei. Sie träumt seit ihrem Tod viel von ihr und in den Träumen ist immer eine große Distanz spürbar. Immense Wut ist ein ständiger Lebensbegleiter der Patientin: Wut auf die Mutter, Wut auf ihren Mann und ihre beiden Kinder, für die sie mit Beginn der ersten Schwangerschaft ihren Beruf als Architektin und auch sonst jede persönliche Entfaltung aufgegeben habe. Schließlich habe sie eine bessere Mutter sein wollen. Die daraus resultierende Lebensunzufriedenheit äußert sich über die Jahre hinweg in körperlichen Beschwerden wie Migräne und muskulären Verspannungen. Rheuma, Migräne, Muskelverspannungen und Wut gehören in der traditionellen chinesischen Medizin zum Prinzip der Leberenergie (es geht dabei nicht um das Organ Leber, sondern um ein Energieprinzip), deren Aufgabe es ist, die Lebensenergie in uns frei fließen zu lassen. Lebt man ein gebremstes, zurückgenommenes Leben, ein Leben in Unzufriedenheit und Hader, beginnt die Lebensenergie zu stagnieren, was sich typischerweise in solchen Symptomen, wie sie die Patientin schildert, äußert.

So reichen die Beschwerden auf der körperlichen, psychischen und energetischen Ebene sowie ihre Haltung gegenüber ihren Lebensumständen und ihrer Familie bis weit in ihre eigene Kindheit zurück. Wichtig ist hier hervorzuheben, dass es nicht um eine Schuldfrage geht, anders als im Verständnis der Patientin, die der Mutter die Schuld an ihren Problemen und Krankheiten gibt. Auch die Mutter (und es könnte genauso gut der Vater oder irgendeine andere frühe Bezugsperson sein) hat ihre eigene Geschichte, die sie so hat werden lassen, wie sie war.

Die Tatsache, dass die Patientin nach dem Tod der Mutter selbst Rheuma bekam und obendrein in denselben Gelenken, deutet auf eine tiefe seelische Verknüpfung zwischen den beiden hin. Offensichtlich kann die Patientin die tote Mutter nicht wirklich loslassen, denn die ständige Vorwurfshaltung ihr gegenüber und das Gefühl, nicht genug von ihr bekommen zu haben, hält sie auf einer bestimmten Ebene fest. Das Verhältnis zur Mutter und damit eine gewisse Lebensunversöhnlichkeit prägen die Atmosphäre. Unbewusst übernimmt die Patientin die Symptome der Mutter. Bei aller Ablehnung und allem frühkindlichen Mangel hat das kleine Kind die Mutter geliebt und auch ihre Liebe gebraucht. Nun ihre Symptome zu übernehmen ist eine, wenn auch schmerzliche Form der Nähe über den Tod hinaus. Zeit ihres Lebens war sie dieser inneren Zerrissenheit zwischen Liebe und Hass auf die Mutter ausgesetzt, dieser Kampf tobte all die Jahre hinweg in ihr. Und auch nach dem Tod der Mutter ist dieses Thema

»zwischen Liebe und Hass« noch nicht gelöst und wartet auf (Er)lösung.

Diese Ebene ist so tief in der Seele verankert, dass sie sich nicht so einfach durch Gespräche und Bewusstwerdung auflösen lässt. Die Patientin braucht die Versöhnung mit der Mutter auf einer tiefen, ritualisierten Ebene, welche die tieferen Schichten des Bewusstseins erreicht und das Trauma auflösen kann. In einem tranceinduzierten Ritual wird die Mutter herbeigerufen, sodass die Patientin ihre Anwesenheit spürt. Sie bittet die Mutter, ihr all ihre Vorwürfe und Vorhaltungen, von denen ihr beider Leben so lange überschattet war, zu verzeihen und auch, dass sie selbst ihre Liebe zur Mutter immer zurückgehalten hat. Dann bittet sie die Mutter, alle alten Botschaften und Kernsätze wie »ich habe keine Zeit für dich« oder »es gibt Wichtigeres als dich«, ausgesprochen oder nicht, zurückzunehmen. Zum Schluss dankt sie ihr für alles, was sie von ihr bekommen hat – nicht zuletzt dafür, dass sie ihr das Leben geschenkt hat.

Wenn Sie die eigene Krankheit in ihrem ganzen Spektrum erkennen und verstehen, sind die Chancen für einen umfassenden Heilungsprozess sehr viel besser, als wenn Sie das »Rheuma« nur mit Medikamenten behandeln und die Bezüge der Krankheit zu Ihrem sonstigen Leben außer Acht lassen. Im ersteren Fall kann es tatsächlich zu einer Auflösung der Krankheit und zu einem tieferen Heilsein kommen, im letzteren bleibt das Rheuma mit großer Wahrscheinlichkeit chronisch und nicht heilbar, so wie es die Schulmedizin beschreibt.

Die Erkrankung als Teil der eigenen Lebensgeschichte zu sehen setzt einen Ausgangspunkt, von dem aus Heilung beginnen kann. Ist Ihnen der lebensgeschichtliche Zusammenhang erst einmal bewusst geworden und haben Sie ihn annehmen können, dann sollten Sie sich nicht weiter mit dieser Geschichte aufhalten, sondern darauf vertrauen, dass das, was sie als wesentlich erkannt haben, von sich aus neue Energie und Lebensschritte in Gang setzt. Sobald Ihre Geschichte Ihnen diesen wichtigen Dienst erwiesen hat, ist es an der Zeit, allen überflüssigen Ballast und damit die Geschichte selbst zurückzulassen – denn sie ist längst vorbei. Ihr Leben aber spielt jetzt, in der Gegenwart.

Die Geschichte hilft Ihnen zu erkennen, in welcher Weise sie bis in die Gegenwart hineinwirkt, um sich dann davon zu befreien. Wirkt nichts mehr aus der Geschichte in die Gegenwart hinein, können Sie sie fallen lassen. Sie mögen sich zwar jederzeit an das, was war, erinnern, aber es hat dann keinen unbewussten Einfluss und somit keine Macht mehr über Sie.

Wenn Sie aus einer gewissen Distanz heraus die eigene Geschichte betrachten, kann es geschehen, dass sich die Wahrnehmung der eigenen Geschichte ändert. Dass sie plötzlich in einem anderen Licht erscheint, dass Sie bemerken, wie sich im Lauf der Jahre die Wahrnehmung der eigenen Lebensgeschichte sogar völlig verkehren kann. Wie eine Art »Geschichtsfälschung« stattgefunden hat. So hat die eben geschilderte Patientin unmittelbar im Erzählen ihrer Geschichte erkennen können, wo und wie sie in ihrer Wahrnehmung die eigene Lebensgeschichte unbewusst verfälscht und uminterpretiert hat. All die Jahre gab sie ihren Kindern und ihrem Mann die Schuld, dass sie ihren Beruf aufgegeben hatte und sich nicht richtig entfalten konnte. Sie grollte der ungeliebten Mutterrolle. Sie dachte, ihr wäre diese Rolle übergestülpt worden, und hatte dabei völlig vergessen, dass sie selbst es war, die sich von ganzem Herzen Kinder gewünscht hatte und auch bereit gewesen war, dafür etwas aufzugeben, und sie ihre Kinder um keinen Preis der Welt missen wollte. Sie hatte ihren Groll auf die Mutter und die Mutterrolle im Erleben miteinander vermischt, kam in gewisser Weise nicht aus der Opferrolle heraus und veränderte entsprechend die Wahrnehmung ihrer eigenen Lebensgeschichte und interpretierte sie um. Wie Schuppen fiel es ihr von den Augen, und sie spürte große Erleichterung und Entlastung. Erst jetzt konnte sie wirklich zu ihrer Entscheidung stehen und sie damit auch in die eigene Verantwortung nehmen.

Lebensgeschichtliche Stationen einer Krankheit

Mit Hilfe der folgenden Übung können Sie mögliche Zusammenhänge zwischen der Entwicklung einer Erkrankung und Ihrem Lebensumfeld deutlicher erkennen.

Die lebensgeschichtlichen Stationen meiner Erkrankung
Nehmen Sie sich eine halbe Stunde ungestörte Zeit. Teilen Sie eine DIN-A4-Seite in eine linke und eine rechte Spalte. Auf die linke Seite schreiben Sie in chronologischer Abfolge die Entwicklung Ihrer Beschwerden, vom ersten Auftreten bis jetzt. Schreiben Sie in die Spalte möglichst Ihre subjektiven Beschwerden zum jeweiligen Zeitpunkt und keinen Diagnose-Begriff. Wenn eine medizinische Diagnose gestellt wurde, können Sie das in Klammern zusätzlich notieren. Schreiben Sie in die Spalte auch die Behandlungen, die Sie wegen Ihrer Beschwerden bekommen haben. Neben der aktuellen Erkrankung können Sie noch alle weiteren Erkrankungen in Ihrem Leben in chronologischer Abfolge aufführen. Auch diese am besten in Form Ihrer subjektiven Beschwerden.

Wenn Ihnen zwischendurch oder danach noch weitere Symptome oder Beschwerden einfallen, ergänzen Sie Ihre Liste an den chronologisch entsprechenden Stellen.

In einem zweiten Schritt notieren Sie auf der rechten Seite des Blattes neben der Angabe Ihrer Beschwerden und der entsprechenden Daten, was zu diesem Zeitpunkt in Ihrem Leben war: die Geburt eines Kindes, ein Umzug, eine Trennung, das Ende der Berufstätigkeit, der Tod eines nahen Menschen, Probleme in der Beziehung oder mit anderen Menschen, möglicherweise eine Phase tiefer Erschöpfung durch den Beruf, einen Hausbau, nach einer schweren Krankheit, einer Operation, einer schweren Grippe, oder auch im Zusammenhang mit der Einnahme von Medikamenten, starkem Konsum von Genussmitteln oder anderen Drogen. Schreiben Sie in Stichworten, wie es Ihnen in der entsprechenden Lebensphase subjektiv ging.

Am Ende überprüfen Sie, ob bestimmte Ereignisse und Lebensumstände mit der Entwicklung Ihrer Erkrankung und Ihrer Beschwerden zusammenfallen. Wenn ihnen ein zeitlicher Zusammenhang der Beschwerden mit den jeweiligen Lebensumständen, einer Krisensituation, einer Depression oder einem Todesfall – was auch immer – auffällt und dieser Zusammenhang in Ihnen eine Resonanz verursacht, »Ja, das ist es«, dann haben Sie einen wichtigen Schlüssel zum Verstehen Ihres Krankheitsprozesses gefunden. Und in dieser Einsicht sind auch schon die Lösung und der Beginn des Heilungsprozesses enthalten. Denn wenn Sie die begleitenden Lebensfaktoren Ihrer Krankheit kennen, dann können Sie sich bewusst auf die darin aufgerufenen Fragestellungen und Probleme konzentrieren, und ein Teil der Krankheit macht sich dadurch überflüssig.

Keine Krankheit hat in sich selbst eine Absicht, sie birgt jedoch alles Potenzial, heil zu werden

Versuchen Sie, Ihre Krankheitsgeschichte, die Entwicklung und Chronologie Ihrer Beschwerden möglichst ohne Zensur und Interpretation anzuschauen. Versuchen Sie, so wenig wie möglich zu deuten: »Ich bin krank geworden, weil ...« oder »Ich bin krank geworden, um das und das zu lernen ...« Sie werden gewiss nicht krank, *um* etwas zu lernen! Sie werden nicht krank, *weil* Sie etwas im Leben falsch machen oder nicht beachten! Nicht, *um* korrigiert zu werden. Belasten Sie sich nicht mit solch unnützen Gedankenmustern.

Nach meiner Erfahrung entsteht keine Krankheit, *um* etwas zu bezwecken, *um* uns zu korrigieren oder zu verbessern. Reden Sie sich das bitte nicht ein. Zum einem ist das nicht haltbar, und zum anderen nehmen Sie sich damit auch noch die nötige Kraft, um wieder gesund zu werden. Eine Krankheit entwickelt sich auf einem bestimmten Nährboden und in einem bestimmten Umfeld. Ja. Gewiss jedoch tritt sie nicht auf, um Sie zu einer Veränderung in Ihrem Leben zu bewegen. *Eine Krankheit hat in sich selbst keine Absicht.* Was nicht heißt, dass die Krankheit nicht Anlass werden kann, bestimmte

Themen – wie unsere Lebensweise und Lebensumstände – anzuschauen. Wir selbst sind es dann, die *mit* der Krankheit gehen, sie nicht einfach beiseite schieben und so nach dem heilsamen Potenzial, das auch in der Krankheit steckt, Ausschau halten.

Das geschieht erst, wenn Sie krank geworden sind. Sie können erst im Nachhinein sagen, wie sich die Krankheit in Ihrem Leben und Umfeld ausgewirkt hat, welche Veränderungen sie möglicherweise bewirkt hat, die Sie schätzen gelernt haben und nicht mehr missen wollen. Wie viel bewusster Ihr Leben dadurch geworden ist, welche Früchte Ihr Kranksein letztlich hervorgebracht hat. So erkennen Sie vor allem da die positiven Auswirkungen Ihres Krankseins, wo Sie nicht im Leiden und Selbstmitleid stecken geblieben sind, sondern konstruktiv und kreativ mit der Krankheit haben umgehen und sie so für Ihr gesamtes Leben zu einem Gewinn hat werden können. Ich kenne nicht wenige Patienten und Patientinnen, die nach einer langen oder sogar lebensbedrohlichen Krankheit, die mit vielen Ängsten und Strapazen verbunden war, sagen, dass sie die Krankheit nicht missen wollten. Hätten Sie die Wahl und könnten das Rad ihres Lebens noch einmal zurückdrehen, dann würden Sie eher noch einmal durch diesen Krankheitsprozess gehen, als auf seine Früchte, die Sie weiter durchs Leben tragen, zu verzichten. Denn letztlich hat dieser Prozess für Sie zu einer tiefen inneren Heilung auf vielen Ebenen geführt.

In letzter Instanz wissen wir nicht, warum und wozu wir krank werden; aber wenn wir krank sind, dann können wir die Frage stellen, welchen Sinn die Krankheit in unserem momentanen Leben haben mag. Nicht mehr – und nicht weniger.

Die Bedeutung, die Sie einer Krankheit in *dieser* Betrachtung geben, ist sinnstiftend. Und Sinn zu erleben ist bereits ein wesentlicher Schritt der Heilung. Sinn haben heißt sich selbst deuten. Ohne uns selbst deuten zu können, verfallen wir der Hoffnungslosigkeit, der Trennung, der Ohnmacht und dem Leiden. Die Bedeutung, die Sie Ihrer Krankheit geben, bringt Sie immer zu sich selbst zurück. Jede Form von Schuldzuweisung und Projektion löst sich auf, wenn Sie sich auf sich selbst besinnen. Haben Beschwerden oder eine Erkrankung für Sie Sinn, spüren Sie, dass sie für Ihr Leben bedeutsam sind, dann können Sie die Krankheit zu sich nehmen, sie annehmen und in Ihr Leben integrieren. Sie können damit etwas über sich selbst erfahren und verstehen und gegebenenfalls auch etwas verändern. Sinn und Bedeutung führen zur Wertschätzung dessen, was ist und wie es ist. Auf diese Weise werden alle Valenzen für ein tiefes Heilsein frei.

Sind Sie ein Adler oder führen Sie das Leben eines Huhns?

Dem, was ist, einen Platz im Leben zu geben, führt unmittelbar zu Fragen wie: »Was brauche ich, um gesund und heil zu werden?« »Welche grundlegenden Bedürfnisse habe ich, damit ich ein gutes, erfülltes Leben führen kann?« Jede »Krankheit hat den Effekt, uns aus unseren normalen Routinen herauszuwerfen, und wirkt als Anreiz, unser Leben neu zu bewerten.«[14]

Wenn Sie die Entwicklung einer Erkrankung in Verbindung mit Ihrer eigenen Lebensgeschichte bringen, stellen Sie unter Umständen fest, dass Sie nicht ganz das Leben führen, das Sie eigentlich leben wollen. Vielleicht wird Ihnen in dem Moment erst klar, dass es tatsächlich so ist. Vielleicht stellt sich gerade dann erst die Frage, wie Sie Ihr Leben eigentlich leben wollen. Vielleicht haben Sie darüber nie richtig nachgedacht, haben sich diese Frage vielleicht gar nicht zu stellen getraut. In dem Fall liegt diese Fragestellung unter Umständen noch etwas im Dunkeln, und Sie spüren sie eher diffus als klar. Nicht selten vergessen wir über den Routinen unseres Lebens, was eigentlich unser Ausdruck und unsere Impulse im Leben wären, so als hätten wir längst vergessen, ein Anrecht auf ein eigenes Leben zu haben. Und so verschwinden wir manchmal, sind nicht mehr wirklich wir selbst und spielen stattdessen nur noch die Rollen, die uns das Leben zugeteilt hat: Mutter, Vater, Freund, Feind, Beruf usw. Wir werden alle als Originale geboren, enden oft aber als Kopien. So kann Krankheit auch ein Antrieb sein, sich wieder der ureigenen Originalität, dem eigentlichen Wesen zu nähern, sich auf die Suche nach sich selbst zu begeben.

Parabel vom Adler

Einst fand ein Mann bei einem Gang durch den Wald einen jungen Adler. Er nahm ihn mit nach Hause auf seinen Hühnerhof, wo der Adler bald lernte, Hühnerfutter zu fressen und sich wie ein Huhn zu verhalten. Eines Tages kam ein Zoologe des Wegs und fragte den Eigentümer, warum er einen Adler, den König aller Vögel, zu einem Leben auf dem Hühnerhof zwinge.

»Da ich ihm Hühnerfutter gegeben und ihn gelehrt habe, ein Huhn zu sein, hat er nie das Fliegen gelernt«, antwortete der Eigentümer. »Er verhält sich genau wie ein Huhn, also ist er kein Adler mehr.« »Dennoch«, sagte der Zoologe, »hat er das Herz eines Adlers und kann sicher das Fliegen lernen.«

Nachdem sie die Sache beredet hatten, kamen die beiden Männer überein zu ergründen, ob das möglich sei. Behutsam nahm der Zoologe den Adler in die Arme und sagte: »Du gehörst den Lüften und nicht der Erde. Breite deine Flügel aus und fliege.«

Doch der Adler war verwirrt; er wusste nicht, wer er war, und als er sah, wie die Hühner ihre Körner pickten, sprang er hinab, um wieder zu ihnen zu gehören.

Unverzagt nahm der Zoologe den Adler am nächsten Tag mit auf das Dach des Hauses und drängte ihn wieder: »Du bist ein Adler. Breite deine Flügel aus und fliege.« Doch der Adler fürchtete sich vor seinem unbekannten Selbst und der Welt und sprang wieder hinunter zu dem Hühnerfutter. Am dritten Tag machte sich der Zoologe früh auf und nahm den Adler aus dem Hühnerhof mit auf einen hohen Berg. Dort hielt er den König der Vögel hoch in die Luft und ermunterte ihn wieder: »Du bist ein Adler. Du gehörst ebenso den Lüften wie der Erde. Breite jetzt deine Flügel aus und fliege.«

Der Adler schaute sich um, sah zurück zum Hühnerhof und hinauf zum Himmel. Noch immer flog er nicht. Da hielt ihn der Zoologe direkt gegen die Sonne, und da geschah es, dass der Adler zu zittern begann und langsam seine Flügel ausbreitete. Endlich schwang er sich mit einem triumphierenden Schrei hinauf gen Himmel.

Es mag sein, dass der Adler immer noch mit Heimweh an die Hühner denkt; es mag sogar sein, dass er hin und wieder den Hühnerhof besucht. Doch soweit irgendjemand weiß, ist er nie zurückgekehrt und hat das Leben eines Huhns wiederaufgenommen. Er war ein Adler, obwohl er wie ein Huhn gehalten und gezähmt worden war.[15]

Den tieferen Bedürfnissen des Lebens entsprechen

Nicht nur die Krankengeschichte ist Lebensgeschichte, sondern auch Ihre Heilungsgeschichte. Sie beginnt, wenn sich in Ihnen, d. h. in Ihrem Bewusstsein, die Weichen in Richtung heil und gesund werden stellen. Dies geschieht, wenn sich Ihre innere Einstellung zugunsten Ihrer Heilung verändert und Sie beginnen, es wieder für möglich zu halten, ganz und heil zu werden.

Dazu gehört auch der Mut zur Wahrhaftigkeit – wahrhaftig auf sich, Ihr Leben und Ihre Krankheit zu schauen und alles, was Sie da finden, als Teil des eigenen Lebens und eines größeren Ganzen anzunehmen. Nichts bleibt außerhalb, alles bekommt seinen Platz, nichts wird abgespalten – weder Leiden noch Schmerzen, noch schwierige Umstände. Gelingt es uns, in dieser Weise wahrhaftig uns selbst gegenüber zu sein, finden wir mehr und mehr zu einem neuen inneren und äußeren Gleichgewicht.

Im Licht größtmöglicher Wahrhaftigkeit kommen Sie dann auch dem nahe, was Sie im Leben für sich brauchen, das, was Ihnen Freude, Kraft und Sinn gibt. Sie lernen Ihre Bedürfnisse kennen und sie wichtig zu nehmen. Auch das führt Sie weiter zu sich selbst.

Was brauche ich?

Nehmen Sie sich etwa dreißig Minuten ungestörte Zeit und legen Sie Papier und Stift bereit, um sich entweder während oder unmittelbar am Ende der Übung Notizen zu machen.

Setzen Sie sich bequem hin, schließen Sie Ihre Augen und atmen Sie dreimal tief ein und aus. Stellen Sie sich vor, wie Sie sich mit jedem Einatmen in Verbindung mit dem allumfassenden Wissen Ihres unendlich weiten Bewusstseins bringen. Mit jedem Ausatmen lassen Sie alles gehen, jeden Gedanken, jede Vorstellung, jedes Problem. Nun lassen Sie sich tiefer und tiefer in sich selbst hineinsinken, in den inneren Raum der Stille und grenzenlosen Liebe.

Wenn Sie sich die folgenden Fragen stellen, erlauben Sie sich, alles, was kommt, unzensiert und ohne wenn und aber einfach da sein zu lassen. Es geht jetzt noch nicht um die Realisation Ihrer Bedürfnisse, sondern ganz einfach darum, sie überhaupt sichtbar werden zu lassen, ohne sich von vorneherein selbst zu beschneiden.

- Stellen Sie sich zunächst die Frage: »Was brauche ich für meinen Körper?«

Lassen Sie die Frage einfach nur in sich schweben. Lauschen Sie ihr nach, ohne eine Antwort erhalten zu müssen. Und denken Sie nicht über die Frage nach. Lassen Sie sich so viel Zeit zum Nachspüren und Lauschen, wie Sie brauchen. Antworten steigen aus der Tiefe Ihres grenzenlosen Bewusstseins, das mit allem Wissen verbunden ist, auf. In Worten, als ein Impuls, ein Bild oder ein Gefühl. Wenn Sie wollen, können Sie sich die inneren Antworten jetzt notieren, bleiben Sie dabei jedoch im inneren Zustand. Es ist auch möglich, dass bei dieser Frage nichts in Ihnen auftaucht – vielleicht ist jetzt nicht der rechte Moment, oder es gibt gerade nichts, was Sie auf der körperlichen Ebene brauchen. Alles ist recht.

- Wenn Sie der ersten Frage genügend Raum gegeben haben, können Sie sich für die nächste bereit machen. Stellen Sie sich die Frage: »Was brauche ich für meine Gefühlsebene, für meine Psyche?«

Lauschen Sie in der gleichen Weise wie gerade zuvor dieser neuen

Frage nach und halten Sie Ihr Bewusstsein für mögliche Antworten offen.

♦ Danach wenden Sie sich einer dritten, letzten Frage zu: »Was brauche ich auf der spirituellen Ebene?«

Gehen Sie auch bei dieser Frage wie bei den beiden vorherigen vor. Lauschen Sie, versuchen Sie sich einfach nur empfangsbereit zu halten.

Bereiten Sie sich dann, wenn es für Sie stimmig ist, innerlich darauf vor, allmählich den inneren Zustand wieder zu verlassen. Atmen Sie noch einmal tief ein und aus, bewegen Sie ein wenig Hände und Füße, öffnen Sie die Augen und kehren Sie wieder in Ihr Alltagsbewusstsein zurück.

Wenn Sie sich noch keine Notizen gemacht haben, dann ist jetzt die Gelegenheit dafür, und nehmen Sie sich anschließend etwas Zeit für das, was an Bedürfnissen bei Ihnen aufgetaucht ist.

Ein wesentlicher Schritt, sich über die eigenen Bedürfnisse klar zu werden, ist, sie sich überhaupt zu erlauben, sie nicht sofort zu zensieren –, sondern sie ohne wenn und aber erst einmal anzuschauen. Allein dadurch, dass Ihre Bedürfnisse überhaupt da sein dürfen, Sie sie ernst nehmen und ihnen Bedeutung zumessen, ändert sich bereits etwas im gesamten Feld. Die Wahrnehmung für Ihre Bedürfnisse schärft sich und bringt sie Ihnen näher. Und allein schon dadurch können sich neue Möglichkeiten zeigen oder neue Impulse für einen nächsten Schritt auftauchen. Wenn Sie versuchen, sich radikal allen Möglichkeiten Ihres Lebens gegenüber zu öffnen, werden Sie merken, dass das Leben es stets gut mit Ihnen meint.

Und jetzt können Sie beginnen, sich Gedanken über die Realisation Ihrer Bedürfnisse machen, jetzt kann der abwägende Verstand einsetzen – nicht vorher. Nun können Sie überlegen, was Ihr nächster Schritt sein könnte, um das zu erreichen. Auch eine Reise von 10 000 Meilen beginnt mit dem ersten Schritt.[16] Jetzt können Sie abwägen, wo Sie als Nächstes Ihre Kraft und Ihre Impulse hinlenken. Und nehmen Sie alles um sich herum wahr. Die meisten Lösungen liegen direkt vor Ihrer Nase. Sie werden am ehesten sichtbar, wenn Sie zu Ihren Bedürfnissen stehen und entschlossen sind, etwas für sie zu tun.

Den eigenen Bedürfnissen zu folgen, einen Schritt in die eigene Lebenskraft zu tun und dem eigenen Licht zu folgen ist niemals egoistisch, sondern ist einfach nur ein notwendiger Schritt zur Entfaltung dessen, wer und was Sie jenseits all Ihrer Konditionierungen und Anpassungen sind. Dieser Schritt ist in aller Verträglichkeit und Liebe zu Ihren Mitmenschen und zur Welt möglich – die tiefere Entfaltung Ihres natürlichen Wesens ist ein purer Akt der Liebe der *einen* hintergründigen Wirklichkeit – und ist immer eingebettet in das Wohl aller. Er kann und wird sich niemals gegen einen anderen wenden, auch wenn es an der Oberfläche manchmal so aussehen mag. Dieser Schritt, in der ureigenen Wahrhaftigkeit getan, wird auch für andere etwas bewirken und ihnen helfen, ein wenig näher zu sich selbst zu finden.

Wohin uns Krankheit führt

Nicht immer lassen sich in der Lebensgeschichte ein spezielles Umfeld und ein entsprechender Zeitzusammenhang für die Entwicklung einer Krankheit finden. Auch das ist ganz in Ordnung so. Wir müssen nichts konstruieren und sollten nicht ohne Not vage Zusammenhänge interpretieren. Eine wirklich stimmige Korrelation zwischen Ihrer Krankheit und bestimmten Lebensstationen und -umständen besteht immer nur dann, wenn dieser Zusammenhang in Ihnen eine klare Resonanz auslöst: *Etwas in Ihnen weiß, dass es so ist.* Es hat Klick gemacht, ist eingerastet. Ja, das ist es!

Auch wenn Sie keine Erklärung Ihrer Beschwerden oder Krankheit finden, die sich durch eine besondere Lebenssituation nachvollziehen ließe, so können Sie dennoch Ihre Krankheit, Ihr Leiden oder Ihre Beschwerden, so wie sie sind, zum Ausgangspunkt größerer Bewusstheit und eines nächsten Schrittes machen. Es lassen sich viele Fragen stellen: Was bedeutet diese Krankheit jetzt in diesem Moment meines Lebens? Was verlangt sie von mir? Wo führt sie mich hin? Wie verändert sie meine Lebenssituation und vielleicht sogar mich selbst? Ist sie wirklich nur schlimm oder hält sie auch etwas für mich bereit? Was ist wohl das Potenzial meiner Krankheit, das mich vielleicht einen Schritt im Leben weiterbringen kann?

Auch wenn Sie Ihre Krankheit nicht erklären und deuten können und selbst wenn Sie unter einer Krankheit leiden, für die auch die Schulmedizin keine Erklärung hat und die neu und kaum erforscht ist, so ist all das kein Grund, dass diese Krankheit nicht auch wieder gehen und heilen kann. Jede Krankheit, auch wenn wir sie noch nicht näher erforscht und kein klares Bild ihrer Ursachen und Therapiemöglichkeiten haben, trägt die Chance zur Heilung in sich. Wir müssen eine Krankheit nicht erklären können, um Heilung zu erfahren. Sie können sich aber auf die Symptome der Krankheit, ihre Sprache, die zu Ihnen spricht, beziehen. Sie können so den entscheidenden Anstoß zu tief greifenden Änderungen in sich selbst und damit im Leben geben. Krankheit kann Sie wieder anschließen an sich selbst, kann die Kraft Ihrer Seele stärken, weil etwas in Ihnen wiedererkennt, dass Sie kein getrenntes Wesen sind, sondern Ihnen allverbunden im Raum bedingungsloser Liebe und der grenzenlosen Weisheit des Universums alle Möglichkeiten offen stehen.

Heilung ist Wandel

Vom Kranksein zum Heilsein

Jeder Heilungsprozess bedeutet Wandel auf den unterschiedlichsten Ebenen, denn das Kranke soll sich zugunsten des Gesunden verändern und das Leiden soll zu Heilsein werden.

Wandel und Veränderung erscheinen vielen Menschen als schwierig und machen Angst, obwohl Wandel eigentlich das Einfachste und Natürlichste der Welt ist. Die Angst vor Veränderung wurzelt gewöhnlich in der Ungewissheit dessen, was kommt – das Neue, das wir noch nicht kennen. Darüber haben wir keine Kontrolle, und was wir nicht kontrollieren können, macht uns gewöhnlich Angst. Es könnte ja unter Umständen gänzlich ungewollt und ungefragt unser Leben, in dem wir uns mit allen Höhen und Tiefen so gut eingerichtet haben, umkrempeln. Und obendrein geistert möglicherweise auch noch die Vorstellung von Sich-Verbessern-Müssen durch unseren Kopf. Veränderung und Wandel meinen nicht, besser zu werden. Wie oft haben Sie das vielleicht schon versucht, sind immer wieder gescheitert und haben sich dann schlecht gefühlt. Wie oft haben Sie vielleicht versucht abzunehmen, das Rauchen aufzugeben, gesünder zu leben oder netter zu Ihrem Partner oder Ihrer Partnerin zu sein. Auch wenn diese Einsichten richtig sind und Sie Ihr Verhalten entsprechend ändern wollen, so hat das nichts mit Besser-Werden zu tun. Sie müssen kein besserer Mensch werden. Sie können gar nicht besser oder anders werden, als Sie sind. Denn Sie sind ohnehin schon das Beste, was Sie sein können, denn so wie Sie sind, sind Sie gemeint und gewollt. Sie sind die eine Note, die die göttliche Symphonie des Universums vollkommen macht. Ohne Ihre Note würde etwas im Gesamtwerk fehlen. Sie sind gewollt und werden gebraucht so, wie Sie sind. Nur wer und was sind Sie? Wie sind Sie gemeint? Wie viel Ihrer ursprünglichen Natur lassen Sie zu und leben Sie?

Eine Dimension des Heilwerdens besteht darin, sich den natürlichen Veränderungen des Lebens zu öffnen und immer mehr der- oder diejenige sein zu können und zu dürfen, der oder die Sie wirklich sind. Mit allen Facetten, allen Ecken und Kanten, und sich darin annehmen, so wie und wer Sie sind. Ihre Vorstellungen, ein besserer Mensch werden zu müssen, Ihre Laster wie Rechthaberei, Faulheit oder Völlerei ablegen zu müssen, speisen sich in der Regel aus uralten Botschaften Ihrer Kindheit wie: »Du bist nicht in Ordnung«, »Wärst du doch wie dein Bruder oder deine Schwester«, oder »Sei nicht so faul und mach dich nützlich.«

Wandel ist kein Problem, sondern natürlich. Wandel ist das grundlegende Prinzip des Lebens in unserem Universum. In den mündlichen Überlieferungen Laotses heißt es im Hua-Hu Ching:

> Jeder Augenblick ist flüchtig und vergänglich.
> Der vergangene Augenblick
> kann nicht bewahrt werden,
> wie schön er auch gewesen sein mag.
> Der gegenwärtige Augenblick
> kann nicht festgehalten werden,
> wie genüsslich er auch sein mag.
> Der zukünftige Augenblick
> kann nicht eingefangen werden,
> wie erstrebenswert er auch sein mag.
> Doch der Geist will dem Fluss der Zeit unbedingt
> Einhalt gebieten.
> Gefangen in Erinnerungen an die Vergangenheit und
> übervoll von Wunschvorstellungen für die Zukunft,
> ist er blind für die Wahrheit des gegenwärtigen
> Moments.[17]

Und Franz von Assisi sagt: »Alles, was ist, wie groß und gut es sei, besteht seine Zeit, erfüllt seine Zwecke und geht vorüber.«

Wir Menschen haben die Tendenz, den Augenblick einfangen und konservieren zu wollen. Wenn Sie den einen Augenblick nicht loslassen, verpassen Sie den jeweils nächsten. Auf diese Weise leben Sie immer mehr in einer Art virtueller Realität, in Ihrer Gedankenwelt, die nichts mit der Wirklichkeit, die gerade um Sie herum und in Ihnen ist, zu tun hat. Ihre Wahrnehmung gilt dann vorzugsweise dem, was bereits in der Vergangenheit liegt oder in einer noch nicht existierenden Zukunft. In gleicher Weise neigen wir dazu, Lebenssituationen, auch wenn sie nicht gut für uns sind, festzuhalten und sie aus lauter Angst vor dem Ungewissen nicht zu verändern. Alte, negativ bewertete Lebenserfahrungen werden in die Zukunft projiziert und gaukeln Ihnen vor, dass die momentane, unter Umständen sogar katastrophale Situation doch irgendwie erträglich sei, aber wenn Sie etwas daran ändern wollten, das Neue vielleicht noch schlimmer werden könne. Die Lebenssituation, so wie sie gerade ist, ist zwar schlecht, aber dafür vertraut. Das gibt eine gewisse Sicherheit – wenn auch zu einem hohen Preis. Das ist der Grund, weshalb Menschen, die zum Beispiel in einer Alkoholikerfamilie aufwuchsen und als Kinder sehr darunter zu leiden hatten, sich als Erwachsene oft Partner mit Alkoholproblemen »suchen«. Vertrauter Boden. Die ersten und damit wichtigsten und prägendsten Bezugspersonen waren Menschen mit einem Alkoholproblem. Spätere Beziehungen folgen unbewusst demselben Muster. Von außen betrachtet erscheint das unverständlich und widersinnig; in der Dynamik der in der Kindheit verletzten Seele ist das jedoch ein stimmiger Weg zu überleben. Wir können das in vielerlei Hinsicht immer wieder erleben. Ein weiteres typisches Beispiel sind frühe Gewalterfahrungen. Nicht wenige Frauen leben in Verhältnissen, in denen sie Gewalt durch den Partner erleiden und trotzdem in der Beziehung bleiben. Die meisten dieser Frauen haben in ihrer Kindheit Gewalt von Seiten des Vaters oder anderer männlicher Familienmitglieder erfahren, sind oft geschlagen, misshandelt oder sogar missbraucht worden. Später »suchen« sich diese Frauen wieder Männer, die gewalttätig sind, ohne sich von ihnen lösen zu können. Die vertraute Situation, die vermeintliche Sicherheit durch das, was sie kennen, führt unbewusst immer wieder in die gleichen Beziehungsmuster. Diese Muster können sich erst dann ändern, wenn sie bewusst werden und somit bearbeitet werden können.

Bei diesen Beispielen ist es mehr als offensichtlich, wie heilsam Veränderung und Wandel sind. Und das gilt für jede Leidens- und Krankheitssituation. Mit den Worten des Dalai Lama: »Leiden ist ein Hinweis darauf, dass wir unser Leben anders gestalten müssen.« Leiden wie auch Krankheit bilden einen wichtigen Ausgangspunkt für Veränderung.

»Und es kam der Tag, an dem das Risiko, in der Knospe zu verharren, schmerzlicher wurde, als das Risiko zu blühen.« (Anais Nin) Leiden und Krankheit gleichen dem Verharren in der Knospe, die nicht aufgehen kann, weil alle Lebenskraft in ihr gebunden ist. Irgendwann jedoch lässt sich die gebundene Kraft der Entfaltung, die gefesselte Blühkraft, nicht mehr zurückhalten, denn der Schmerz des nicht gelebten Lebens wird übergroß. Dann verschafft sich unsere innere Kraft zum rechten Zeitpunkt am rechten Ort Raum zur Entfaltung. Das geschieht spätestens dann, wenn das Leben, das Leiden, die Krankheit zu unerträglich werden. Dann bricht alles auf, jeder Widerstand, jede Vorsicht, alle Bedenken gegen die notwendige Veränderung verwehen im Wind.

Leben ist stete Veränderung – Stillstand heißt Krankheit und Tod

Panta rhei – alles fließt, sagt Heraklit. Das Leben ist eine einzige Bewegung – ein Tanz. Das ganze Universum ändert sich jeden Augenblick. Nichts im gesamten Weltenraum ist jetzt noch so, wie es einen Lidschlag zuvor war. Das gilt auch im Kleinen, auch in uns selbst. Ihr Körper baut sich ohne Ihr Zutun und Wissen jeden Moment neu auf und ab, ab und auf. Innerhalb eines Jahres ist jedes Atom, jedes Molekül Ihres Körpers ausgetauscht. Ihre körperliche

Gestalt, Ihre Organe und Gewebe, Ihr Erbgut, all das, was Sie normalerweise mit Ihrer Person gleichsetzen, das, was Sie als Ich bezeichnen, existiert nicht in einer beständigen und festen Art und Weise. Wer käme auf die Idee, diesen Prozess stetiger Bewegung und Veränderung aufhalten zu wollen. Im Gegenteil, diese Prozesse aufhalten zu wollen, würde unmittelbar zu Krankheit und Tod führen. Bewegung und Veränderung sind Leben – Stillstand und Festhalten bedeuten Tod. Nur die Fähigkeit zur Veränderung wendet Krankes und Krankhaftes in Richtung Gesundheit. Jeden Moment »verunglücken« Atome und Moleküle – was uns potenziell krank macht –, die repariert werden müssen. Der stete Austausch und die uns ureigenen Fähigkeiten zu Veränderung, Wiederherstellung und Flexibilität bewahren unsere Leben.

Veränderung ist Leben. Wir befinden uns in einem permanenten, fließenden Ungleichgewicht, und dies ist die wesentliche Voraussetzung, gesund bleiben zu können. Das ist Leben.

Offensichtlicher als die ständige körperliche Veränderung in Ihnen ist die Unstetigkeit Ihrer Gefühle und Gedanken, die sich ebenfalls unentwegt verändern – kommen und gehen. Eben noch waren Sie ausgeglichen, plötzlich reißt es Sie aus der Harmonie und Sie sind wütend, dann machen Sie sich vielleicht Sorgen, werden traurig, eifersüchtig, gereizt, ängstlich usw. Und auch Gedanken sausen unentwegt durch Ihren Kopf. Ein ständiges Kommen und Gehen. Etwa 60 000 Gedanken, schätzen die Wissenschaftler, durchkreuzen tagtäglich unser Gehirn, und der weitaus größte Teil davon ist rein zufällig, »ohne Sinn und Verstand«, oft sind es nur Gedankensplitter. Wenn Sie einmal einen Moment innehalten und das, was durch Ihren Kopf saust, versuchen wahrzunehmen, dann werden Sie eine Fülle von Gedanken bemerken und Sie werden sehen, wie ein Gedanke zum nächsten springt, ohne logische Zusammenhänge und ohne großen Sinn. Das geschieht jeden Augenblick. 90 Prozent unserer Verstandeskapazität werden auf diese Weise »genutzt«. Anders ausgedrückt, Sie nutzen Ihre Verstandesmöglichkeiten bewusst gerade einmal zu zehn Prozent. Das ist, als würden Sie einen Raum nur mit einer 10 Watt-Glühbirne beleuchten anstatt mit 100 Watt. Entsprechend niedrig ist vermutlich wohl auch unser Erkenntnisgrad, wenn wir es dabei belassen.

Ihre Gedanken formen sich zu Überlegungen, diese wiederum zu Überzeugungen und Konzepten. Sie konstruieren mental Ihre Wirklichkeit, die auf solchen Überzeugungen und Glaubenssätzen beruht. In der Regel halten Sie Ihre Erfahrungen, Einstellungen und Überzeugungen über die Welt für die Wirklichkeit. Deshalb gibt es auch so viel Streit zwischen den Menschen, weil jeder auf der eigenen Wirklichkeit beharrt. Wie relativ diese ist, erkennen Sie sehr leicht, wenn Sie auf die Jahre Ihres vergangenen Lebens zurückblicken und feststellen, wie sich Ihre eigenen Überzeugungen und Ihr eigenes Bild von der Welt, in der Sie leben, seit Ihrer Kindheit und Jugend geändert haben. Viele neue Einsichten und Erfahrungen während Ihres Lebens haben Ihre Sichtweisen immer wieder modifiziert. Überzeugungen, für die Sie vielleicht in der Pubertät bis aufs Messer gekämpft haben, spielen heute keine Rolle mehr. Und was Sie früher verurteilt haben, ist heute vielleicht fester Bestandteil Ihres Weltbildes. Alles ist im Fluss – *panta rhei*.

Auf diese Weise ist Veränderung einem jeden Menschen vertraut. Es ist manchmal hilfreich, sich daran zu erinnern. Dann wird die Angst, sich auf eine Veränderung einzulassen, milder und kann schließlich ganz gehen.

Im Atem dem Geheimnis des Lebens begegnen

Auf der körperlichen Ebene ermöglicht Ihnen der Atem einen ganz einfachen und natürlichen Zugang zur ständigen Veränderung, die das Leben ist. Im Atem liegt der Schlüssel zum Lebendigen. Das, was uns atmen lässt, wird sicht- und erfahrbar im Atem selbst: einatmen, ausatmen, Pause …; einatmen, ausatmen, Pause …

Den Atem beobachten

Nehmen Sie sich ein wenig ungestörte Zeit, um sich mit dieser Übung vertraut zu machen. Später können Sie die Übung jederzeit und überall machen. Niemand merkt etwas davon. Es geht ganz im Stillen.

Setzen Sie sich ganz bequem hin, am besten an einen Platz, an dem Sie sich wohlfühlen, wo Sie entspannt sein können, und schließen Sie die Augen. Spüren Sie sich zunächst einmal von innen, wenden Sie Ihre Aufmerksamkeit Ihrem inneren Körper zu. Sie spüren, wie Sie sitzen, spüren das Gefühl in Ihren Sitzknochen, spüren Ihren Rücken, wie er anlehnt, vielleicht fühlt er sich hier oder da verspannt an. Dann lösen Sie bewusst ein wenig die Spannung. Spüren Sie Ihre Schultern und lassen Sie sie los. Jetzt richten Sie Ihre Aufmerksamkeit auf den Atem. Wirken Sie nicht auf den Atem ein, forcieren Sie ihn nicht, sondern beobachten Sie ihn einfach, wie er kommt und geht. Ganz passiv. Sie müssen nichts tun. Erleben Sie, wie die Atemsäule, die Ihnen das Leben spendet, hinter dem Brustbein auf- und absteigt. Wie sie ihren ganz eigenen Rhythmus hat. Und versuchen Sie nicht, den Atem zu beeinflussen oder zu korrigieren, weil Sie meinen, er sei zu unruhig oder sie atmeten zu unregelmäßig. Widerstehen Sie allen Impulsen, etwas zu tun und den Atem zu manipulieren. Wenn Sie beobachten, dass der Atem unregelmäßig ist, dann ist es das, was er ist. Das ist ganz in Ordnung. Er findet ganz gewiss seinen richtigen Rhythmus. Darauf können Sie vertrauen, sonst hätten Sie nicht bis jetzt überleben können. Und wenn Sie beobachten, dass Ihr Atem flach ist, dann ist er flach. Wenn sich beim Einatmen die Brust hebt, dann ist es das. Wenn sich die Einatmung bis in den Bauch fortsetzt, dann ist es das. Ihre einzige Aufgabe ist zu beobachten.

Bleiben Sie so lange in der Beobachtung Ihres Atems, wie es Ihnen angenehm ist. Dann lösen Sie sich wieder vom Atem, bewegen Sie Ihren Körper etwas, atmen Sie noch dreimal tief ein und aus, öffnen Sie die Augen und kehren Sie wieder in Ihr Alltagsbewusstsein zurück.

Was Sie bei dieser Übung feststellen können, spielt sich auf mehreren Ebenen ab:

Zum einen lernen Sie eine Instanz in sich kennen, die sich selbst beobachtet. Sie ist ein Teil Ihres Bewusstseins, das sehr viel weiter ist als der Teil, der »ich« sagt. Diesen Aspekt Ihres Bewusstseins näher kennenzulernen lohnt sich, denn er verwickelt sich nicht in die Affären und Geschäfte des persönlichen Ichs, sondern sieht die Dinge klarer und aus einer größeren Perspektive.

Zweitens können Sie erfahren, das alles, aber auch alles im Fluss und in ständiger Bewegung ist. Sie leben nur deshalb, weil es dieses Ein-und-Aus gibt. Nur deshalb, weil Sie nichts festhalten. Versuchen Sie doch einmal, den Atem anzuhalten – es wird Ihnen nicht lange gelingen. Die Atemnot zwingt Sie weiterzuatmen – das Leben zwingt Sie weiterzuatmen. Denn das Leben ist als solches Veränderung und Bewegung.

Und drittens werden Sie merken, dass die Beobachtung des Atems Sie ganz und gar in den gegenwärtigen Augenblick führt. Alles, was nicht mit den Sinnen, dem Spüren des Atems und des Körpers verbunden ist, verschwindet. Sie spüren unmittelbar das, was ist. Die Sinneswahrnehmung ist immer jetzt. Ganz anders als die Gedanken, die sich auf alles Mögliche beziehen, nur meist nicht auf das, was gerade ist. Sie kennen das selbst, wenn Sie zum Beispiel mit dem Auto unterwegs sind und sich am Ziel angekommen fragen, wie Sie eigentlich hierher gekommen sind. Sie haben keine Ahnung, an welcher Ampel Sie gehalten haben, auf welchen Straßen Sie gefahren sind, welchen Fahrzeugen Sie ausweichen mussten usw. Und warum? Sie waren die ganze Zeit in Gedanken. Vielleicht bei einem beruflichen oder privaten Problem oder einer Zukunftsplanung. Wie auch immer. Die Gedanken haben Sie bewusst-los gemacht für das, was gerade Ihr Leben in diesem Augenblick war. Sie sind zwar Auto gefahren, aber völlig unbewusst. Nicht gegenwärtig.

Der Atem kann Sie unmittelbar in die Gegenwart führen. Sie werden in der Übung zwar auch merken, dass Gedanken kommen und gehen, aber der Beobachter in Ihnen erkennt sie einfach nur als

Gedanken, lässt sie weiterziehen, ohne einzuhaken, und beobachtet unverdrossen weiter den Atem. All Ihre Sinne sind auf den Atem ausgerichtet und führen Sie in die Gegenwart. Und dort nehmen Sie die stete Veränderung wahr – von Augenblick zu Augenblick.

Und die Veränderlichkeit als Lebensprinzip betrifft alle Facetten Ihres Lebens: den Körper, der sich in jedem Moment verändert, die Gefühle und Gedanken, die kommen und gehen, die Beziehungen zu den Menschen, die Lebenssituationen und -umstände, Abschiede, Neuanfänge, Weitergehen usw. Setzen Sie diesen natürlichen Veränderungen, aus welchen Gründen auch immer, Widerstand entgegen, so gleicht das dem Anhalten des Atems – auf das Leben als Ganzes übertragen einem langsamen Ersticken, einem Leiden durch Stagnation, einem Tod auf Raten.

Sie können viel mehr ändern, als Sie denken

Veränderungen herbeiführen kann jeder Mensch, denn wir alle sind darin von Kindesbeinen an geübt. Halten Sie sich nur einmal einen ganz normalen Tag vor Augen. Wenn Sie morgens aufstehen, ändern Sie schon etwas, wenn Sie das Haus verlassen ebenfalls, wenn Sie zur Arbeit, zur Schule oder zum Sport gehen, wenn Sie jemanden treffen, immer wieder verändern Sie etwas. Meist bewusst und gewollt. Schafft das für Sie Probleme? Im Laufe Ihres bisherigen Lebens hat es schon unendlich viele Veränderungen gegeben: Sie sind in die Schule gekommen, haben vielleicht eine Ausbildung gemacht, sind Beziehungen zu anderen Menschen eingegangen, haben vielleicht eine Familie gegründet, vermutlich haben Sie auch schon die eine oder andere Trennung hinter sich, sind umgezogen und vieles mehr. All dies sind Veränderungen, die Sie vollzogen haben, die Ihnen möglich waren; und daraus können Sie die Gewissheit ziehen, dass Sie imstande sind, Veränderung und Wandel zu vollziehen. Und wenn Sie genau hinschauen, dann haben die Veränderungen kaum Katastrophen nach sich gezogen, sondern oft haben sich die Dinge zu etwas wirklich Gutem entwickelt.

Wenn Sie dieses Potenzial zu Veränderung und Wandel in sich betrachten, erkennen Sie deutlich, dass es Ihnen ohne Frage möglich sein sollte, etwas ganz bewusst anzugehen, vom dem Sie sich wünschen, dass es sich in Ihrem Leben ändert. Denn nicht »es wird sich ändern«, sondern Sie sind es, der bzw. die etwas ändert. Bewusst und aktiv. Sie haben die Kraft, verfügen über diese Kapazität. Wenn Sie es wollen, können Sie aus sich selbst heraus ein Leiden, eine schwierige Lebenssituation und sogar eine Krankheit verändern, indem Sie das Notwendige für deren Überwindung einleiten und beitragen.

Sie werden sich allerdings in dieser Kapazität einschränken, wenn Sie den Glauben an die Möglichkeit zur Veränderung gar nicht haben oder ihn verlieren und glauben, nicht genügend Kraft oder Rückhalt dafür zu haben.

Können Sie notwendige Veränderungen im Leben nicht zulassen oder schieben Sie sie stets hinaus – aus welchen Gründen auch immer, meist ist es die Angst –, dann sorgt in der Regel das Leben selbst dafür, dass es zu den entsprechenden Veränderungen kommt. Oft glauben wir zu wissen, was wir im Leben brauchen und was nicht, wie wir unser Leben leben wollen und wie nicht. Das jedoch, von dem wir meinen, es sei gut für uns, unterscheidet sich nicht selten von dem, was unsere Seele braucht. Kommen wir auf Dauer nicht den tieferen Bedürfnissen unserer Seele nach, dann stubst sie uns zunächst ganz sacht an, flüstert uns zu, was sie braucht, um uns dann später kräftig zu stoßen und zu schieben, bis wir endlich reagieren. Leiden und Krankheit können durchaus Mittel der seelischen Not sein, die auf eine dringende Veränderung pochen, die eine Zäsur in Ihrem Leben verlangen und bewirken, dass Sie wieder mit sich und Ihrem Innersten in eine neue, erfrischte Beziehung treten.

Von der seelischen Ebene aus betrachtet kann Krankheit durchaus eine sinnvolle Intervention sein. Es ist natürlich im wahrsten Wortsinn gesünder, gleich den tieferen Bedürfnissen zu folgen, anstatt erst krank zu werden, um auf sie aufmerksam zu werden. Gehen wir nicht mit dem Leben, dem lebendigen Wandel der Dinge und mit unseren grundlegenden Bedürfnissen, dann laufen wir Gefahr, vom Leben dorthin gezerrt, geschoben oder gestoßen zu werden.

Eine 56-jährige Frau klagt über kaum erträgliche Schmerzen im linken Bein seit etwa einem halben Jahr. Alles ist untersucht und nichts gefunden worden, alle möglichen Behandlungen einschließlich Akupunktur und Osteopathie hat sie schon ausprobiert. Ihre Lebensgeschichte erweist sich als eine langjährige Leidensgeschichte unter anderem mit einem Bandscheibenvorfall vor 20 Jahren, einem Motorradunfall, massiven Schwindelzuständen, mehr als einem Nervenzusammenbruch, die auch zu stationären Aufenthalten in psychosomatischen Kliniken und zur Psychotherapie führten, häufigen Nasennebenhöhlenentzündungen, Erschöpfungszuständen, Depression, Ängsten und nun mit unerträglichen Schmerzen. All diese Erkrankungen korrelieren mit verschiedenen privaten und beruflichen Ereignissen in ihrem Leben. Die Patientin ist mit einem Mann verheiratet, der wegen einer Stoffwechselkrankheit nicht mehr berufstätig ist. Ihre Kinder sind schon aus dem Haus und sie wohnen in einem riesigen ehemaligen Schulhaus mit einem sehr großen Garten auf dem Lande. Das haben sie vor Jahren gekauft; eine alte Dame, die dort schon seit 50 Jahren lebt, wohnt weiterhin in diesem Haus. Die Tochter der Patientin und ihre Enkel wohnen am anderen Ende Deutschlands in einer Großstadt.

Schon lange schafft es die Frau nicht mehr, das große Haus und den Garten zu versorgen. Die inzwischen 90-jährige Mieterin im Seitenteil des Hauses ist als eine sehr schwierige, »bösartige« Person dorfbekannt. Die Patientin leidet seit Jahren unter den üblen Demütigungen und Hetztiraden, manchmal sogar Tätlichkeiten der alten Frau, gegen die sie sich aus einer vermeintlich christlichen Haltung und aus moralischer Unsicherheit heraus kaum zu wehren traut. Alle Versuche, die von Sozialhilfe lebende und vom Sozialamt betreute Frau zu einem Umzug zu bewegen, um in einem guten, verträglichen Sinn das Problem zu lösen, sind bislang gescheitert. Die Patientin fühlt sich in einer ausweglosen Situation und lebt im eigenen Haus mit angehaltenem Atem, geduckt, unglücklich und überfordert. Ihr Mann bleibt in der ganzen Angelegenheit eher indifferent und steht nicht eindeutig hinter ihr. Was sie sich sehnlichst wünscht, sind weniger Belastungen, ein kleineres Haus und einen kleineren Garten zu haben, in der Nähe ihrer Enkel zu leben und endlich der alptraumhaften Situation im eigenen Hause zu entkommen.

Die Patientin schildert eine Kindheit, in der sie nicht lernen konnte, ihren eigenen Gefühlen zu vertrauen, geschweige denn ihnen zu folgen. So hat sie ihr Leben lang ihre eigenen Bedürfnisse weder richtig erkennen noch leben können. Nun aber lässt sich das seelisch nicht mehr länger ertragen. Das Fass läuft über. Den Schmerz muss sie ernst nehmen. Er lässt sie nicht aus seinen Klauen, lässt nicht locker. Sie sagt: »Der Schmerz zwingt mich, mich selbst wahrzunehmen, mich zu fragen: Was ist wichtig, was brauche ich?« Und ebenso klar sind ihre Antworten: Sie will umziehen. Nicht weil sie vor einer alten Frau kapituliert, sondern weil sie ein einfacheres Leben in einem kleinerem Haus leben möchte, weil sie unverletzten Raum für sich selbst braucht und die Nähe zu ihren Enkelkindern. Und in all dem taucht eine altvertraute Freundin wieder auf, die sie schon fast vergessen hatte: ihre spirituelle Seite, der sie endlich einen Platz im Leben geben will.

Sie sagt: »Ohne meine vielen Krankheiten und Probleme und ohne diese starken Schmerzen jetzt, die offensichtlich alle demselben Zweck dienen, wäre ich nicht an diesen Wendepunkt meines Lebens gekommen, mein Leben wieder aktiv anzupacken und für die überfälligen Veränderungen zu sorgen. Damit ich wieder atmen und wieder leben, wieder ich selbst sein kann. Nur der Schmerz hat mich dazu gebracht.«

Von außen betrachtet sind die nicht gelebten Wünsche und Bedürfnisse der Patientin klar und offensichtlich. Für einen Außenstehenden sind diese Dinge meist leichter zu erkennen, als wenn man selbst involviert ist. Aber auch wenn Sie ihre eigenen Bedürfnisse nicht klar sehen und einschätzen können, gibt es doch ein sicheres Kriterium, anhand dessen Sie Ihr dringendes Verlangen nach Veränderung und Wandel ermessen können. Denn die Sprache des unerfüllten Lebens ist deutlich und leicht zu verstehen: Sie drückt sich in Leiden, Unglücklichsein, Unzufriedenheit und Unerfülltheit aus. Ganz einfach. Erleben Sie solche Gefühle und Zustände stark und oft, ist es an der Zeit, sich die eigene Lebenssituation anzuschauen und das, was schon lange nicht mehr stimmt und überlebt ist, zu verändern.

Drei Möglichkeiten der Veränderung

Veränderung kann mehrere Zielrichtungen haben. Sie bedeutet nicht, einen anderen Menschen zu ändern – das gelingt sowieso nicht – oder zwangsläufig die äußere Situation zu ändern. Sie kann vor allem bedeuten, die eigene Einstellung zu den Personen und Dingen, mit denen wir Probleme haben, zu überprüfen und gegebenenfalls zu verändern. Es sind nicht so sehr die Personen und Dinge selbst, an denen Sie leiden, sondern vor allem Ihre Beziehung, die Sie zu ihnen herstellen und unterhalten.

Eine Frau Ende vierzig, die unter Migräne leidet, ist seit Jahren in der Beziehung zu ihrem Mann sehr enttäuscht und unglücklich. Und seit Jahren versucht sie, ihn zu ändern. Sie wünscht sich, dass er sich mehr öffnen könnte, sich bereitwilliger mit ihr über die ihr wichtigen Dinge austauschen würde – und vor allem, dass er seine Gefühle zeigen würde. Sie und ihre Kinder hätten in all den Jahren sehr unter seiner emotionalen Verschlossenheit gelitten, sagt sie. Ihr zufolge war auch sein Vater schon so in sich gekehrt, als er aus dem Krieg kam und kaum noch sprach und sich abschottete. Und sie sagt über ihren Mann: »Ich möchte ihn förmlich schütteln, damit er sich endlich öffnet, sein Innerstes entdeckt und glücklich ist.« Irgendwie fühlt sie sich dafür verantwortlich.

Ich frage sie: »Was meinen Sie, fühlt sich Ihr Mann unglücklich? Erweckt er den Anschein, dass ihm etwas fehle? Fühlt er sich insgesamt wohl mit Ihnen, den Kindern und seiner Arbeit? Hat Ihr Mann ein Problem?«

Ihre Antwort: »Nein.«

Meine Frage: »Wer hat dann ein Problem?«

Die Patientin führt, seit sie denken kann, einen inneren Kampf. Sie kämpft, weil das, was ist, nicht mit ihrer Vorstellung, wie es sein sollte, übereinstimmt. Für diesen inneren Kampf, der sich körperlich als Migräne ausdrückt, kann sie nicht ihren Mann verantwortlich machen, der mit dem, wie es ist, ganz zufrieden erscheint. Die Patientin wird ihn nicht ändern können. Dass sie einen tieferen Zusammenhang zwischen seiner Verschlossenheit und der des Vaters in Folge von dessen Kriegserlebnissen herstellen kann, ist auf der einen Seite sehr hilfreich. Sie kann ihn so besser verstehen. Aber sie kann nicht erwarten, dass ihr Mann die eigenen, möglicherweise traumatischen Kindheitserfahrungen anschaut und aufarbeitet. Solange er mit sich und seinem Leben glücklich und in Einklang ist, besteht dazu auch kein Anlass. Eine diesbezügliche Forderung seiner Frau wird ihn vermutlich auch eher weiter verschließen als ihn öffnen.

Was kann die Patientin also tun?

Wenn das, was ist, zum steten Ausgangspunkt unseres Lebens wird, dann gibt es in jedem Augenblick drei Möglichkeiten, einen nächsten Schritt zu tun:

1. Die Situation ändern:
Wenn das, was ist, nicht gut für Sie ist, können Sie versuchen, die Situation zu ändern.
2. Die Situation verlassen:
Wenn die Situation, die Ihnen nicht gut tut, nicht zu ändern ist, können Sie sie verlassen.
3. Die Situation ganz annehmen:
Wenn Sie eine Situation, die schwierig für Sie ist, weder ändern noch verlassen können, dann haben Sie die Möglichkeit, sie tief anzunehmen. Nicht nur irgendwie zähneknirschend zu tolerieren, sondern wirklich »ja« zu ihr zu sagen.

Das bedeutet für die konkrete Situation der Patientin:
- Die erste Möglichkeit, ihren Mann zu ändern, scheidet aus, denn er verweigert sich. Er hat schließlich auch kein Problem, es sei denn, die Kritik seiner Frau wird ihm zu viel.

- Als zweite Möglichkeit kann Sie sich trennen, weil sie diese Art von Beziehung und Verschlossenheit nicht hinnehmen will und einen Partner sucht, mit dem sie sich auf ihre Art austauschen kann.
- Drittens kann sie ihre Einstellung zu ihrem Mann verändern und ihn so nehmen, wie er ist. Kann sie ihn tief annehmen und ihn lieben, wie er ist, gibt es kein Problem.

Projektion

Die Ursache des Leidens liegt in den meisten Fällen in der Projektion des »Übeltäters« nach außen. »Mein Mann oder meine Frau ist Schuld an meinem Unglück; wäre er oder sie anders, dann wäre alles gut.« Besonders stark reiben wir uns an den Eigenschaften anderer, wie diese Frau z. B. an der Verschlossenheit ihres Mannes, wenn wir diese Seite selbst in uns haben, sie aber nicht wahrhaben wollen: *So will ich nicht sein.* In meinem Selbstbild bin ich ein offener und kommunikativer Mensch, der seine Gefühle zeigt und zu ihnen steht. Die eigene Verschlossenheit gelangt auf diese Weise in den Schatten Ihres Bewusstseins, denn so wollen Sie ja nicht sein. Sie bekämpfen diese Seite in sich, indem Sie sie verleugnen, und wenn sie bei einem anderen sichtbar wird, empören Sie sich über diese schreckliche Eigenschaft, verlangen, dass der andere sie ablegt. Das eigene Thema haben Sie so auf einen anderen Menschen verlagert, wo sie es bekämpfen können, ohne selbst etwas damit zu tun zu haben.

Das nennt man Projektion. Sie geschieht bei fast allen Menschen unentwegt. Und so kommen die meisten Konflikte zustande, im Kleinen wie im Großen. Die »Achse des Bösen« ist nichts als die Projektion von Gewalt und Terrorismus auf andere Nationen: Im Sinne der Projektion ist das eine reine Außenverlagerung der eigenen nationalen Gewalttätigkeit und des eigenen Terrorismus auf andere, um sich selbst auf der »guten« Seite zu wähnen, sauber zu erscheinen und die eigenen politischen, wirtschaftlichen und machtorientierten Interessen ungehemmt verfolgen zu können.

Leiden ist fast immer eine Frage unserer gestörten Beziehung zu dem, was ist

Sie leiden also nicht an den Dingen selbst, sondern ausschließlich an der Beziehung, die Sie zu ihnen herstellen. Wenn es draußen regnet und stürmt und Sie sauer wegen des »schlechten« Wetters sind, weil Sie gerade einen freien Tag und einen Ausflug geplant haben, dann leiden Sie ausschließlich aufgrund Ihrer Bewertung und Einstellung zum Wetter. Das Wetter ist, wie es ist – weder gut noch schlecht. Es regnet und stürmt einfach. Sie echauffieren sich, weil Sie eine andere Erwartung hatten, aber das liegt allein in Ihrer eigenen Verantwortung – das können Sie nicht dem Wetter anlasten.

Sie können wütend werden, weil der Stuhl, auf dem Sie sitzen, wackelt: »So ein blöder Stuhl!« Aber wer ist letztlich »blöd« – der Stuhl oder die Einstellung, ein Stuhl dürfe nicht wackeln?

Sie können sich über die verschiedenen Eigenschaften Ihrer Mitmenschen aufregen, die Ihnen zu dominierend, zu zurückhaltend, zu fordernd, zu geizig, zu großzügig, zu frech, zu schüchtern sind – was auch immer. Wozu die ganze Aufregung? Jeder Mensch ist, wie er ist. Sie haben jederzeit die Möglichkeit, Ihre Einstellung dazu zu überprüfen; den anderen ändern werden Sie nicht können.

Wie viel Energie und Kraft werden Sie sparen, wenn Sie den Menschen und Dingen einfach nur zugestehen, dass sie sind, wie sie sind.

Eine Patientin Ende fünfzig ist seit einem Jahr wegen starker Schmerzen im Bewegungsapparat infolge zweier Treppenstürze und eines Burn-out-Syndroms nach vielen Jahren Schuldienst arbeitsunfähig. Sie hat in den vergangenen zwei Jahren eine Vielzahl an Untersuchungen und Behandlungen hinter sich gebracht.

Sie fühlt sich oft so schwach und belastet, dass Sie teilweise auf die Hilfe ihrer Lebensgefährtin angewiesen ist. Die schon sehr alten Eltern der Patientin, um die sie sich kümmern muss, leben in einer recht entfernt liegenden Stadt. Besonders die Mutter mache ihr das Leben nicht leicht. Sie sei oft schroff und neige zu abwertenden Bemerkungen.

Beide Eltern seien ein wenig »altersuneinsichtig«. Früher kam die Lebensgefährtin mit zu den Elternbesuchen, hat damit aber aufgehört, weil die Begegnungen immer unerfreulich waren. Die Patientin wirft ihr das vor; sie fühlt sich allein gelassen und nicht unterstützt.

Da sie derzeit nicht in den Schuldienst geht, besteht ihre hauptsächliche Belastung in der Versorgung der Eltern. Sie redet von der »Last der Eltern«.

Wir sprechen darüber, ob es nicht auch möglich wäre, ihre innere Einstellung hinsichtlich der Eltern zu überprüfen und zu verändern. Die Eltern sind, wie sie sind. Sie wird sie kaum noch ändern können. Sie könnte aber ihre Einstellung zu ihnen ändern. Die »Last« kommt nicht durch die Eltern, sondern nur durch die Beziehung, die sie zu ihnen unterhält. Diese Erkenntnis beflügelt sie förmlich; plötzlich fühlt sie sich nicht mehr ohnmächtig und ausgeliefert, und es gelingt ihr ohne weiteres, ihre Haltung zu den Eltern zu verändern. Allein schon dadurch »entlastet« sich das Verhältnis zu ihnen.

So befreit kann sie von einer neuen Warte aus entscheiden, wie stark und wie oft sie sich in die Versorgung der Eltern einbringen möchte – zur Zeit kommen diese ohnehin noch ganz gut allein zurecht. Und wenn sie mehr Betreuung brauchen, heißt das nicht zwangsläufig, dass die Patientin das alles selbst leisten müsste. Sie kann Hilfen organisieren und schauen, in welchem Rahmen sie selbst tätig werden will und kann.

Was aber immer sie tut, will sie fortan freiwillig und aus ganzem Herzen tun. Sie liebt die Eltern, und es tut ihr gut, die »Last« ein wenig zurechtzurücken. Sie kann jetzt sehen, das die »Last« vor allem in ihren Vorstellungen über das Versorgen-Müssen bestand und darin, dass sie die Schroffheiten und Bewertungen der Mutter zu persönlich genommen hat. Es ist für sie eine große »Ent-lastung«, ihre Einstellung und Haltung ändern zu können. Es braucht nicht einmal die Eltern dazu. Es geschieht einfach nur in ihr selbst.

Mit der Krankheit gehen, nicht gegen sie

Krankheit und Leiden sind nicht selten der Ausgangspunkt für tiefgreifende Veränderungen. Der Ort, von dem aus dieser Wandel geschieht, ist die Annahme dessen, was ist. Dem, was ist, einen Raum in Ihrem Leben geben – d. h. auch Ihrer eigenen Krankheit diesen Raum zugestehen. Nicht damit hadern. Wenn Sie dazu in der Lage sind, kann sich daraus eine neue Perspektive entwickeln, die einen neuen, nächsten Schritt bewirkt. Sie gehen dann *mit* Ihrer Erkrankung und nicht gegen sie. Auf diese Weise kann die Krankheit Sie führen, Sie können von ihr lernen, können verstehen, was Sie ihnen zu sagen hat. Sie wird Sie geradewegs dorthin führen, wo etwas gelöst und geändert werden will.

In einem solchen Prozess ändern sich oft auch Ihre Einstellungen und Wertvorstellungen. Vieles, was Sie zuvor als sehr wichtig erachtet haben, erscheint durch oder nach einer Erkrankung in einem völlig neuen Licht. Die Dinge relativieren sich. Zuvor Wichtiges tritt in den Hintergrund, und bislang kaum Beachtetes entpuppt sich plötzlich als essenziell und wesentlich.

Eine etwa vierzigjährige Kollegin mit Brustkrebs ließ sich ganz konventionell mit Operation, Chemotherapie und Bestrahlung behandeln. Als sie nach der schulmedizinischen Therapie zu mir kommt, sagt sie, dass sie durch die Krankheit wieder zu sich selbst gefunden habe. Nicht so sehr die Angst ums Überleben und vor dem Tod habe dieses schwere Jahr geprägt, sondern diese Zeit habe sie mit tiefen spirituellen Einsichten und Erfahrungen beschenkt – Erfahrungen des Einsseins und des Lichts. Sie begann zu meditieren und ist dankbar für dieses Geschenk ihrer Krankheit.

Veränderung im menschlichen Maß

Wollen wir etwas verändern, dann bestimmt uns oft die Phantasie, wir müssten darin perfekt sein. Sich für eine anstehende Veränderung zu öffnen braucht jedoch vor allem ein menschliches Maß – keinen Perfektionismus. Nur der Tod ist perfekt, denn er ist die vollendete Vergangenheit. Das Leben hingegen ist so wunderbar unvollkommen, es ändert sich von Augenblick zu Augenblick. Wandel und Veränderung haben nichts mit Vollkommenheit zu tun. Nichts unter dem Himmel kann je vollkommen sein – auch Sie nicht!

Alles ist in Bewegung, strebt von Unvollkommenheit zu Unvollkommenheit – darin liegt die Vollkommenheit des universellen Grundes. Verlangen wir in unserem irdischen Leben, dass alles einschließlich wir selbst vollkommen sei, so unterstellen wir, dass es möglich wäre, einen Zustand zu erreichen, der nicht nur perfekt ist, sondern auch noch so bleibt. So aber ist das Leben nicht.

Sie sollten sich erlauben, einfach nur einen ersten kleinen Schritt der Veränderung zu probieren. Dann schauen Sie, was dabei herauskommt. Und dann machen Sie den nächsten. Und schauen wieder. Es ist nicht möglich, einen wirklich kreativen Schritt zu gehen, wenn sie vollkommen sein wollen. Wie Picasso sagte: »Finden ist das völlig Neue.«

Nicht selten verhindert die Vorstellung, dass das, was Sie brauchen, unerreichbar und nicht möglich sei, einen Schritt auf dieses Ziel zuzugehen. Damit nehmen Sie sich von vornherein jede Chance. »Das Unmögliche ist oft das, was nie versucht wurde.« (Jim Goodwin) Wir alle sind Teil des einen großen Meeres aller Möglichkeiten. Es gibt nichts, was unmöglich ist.

Unmöglich werden die Dinge erst, wenn Sie sie gar nicht erst versuchen und wagen. Möglich werden sie durch Ihr Wagnis und das Vertrauen, dass es gelingen kann. Damit folgen Sie Ihrer Lebenskraft und all den Impulsen Ihres ureigenen Lebensstroms. Da sind Sie mit sich und dem Kosmos in vollkommenem Einklang. Sie sind wunschlos glücklich.

Frei für Veränderung

»Das Geheimnis des Glücks ist die Freiheit, das Geheimnis der Freiheit ist der Mut.« (Perikles) Freiheit in diesem Sinn bedeutet, sich allen Möglichkeiten des Lebens, sich der allumfassenden Liebe zu allem Lebendigen zu öffnen. Die Liebe ist die größte Dynamik, die alles ändern und bewirken kann.

Frei sein meint auch, unsere Abhängigkeiten, unsere Einstellungen und Begrenzungen abzustreifen und uns zu erinnern, wer wir in Wirklichkeit sind: unbegrenzte Wesen, grenzenloses Bewusstsein im weiten Raum des Universums. Teil und eins in *ihm*. Das ist das, was ist. Immer recht. Immer der Ausgangspunkt für den nächsten Schritt – dem eigenen Licht folgend.

Mut zur Freiheit ist so gesehen kein Wagnis, denn das, was ist, ist in sich stets das Beste, was mir passieren kann. Das Göttliche irrt sich nicht. Dem kann ich mich in aller Tiefe anvertrauen, weil ich mich getragen fühle im Schoß des *einen* Universums.

> Ich erhoffe nichts,
> ich fürchte nichts,
> ich bin frei.[18]

Oder mit den Worten des heiligen Franz von Assisi: »Ich weiß nichts von der Zukunft, aber ich vertraue auf *Dich*.«

Kleine Schritte

Jede Veränderung hat ihre eigene Dynamik. Es ist sehr hilfreich, sich von allen Vorstellungen, die Sie über eine bevorstehende Veränderung in Ihrem Leben haben, zu lösen: Sie ist leicht oder schwer, klein oder umfassend, langsam oder radikal usw. Oft behindert uns die Vorstellung, dass wir alles gleich auf einmal verändern müssen, und wir sehen dann einen riesigen Berg vor uns, den wir nie und nimmer meinen bewältigen zu können. Sie können jeden Berg schaffen! Beginnen Sie einfach mit dem nächsten Schritt, konzentrieren Sie sich im Weitergehen allein aufs Gehen und auf die richtige Richtung und versuchen Sie, den Berg Berg sein zu lassen. Viele wesentliche Veränderungen geschehen oft in kleinen Dingen, ganz unspektakulär. Wer könnte schon von außen sehen, wenn Sie einfach eine Einstellung oder eine Haltung verändern – zum Beispiel zum Berg. Und wenn Sie sich mit der Vorstellung herumschlagen, einen Rückschlag oder Rückfall erlitten zu haben, so versuchen Sie, möglichst einfach nur das zu betrachten, was ist. »Rückschlag« und »Rückfall« sind lediglich Ihre meist sehr emotionsbesetzten Interpretationen dessen, was gerade ist. Stehen Sie bildlich gesprochen einfach wieder auf und gehen Sie weiter – wie ein Kind, das laufen lernt. Fällt ein kleines Kind hin, kümmert es sich nicht ums Fallen, hadert nicht damit, erlebt sich nicht als gescheitert, sondern es steht einfach wieder auf und macht den nächsten Schritt. Dabei wird es mit jedem Hinfallen und Wiederaufstehen stärker und sicherer. Bei uns Erwachsenen ist das nicht anders. Das ist Anfängergeist, wie der Zenmeister Shunryu Suzuki Roshi es genannt hat. Oder in Ciceros Worten: »Fange nie an aufzuhören, höre nie auf anzufangen.«

Die tiefste Form der Veränderung liegt nicht im Ändern unserer äußeren Lebensbedingungen und Beziehungen, liegt nicht auf der Ebene der äußereren Erscheinungsformen, sondern ist ein Öffnen für die Wahrnehmung dessen, was wir eigentlich sind: jener einzigartige Ton in jener unendlichen, göttlichen Symphonie, ohne den der Kosmos nicht wäre, denn er ist ich und ich bin er. Alle äußeren Bedingtheiten bleiben, alle äußeren Beziehungen, die ganze Fülle des Lebens – doch meine innere Ausrichtung ist diese Allverbundenheit, mein wahres Wesen, das jeden Moment über Zeit und Raum hinaus existiert. Das ist Freiheit inmitten der wunderbaren Fülle des Lebens.

Heilung vorbereiten

Sind Sie bereit, gesund und heil zu werden?

Welch eine Frage, mögen Sie denken. Wenn Sie schon lange krank sind oder an einer schweren Krankheit leiden, dann wird sich Ihr Leben dadurch auf vielfältige Weise verändert haben. Denn viel Aufmerksamkeit fließt in die Bewältigung und das Management einer Krankheit. Vielleicht können Sie nicht mehr am Berufsleben teilhaben oder Haus und Kinder versorgen, haben ungewollt viel Zeit, die sich wiederum oft mit Therapien und Arztbesuchen füllt. Ihre nächsten Angehörigen kümmern sich nach Kräften, Sie zu unterstützen. So kommt es in der Regel dazu, dass man sich nach und nach unbewusst im und mit dem Kranksein einrichtet. Wenn das bei Ihnen so sein sollte, können Sie sich ein Leben ohne die Krankheit dann überhaupt noch vorstellen? Was jetzt Ihr Leben ausfüllt und Sinn macht, bräche mit dem Gesundwerden unversehens weg, eine Lücke entstünde, die sich irgendwie füllen wollte. Stellen Sie sich jetzt in diesem Augenblick vor, Sie wären wieder völlig gesund, wie sähe dann Ihr Leben aus? Welche Fragen, vielleicht auch Ängste und Unsicherheiten tauchten auf? Könnten Sie wirklich nahtlos an das Leben vor Ihrer Krankheit anknüpfen, oder würde es nach einer neuen Orientierung verlangen, würde sich etwas verändern müssen? Wenn ja, was wäre das wohl? Worauf sollten Sie sich einstellen?

Um nach langer oder schwerer Krankheit wieder gesund werden zu wollen, ist es notwendig, sich innerlich ganz auf Heilung einzustellen. Sich von allem, worin Sie sich möglicherweise in der Zeit des Krankseins eingerichtet haben, zu lösen. So können Sie den inneren Raum der Heilung öffnen und Heilung aus dem Meer aller Möglichkeiten mit ganzem Herzen einladen. Aus dieser Haltung heraus können Sie die Ihnen ersichtlichen notwendigen Schritte innen wie außen tun. All Ihre Ausrichtung und Intention, alle Phantasie und Vorstellungskraft gelten dem Heilungsprozess. Bei aller Ausrichtung jedoch beachten Sie, dass Sie Heilung nicht durch Ihren Willen erzwingen können. Heilung ist möglich, nicht aber machbar.

Eine Patientin Anfang vierzig hat sich einer sehr komplizierten Schilddrüsenoperation unterziehen müssen, wird wegen einer Eiterung nachoperiert und kann wegen extremer Narbenbildungen ihren Kopf nur noch unter starken Schmerzen bewegen und wegen des schmerzhaften Narbenzugs kaum noch sprechen. Sie kommt dann einige Wochen später verzweifelt in meine Behandlung und fasst schnell großes Vertrauen und Zuversicht, wieder gesund werden zu können. Sie setzt jeden Vorschlag, jede kleine Übung sofort um und macht erstaunlich schnelle Fortschritte. Bis es zu einer gewissen Stagnation kommt. Ich bemerke, dass sie sich sehr unter inneren Druck setzt, um alles für ihren Heilungsprozess so optimal und perfekt wie möglich zu machen. Das wirkt sich mit der Zeit kontraproduktiv aus, denn unter dem selbstgemachten Druck verspannt sie sich, wodurch sich die Schmerzen eher verschlimmern und der Heilungsprozess sich zu verzögern beginnt. Ich bitte sie, ihre Vorstellung, sie könne die Regie ihrer Heilung in der Hand haben und durch ihren Eifer die Heilung bewirken, loszulassen und mehr darauf zu vertrauen, dass nicht ihr Einsatz sie heile, sondern dass Es sie heilt, denn all ihre inneren Signale sind auf Heilung gestellt – alle Türen sind für den Heilungsprozess weit geöffnet.

Und nach wenigen Monaten sind die Schmerzen und die Einschränkungen durch das Narbengewebe verschwunden.

Kleine Schritte gegen den Zweifel sind schon die halbe Heilung

Sich auf Heilung innerlich einzustellen ist ein wesentlicher Schritt. Dann kann ein Weg beginnen, auf dem allerdings noch verschiedene Hürden auftauchen können. Es gibt nicht wenige Haken und Hindernisse, die einen Heilungsprozess möglicherweise behindern. Sie kennenzulernen ist außerordentlich wichtig, um sich bewusst mit ihnen auseinandersetzen und sie auflösen zu können. Vielleicht gehen Sie einmal der Frage nach: Gibt es etwas in mir, das mich hindert, wieder heil und gesund zu werden?

Sehr häufig sind es Zweifel, wieder ganz gesund werden zu können. Zwei-fel enthält das Wort »zwei«, und dies weist auf die innere Spaltung hin, die den Menschen im Zweifel erfasst. Ja und nein zerren dann an Ihnen; die eine Seite glaubt, Sie werden gesund, und die andere hält es nicht für möglich. Innere Spaltung ist das Gegenteil von Ganzheit. Ganz und heil werden drückt sich genau in der Überwindung dieser inneren Spaltung aus. Also Zweifel gehört zu den Hindernissen auf dem Weg der Heilung. Das stellt keineswegs in Frage, auch den Verstand mit einzuschalten, die Lage genau zu betrachten und zu analysieren. Ein ständiges Hin und Her jedoch sowie die Tatsache, dass Sie etwas für unmöglich halten, torpedieren den Heilungsprozess.

Zweifel entstehen durch die Vorstellungen, die Sie über Ihre Krankheit haben – ob Sie sie zum Beispiel für chronisch oder unheilbar halten. Solche Gedanken nisten sich fest in Ihr Gehirn ein. Das verfestigt auf einer tieferen Ebene die Überzeugung in Ihnen, dass sie krank bleiben werden. Und das macht einen Wendepunkt fast unmöglich. Ihre Selbstheilungskräfte werden durch den Vertrauensverlust in einen Heilungsprozess entscheidend geschwächt oder durch Angst oder durch Ihre Gewöhnung an das Kranksein, sodass Sie es sich gar nicht mehr anders vorstellen können. Oder vielleicht wissen Sie genau, was Sie bräuchten oder ändern müssten, um gesund zu werden, trauen sich aber nicht zu, das zu tun: zum Beispiel eine andere Arbeit finden, eine Beziehungsfrage angehen, aufhören, zu rauchen oder zu trinken, sich mehr bewegen usw.

Kleine Schritte

Ihre Zweifel lösen sich Schritt für Schritt auf, wenn Sie sich trauen, auf Ihre eigenen Bedürfnisse zu hören, und die Impulse, die Sie dabei erleben, in kleinen Schritten umzusetzen beginnen. Im Folgenden ist einfach nur wichtig, das, was Sie ändern oder erreichen wollen, in möglichst kleine Schritte, die Sie sich zutrauen, aufzuteilen.

Nehmen Sie sich eine halbe Stunde Zeit und legen Sie etwas zum Schreiben bereit. Entspannen Sie sich, machen Sie drei tiefe Atemzüge und lassen Sie jeden Gedanken und alles, was Sie belastet, los, so gut wie Sie es können.

Jetzt greifen Sie sich die Themen heraus, bei denen Sie Zweifel haben, sie lösen zu können, und schreiben Sie sie auf ein Blatt Papier.

- Z. B. »Ich müsste mehr für meinen Körper tun und sollte lieber jeden Tag die vier Treppen zu meiner Wohnung zu Fuß gehen, statt den Aufzug zu nehmen.« (Was bisher wegen der zu großen Anstrengung gescheitert ist.) Nun überlegen Sie sich, wie Sie Ihr Ziel in möglichst kleinen Schritten erreichen können: z. B. gehen Sie nur bis zum ersten Stockwerk und nehmen dann den Aufzug – das können Sie steigern, wenn Sie sich dazu bereit fühlen.
- Oder Sie trauen sich oft nicht, Ihrem Partner oder Ihrer Partnerin zu sagen, dass Sie zu einem Vorschlag gerade keine Lust haben, und machen entgegen Ihrem eigenen Impuls doch mit. Ein kleiner Schritt, sich selbst ernster zu nehmen, könnte sein, sich in solchen Situationen vorzunehmen, zunächst bei ganz »unkritischen« Dingen ein freundliches Nein zu üben: »Ich finde deine Idee wirklich wunderbar, *und* ich möchte da gerade nicht mitmachen.«
- Oder wenn Sie krank und im Zweifel sind, dass Ihr Leben überhaupt noch einen Sinn hat, versuchen Sie dann der Lebensfreude und dem Lebenssinn in kleinen Schritten nachzuspüren. Wenn Sie denken, ich kann ja nichts mehr tun, weil ich so krank bin, könnte ein Schritt

sein festzustellen, dass es sehr schön ist, morgens die Zeitung zu lesen und zu erfahren, was in der Welt passiert; oder Sie nehmen wahr, dass der angekündigte Besuch Ihrer Kinder, Enkel oder anderer lieber Menschen Ihnen sehr wertvoll ist und Freude bereitet.
Nehmen Sie sich genügend Zeit für Ihre Themen, bei denen Sie Zweifel haben, wie Sie sie angehen könnten, und spüren Sie, wie in den kleinen Schritten Ihr Vertrauen wächst. Im Vertrauen, im Sich-Trauen, gibt es keinen Zweifel mehr.

Jedes Hindernis ist auch ein Tor

Es mag Sie ein wenig trösten, dass die meisten Menschen sich auf die eine oder andere Weise mit ihren inneren Zweifeln, Hindernissen und Begrenzungen auseinanderzusetzen haben. Bei rechtem Licht betrachtet ist ein Hindernis auch keine Katastrophe, denn jedes Hindernis ist in Wirklichkeit ein Tor. Am Boden dessen, was Sie hindert, finden Sie auch das, was weiterführt. Im Hindernis selbst liegt bereits die Lösung. Sie wird umso eher sichtbar, wenn Sie auf das Hindernis zugehen, es kennenlernen und nicht zur Seite schieben. Am Boden begegnen Sie dem, was heilsam ist.

Nehmen Sie die Angst als Beispiel: Sie wird nicht kleiner, wenn Sie vor ihr davonlaufen, sondern wenn Sie auf sie zugehen. Der Angst ins Gesicht zu schauen lässt Sie ihre Natur und ihren Hintergrund erkennen, was letztlich hilft, sie aufzulösen. So kann die Begegnung mit der Angst zum Tor werden, durch das Sie gehen, um dahinter dem Vertrauen ins Leben zu begegnen. Alles im Leben kann zum Tor für eine Begegnung mit unserer tieferen Wirklichkeit werden. Können Sie das Tor Ihrer Begrenzungen, Ängste und Hindernisse durchschreiten, treffen Sie auf die unverstellte Schönheit und Einzigartigkeit Ihres wahren Wesens – das, was Sie schon immer waren, sind und sein werden.

Erlernte Verhaltens- und Denkmuster bestimmen Krankheiten und Heilungsprozesse

Jeder Mensch macht von Geburt an die verschiedensten Lebenserfahrungen, die ganz natürlich Spuren und nicht selten auch Narben in seiner Psyche hinterlassen. Es sind diese Lebenserfahrungen, die Ihre Persönlichkeit prägen und Sie zu dem machen, wie Sie sich selbst erleben und wie Sie von außen wahrgenommen werden: So bin ich.

Da alle Lebenserfahrungen individuell einzigartig sind, wird jeder Mensch auf seine eigene, besondere Weise geprägt, so dass jeder und jede von uns die Welt durch die Brille seiner bzw. ihrer speziellen Erfahrungen und Prägungen erlebt. Es ist sehr hilfreich, sich das immer wieder vor Augen zu halten: Jeder Mensch erlebt die Welt, die »objektiv« immer die gleiche ist, völlig verschieden. Dennoch unterliegen fast alle Menschen der irrigen Illusion und seltsamen Erwartung, dass jeder die Welt genauso erleben müsste wie sie selbst. Auf diesem fundamentalen Trugschluss basieren unendlich viele Missverständnisse, Schwierigkeiten und Probleme.

Die Probleme liegen aber nicht an der Welt, an den »objektiven« Dingen oder anderen Personen, sondern einzig und allein an Ihrer persönlichen Wahrnehmung der Dinge und der gleichzeitigen Annahme, dass Ihre Sicht- und Erlebensweise die einzige Wirklichkeit sei. Wer davon abweicht, liegt falsch und muss eines Besseren belehrt werden. Eigentlich ist »das Leben kein Problem, das gelöst werden muss, sondern ein Geheimnis, das es zu lösen gilt.« (Michael Roads)

Ihre subjektiven Prägungen und Konditionierungen entsprechen bestimmten Denk- und Verhaltensmustern, die Sie unbewusst – fast wie einen Automaten – bestimmen. Unter diesen vielen inneren Mustern gibt es auch Muster, die Ihre Krankheit mit beeinflussen, sie unterhalten und erhalten. Es sind zum Beispiel bestimmte Überzeugungen, die Ihnen möglicherweise einflüstern, dass es besser wäre, krank zu bleiben als gesund zu werden. Solche Muster sind wie Programme auf einem Computer – Ihr Denken ist in gewisser Weise durch Ihre tieferen, meist unbewussten Überzeugungen programmiert. Ein weit verbreitetes Programm sorgt beispielsweise dafür, sich ständig Sorgen um die eigene Gesundheit machen zu müssen. Das allein kann schon krankhaft sein oder zur Entwicklung einer Krankheit führen.

Ihre inneren Überzeugungen erschaffen Realität. Das, was in Ihnen als Überzeugungen lebt, beeinflusst entsprechend die äußere Realität. Innen wie außen – es ist nur ein Spiegelbild.

Als junger Assistenzarzt im Krankenhaus konnte ich oft beobachten, wie bei manchen Kollegen die Bereitschaftsdienste jedes Mal völlig chaotisch verliefen. Sie mussten fast die ganze Nacht arbeiten und wurden zu allen möglichen Zwischenfällen gerufen. Sie waren beim Pflegepersonal schon gefürchtet, weil sie das Chaos anzuziehen schienen. Bei anderen waren die Dienste meist ruhig, verliefen deutlich weniger chaotisch und es kam zu weniger Zwischenfällen. Worin liegt der Unterschied? Haben die einen einfach nur mehr Glück als die anderen? Es ist auch hier nicht anders als eben gesagt: Das Innere spiegelt sich im Außen. Wenn Sie selbst innerlich chaotisch und hektisch sind und die innere Überzeugung in sich tragen, dass das Leben auch so sei, dann wird es auch so kommen. Selbst wenn es faktisch viel zu tun gibt, kann auch das bei aller Betriebsamkeit in einer bestimmten Ruhe und Stille geschehen – ohne dass ein Chaos ausbricht.

Gefilterte Wahrnehmung

Die inneren Programme erlauben nur die Wahrnehmung einer begrenzten Realität. Was aber ist real? Sie kennen die weit verbreitete Einstellung: Ich glaube nur, was ich sehe. Die meisten Menschen halten das, was sie sehen, für wirklich. Stellen Sie sich vor, Sie betrachten eine Blume. So wie Sie die Blume sehen, erleben Sie sie als real. Sie schauen auf ihre Form, die Größe, die Farben usw. Sieht jedoch ein anderer Mensch dieselbe Blume so wie Sie, was wir in der Regel ungeprüft so annehmen, oder sieht er sie vielleicht ganz anders? Und wie ist das mit anderen Lebewesen? So nehmen beispielsweise verschiedene Tierarten dieselbe Blume völlig anders wahr. Eine Biene kann mit ihrem Sinnesapparat nicht dieselben Wellenlängen sehen wie wir. Sie nimmt dafür aber ultraviolettes Licht wahr und erkennt so den Nektar der Blume. Eine Schlange hingegen kann im infraroten Lichtbereich sehen und nimmt auf diese Weise die Blume wieder anders wahr als wir oder als eine Biene. Eine Fledermaus erlebt dieselbe Blume als Ultraschallechos. Was eigentlich ist denn nun diese Blume? Wie ist sie wirklich? Was ist real?

Und noch etwas: Sehen Sie eine Blume das erste Mal in Ihrem Leben und vermag sie es, Ihr volles Interesse zu wecken, dann erleben Sie sie mit allen Sinnen: die Farben, die Erscheinung, den Geruch, vielleicht berühren Sie sie auch. Dieses volle, pralle, sinnliche Erleben ist beim zweiten Mal bereits erheblich abgeschwächter, denn Ihr Gehirn hat von der primären Wahrnehmung der Blume ein Bild von ihr abgespeichert, das es bei jeder neuen Begegnung mit einer solchen Blume einfach nur noch abruft – also Sie gar nicht mehr genau hinschauen. So erleben Sie in Wirklichkeit schon beim zweiten Blick gar nicht mehr die konkrete Blume, die sich Ihnen zeigt, in Ihrer Einzigartigkeit und Schönheit, in ihrem besonderen Duft und ihrem Farbenspiel, sondern es huscht mehr oder weniger ein abstraktes Abbild einer Blume durch Ihr Gehirn. Ihr Gehirn macht das aus ökonomischen Gründen, was durchaus sinnvoll ist. So müssen Sie sich nicht jedes Mal von neuem die Mühe machen, genau hinzusehen. Aber wenn Sie gesund werden wollen, braucht es Ihr genaues Hinsehen – zum Beispiel auf das, was dem Gesundwerden möglicherweise im Wege steht, und auf das, was Sie heil macht.

Eine weitere Eigenschaft unseres hirngesteuerten Verstandes ist seine Fähigkeit zur Selektion. Auch sie ist ökonomisch betrachtet sinnvoll. Wollten Sie jede Information, die zu Ihnen gelangt, mental aufnehmen und verarbeiten, wäre Ihre Hirnkapazität sehr schnell überfordert und die Sicherungen würden herausspringen. Das geschieht gar nicht so selten. Migräne-Kopfschmerzen sind so ein Zustand, bei dem die Sicherungen durchbrennen. Die Migräne steht am Ende einer Kette starker Reizüberflutung und schützt letztlich vor weiterem Schaden. Migräne-Patienten haben eine sehr starke Wahrnehmungsfähigkeit, was dazu führt, dass Sie meist eine Flut von Informationen zur gleichen Zeit aus ihrer Umgebung aufnehmen und verarbeiten. Nicht lange und die Fülle an zu verarbeitenden Impulsen droht zur nicht mehr bewältigbaren Überforderung anzuwachsen, weshalb das Gehirn die Notbremse zieht. Die Migräne führt so zu einem überlebensnotwendigen Stillstand, bei dem jeder Reiz ausgeschaltet wird, so lange, bis sich die mentale Überreizung wieder gelegt hat.

Selektion ist ein Mittel, das genau diese Überflutung mentaler Eindrücke verhindern soll. Ihre Hirnfunktionen blenden viele Informationen, die gerade nicht im Vordergrund Ihrer Aufmerksamkeit und Ihres Interesses sind, einfach aus. Sie nehmen sie nicht wahr. Wie oft ist Ihnen schon passiert, dass Ihr Partner oder Ihre Partnerin behauptet hat: Aber das habe ich dir doch schon längst gesagt! Und natürlich streiten Sie das im vollen Bewusstsein, recht zu haben, entrüstet ab – aber nicht selten war es tatsächlich zu Ihnen gesagt worden, nur haben Sie es nicht wahrgenommen, weil Sie in Ihren Gedanken mit etwas anderem beschäftigt waren.

Es gibt ein spannendes, kurzes Video zu diesem Thema, das hervorragend illustriert, was selektive Wahrnehmung ist: Im Video spielt eine Gruppe von Studenten mit mehreren Bällen, die sie sich gleichzeitig zuwerfen. Die Zuschauer haben die Aufgabe, alle Ballwürfe während des fünfminütigen Videos zu zählen. So konzentrieren sich alle, die den Film anschauen, auf das Zählen der Ballwechsel, was bei so vielen Bällen gleichzeitig nicht leicht ist. Nach dem Video werden die Zuschauer gefragt, wie viele Ballwechsel es waren. Trotz aller aufgebrachten Konzentration sind die genannten Ergebnisse völlig unterschiedlich. Dann werden sie gefragt: »Und wer hat den Gorilla gesehen?« – Welchen Gorilla, um Himmels Willen? Die meisten Zuschauer haben sich so sehr auf das Zählen der Ballwechsel konzentriert, dass sie nicht gesehen haben, wie im Film ein Gorilla durch das Bild läuft. Nicht etwa nur kurz durchhuscht – sondern ganz gemächlich geht er zwischen den Ballspielern durch, schlägt sich demonstrativ mit den Fäusten auf die Brust. Die Leute wollen das meist zunächst nicht glauben und können erst überzeugt werden, wenn sie das Video ein zweites Mal anschauen. Es ist schon erstaunlich, was wir Menschen durch die Selektionsfähigkeit unserer mentalen Funktionen in der Lage sind auszublenden. Das könnte uns alle doch bescheidener machen, wenn wir über Fragen der Wahrheit und Wirklichkeit sprechen.

Wie selektiv ist Ihre eigene Wahrnehmung, was Ihre Krankheit, Ihr Leiden oder auch Ihr Gesundwerden betrifft? Gibt es vielleicht mehr oder weniger deutliche Hinweise, wie Sie wieder gesund und/oder zufrieden und glücklich werden können, die Sie ausblenden? Ist möglicherweise Ihr Fokus so auf das Kranksein ausgerichtet, dass Sie die heilenden Möglichkeiten nicht wahrnehmen? Können Sie diesen Fokus vielleicht weiten und der Krankheit somit wieder größeres Heilungspotenzial an die Seite stellen?

Welchen Anteil hat Ihre selektive Wahrnehmung am Umfeld der Krankheitsentstehung? Wie viele Missverständnisse und Konflikte am Boden der Erkrankung begründen sich im Ausblenden bestimmter Fragen?

Das ist ein sehr interessantes Forschungsfeld. Der Heilungsprozess beginnt bereits in dem Augenblick, in dem Sie sich diesen Fragen öffnen und ein Stück bewusster mit ihnen umgehen. Und es ist in diesem Zusammenhang hilfreich, unsere inneren Bilder und Vorstellungen über Krankheit und Gesundheit zu überprüfen.

Bewerten und urteilen

Die Filter unserer selektiven Wahrnehmung formen unsere ganz persönlichen Sichtweisen und Werturteile. Wenn andere sie nicht teilen, dann sind sie in unseren Augen im Unrecht und wir bewerten dann die andere Meinung, das andere Erleben und das andere Werturteil als falsch.

So wie wir über andere Menschen urteilen und sie bewerten, so machen wir auch bei uns selbst nicht Halt davor. Sie selbst bewerten sich auch ständig: ob Sie etwas gut oder schlecht gemacht haben, ob Sie genügen oder nicht, ob Sie sich liebenswert finden oder nicht, schön oder hässlich usw.

Auch unser Kranksein unterliegt ständiger Bewertung. Auch unsere Ansichten über Schulmedizin oder Komplementärmedizin; wir werten Therapiemethoden ab, die nicht in unsere subjektive Sicht der Dinge passen, und andere auf, von denen wir aus bestimmten, ebenso subjektiven Gründen überzeugt sind, dass sie die besseren sind. Wie auch immer; es vergeht gewiss kaum eine Minute, in der nicht unsere Bewertungsmaschinerie läuft.

Werturteile sind nicht nur subjektiv und damit nie ein objektives Spiegelbild der Wirklichkeit, sondern den meisten Menschen ist es nicht einmal bewusst, wenn sie bewerten und wie oft sie das eigentlich tun. Da das Werten jedoch mit viel Leid einhergeht, ist es sehr hilfreich, sich dessen bewusst zu werden und sich nach und nach von seinen Vorurteilen und Bewertungen zu lösen. Dieser Zuwachs an Bewusstheit macht Sie frei – in Beziehung zu sich selbst, zu anderen Menschen, in Bezug zu einer Erkrankung und einem Heilungsprozess. Weniger gefangen zu sein in den inneren Bewertungen, die Ihnen letztlich das Leben erschweren, öffnet neue Kraftquellen und einen neuen Raum für Ihr Leben und Ihren Heilungsprozess.

Sie können mit der folgenden Übung einmal selbst überprüfen, wo Sie bewerten und urteilen:

Werten und urteilen

Nehmen Sie sich ein wenig Zeit und legen Sie Schreibzeug bereit, um sich Notizen machen zu können. Wenn Sie während der Übung schreiben, sollten Sie versuchen, in dem inneren Zustand zu bleiben. Lassen Sie mit einem bewussten Ausatmen noch einmal alles los, jeden Gedanken und jedes Problem, und versenken Sie sich in Ihren inneren Raum der Stille. Wenn Sie sich die folgenden Fragen stellen, dann denken Sie nicht darüber nach, sondern warten Sie auf Antworten, die vielleicht als Worte, innere Bilder, Erinnerungen oder Impulse aufsteigen.

Nehmen Sie sich für jede Frage so lange Zeit, wie Sie brauchen. Und wenn nichts bei dieser Frage auftaucht, ist es auch gut. Strengen Sie sich nicht an. Es geht nicht um Leistung. Bewerten Sie sich nicht darin, ob Sie die Übung in Ihren Augen gut oder weniger gut gemacht haben!

- »Wo in meinem Leben erfahre ich Bewertung?«
Nehmen Sie sich genügend Raum und Zeit für diese Frage.
- »Wo bewerte und beurteile ich selbst?«
- »Was kann ich tun, um meine Wahrnehmung darüber, wo ich selbst bewerte und urteile, zu verbessern? Wie kann ich stärker Verantwortung für mein Werten und Urteilen übernehmen?«
- »Was kann ich tun, um weniger zu werten?«

Kehren Sie dann, wenn Sie sich ausreichend Zeit genommen haben, langsam wieder in Ihr Alltagsbewusstsein zurück. Sie können sich noch Notizen machen oder diese ergänzen.

Selbstbilder, die krank machen

Existieren krankheitserhaltende Muster in Ihnen, dann kreieren diese innere Bilder Überzeugungen, die Sie daran hindern, wieder gesund und heil zu werden. Solche Muster begründen sich unter anderem in Selbstbildern, die Ihnen im Wege stehen, gesund zu werden, und in Fragen von Schuld sowie krankmachenden Annahmen über sich selbst und die Welt.

Selbstbilder sind tatsächlich Bilder – Projektionen, wie wir uns selbst sehen wollen, nicht wie wir sind. Sie leben von inneren Überzeugungen und Prägemustern, die in Ihnen ein Bild entwerfen, von dem Sie annehmen, dass Sie so sind. Ihr ganzes Lebensgefühl, Ihre Ausstrahlung, Ihr Verhalten und Ihr Handeln werden von solchen unbewussten Bildern, die Sie von sich selbst haben, bestimmt. Wie ein Programm. Wie viel freier Wille existiert da eigentlich, solange diese Muster und Selbstbilder nicht bewusst sind und sie nicht aufgelöst werden? Selbstbilder verzerren die Wirklichkeit und reduzieren Sie auf einen kleinen Teilaspekt Ihrer tatsächlichen Größe und Weite.

Es gibt so viele Selbstbilder, wie es Menschen gibt. Aber einige Grundmuster kommen in der einen oder anderen Variation sehr häufig vor:
- Das Selbstbild, heldenhaft und tapfer zu sein. Ihr könnt mir alles zumuten, ich schaffe das schon.
- Das Selbstbild, vom Leben benachteiligt zu sein. Ich verdiene gewiss euer Mitleid.
- Das Selbstbild, uninteressant zu sein. Niemand bemerkt mich oder nimmt mich wahr.
- Das Selbstbild, nicht wichtig zu sein. Alle anderen sind wichtiger als ich. Deshalb ist es gut, mich zurückzunehmen.
- Das Selbstbild, lieber zu leiden. Damit erlöse ich die anderen. Ich trage das Kreuz.
- Das Selbstbild, hilflos zu sein. Ich brauche eure Hilfe.
- Das Selbstbild des Opfers. Wenn ich mich opfere, wird mir das Heil zuteil.
- Das Selbstbild, wertlos zu sein. Ich bin sündig.
- Das Selbstbild, es nicht besser zu verdienen.
- Das Selbstbild: Es ist alles meine Schuld.
- Das Selbstbild, ein Versager zu sein.

Auf Krankheiten bezogen gelten die meisten der hier angeführten Selbstbilder und werden dann zu »ich bin wertlos, weil ich krank bin«; »ich habe meine Krankheit verdient« oder »krank bin ich ein Versager«. Manche Patienten mit einem »Schuld«-Selbstbild fühlen sich auch schuldig, wenn sie außerhalb von Wissenschaft und konventioneller Medizin Hilfe suchen.

Krankheiten können die bestehenden Selbstbilder bestätigen und verstärken wie »ich bin stark und werde heldenhaft mit meiner Krankheit umgehen. Ihr könnt mir alles zumuten«, oder sie kompensieren bzw. geben Berechtigung für ein Selbstbild wie »ich bin krank, jetzt habe ich ein Recht auf eure Hilfe« oder »ich bin krank, jetzt müsst ihr mich wichtig nehmen und mir eure Aufmerksamkeit geben«.

All diese inneren Bilder, die Sie über sich selbst kultivieren, beeinflussen alle Facetten Ihres Lebens und wirken sich direkt auf Ihre Umgebung und auf andere Menschen aus. Sie funktionieren wie automatische Programme, an denen Sie, ohne es zu wissen, festhalten.

Selbstbilder erfüllen durchaus einen Zweck. Sie machen einen großen Teil Ihrer Persönlichkeit aus. Das bedeutet im Kehrschluss: Gelingt es, die eigenen Selbstbilder, Muster und Programmierungen mehr und mehr zu relativieren und aufzulösen, nähert sich die eigene Persönlichkeit immer mehr dem, was Ihrer eigentlichen Natur entspricht und wer Sie unverfälscht und in umfassender Weite sind.

♦ Selbstbilder geben Identifikation. Sie geben Ihnen ein Gefühl dafür, dass Sie jemand sind (auch wenn es sich letztlich nicht um Ihr wirkliches Wesen handelt).
♦ Selbstbilder tragen dazu bei, bestimmte Dinge, Fragestellungen, Entscheidungen und Handlungen hintanzustellen und gegebenenfalls zu vermeiden. Sie entschuldigen damit, dass Sie Ihren Teil im Leben nicht einlösen müssen und dennoch Anspruch auf die Liebe, Aufmerksamkeit und Fürsorge Ihrer Mitmenschen haben.
♦ Bestimmte Selbstbilder können auch ein dominierendes, aggressives Selbstverständnis begründen, mit dem andere – Eltern, Partner oder auch Ärzte – angeklagt werden, zum Beispiel Schuld an der Krankheit zu sein. Diese Selbstbilder geben Macht über andere.

Vor Jahren behandelte ich einen etwa 30-jährigen Mann mit Migräne. Er erzählte, dass schon seine Mutter unter Migräne zu leiden hatte. Wenn sie Kopfschmerzen hatte – was im Grunde fast immer der Fall war –, dann wurden alle Vorhänge zugegezogen, die Kinder mussten leise sein und durften nicht stören, es durfte kein Besuch ins Haus, es gab kein Spiel, keine Ausgelassenheit. Der Patient schilderte seine Mutter als ein bedauernswertes Opfer ihrer Krankheit, der sich das ganze Familienleben fraglos unterzuordnen hatte. Mit der Migräne dominierte sie die ganze Familie und wenn sich jemand in ihren

Augen nicht richtig benahm, dann war ganz klar, wer Schuld am nächsten Migräneanfall hätte.

Mein Patient war überrascht, als er in seiner Schilderung diese Dynamik selbst erkannte, die ihm bis zu dem Tag nicht bewusst gewesen war. Im Verlauf der Behandlung überprüfte er sein eigenes Verhalten in seiner Familie, wenn er unter Kopfschmerzen litt, und stellte bei sich gewisse Tendenzen wie bei der Mutter fest, die er dank seiner Wahrnehmung zurücknehmen konnte. Letztlich hatte er bessere Chancen, gesund zu werden als sie, denn er trug kein Opfer-Selbstbild in sich und war auch nicht so manipulierend.

Nach einer Serie mit Akupunktur hatte er keine Migräne-Anfälle mehr und ist seit mehr als zehn Jahren beschwerdefrei.

Kernbotschaften am Boden der Selbstbilder

Selbstbilder sind die Summe aller Prägungen und frühen Konditionierungen. Am Boden der Selbstbilder liegen einige wenige Kernbotschaften, die wir alle schon als Kleinkinder aufgenommen haben, die uns in Fleisch und Blut übergegangen sind und meist unser ganzes Leben lang unbewusst in uns wirken.

Diese frühen Botschaften führen auf magische Weise ein Eigenleben in uns. Sie liegen im Kernschatten des Selbstbildes – Schatten, nicht im Sinne einer negativen Bewertung, sondern Schatten als Ausdruck dessen, dass diese Aspekte tief im Unbewussten liegen. Deshalb ist es auch nicht so ohne weiteres möglich, sich davon zu lösen, selbst wenn Sie sich diese frühen Botschaften bewusst gemacht haben. Diese Botschaften, die von den Eltern oder anderen frühen Bezugspersonen stammen, erfordern einen tieferen, über die bloße Bewusstwerdung hinausgehenden Zugang, um zu heilen. Solche Botschaften, die tief in den Zellen sitzen und über Krankheit und Gesundheit mitbestimmen, lassen sich unter anderem in geführten Trance-Zuständen und Ritualen bewältigen.

Diese alten Botschaften müssen nicht verbal geäußert werden, sondern werden sehr oft auch nonverbal allein durch die Haltung und Gefühlsebene, die dem kleinen Kind entgegengebracht wird, übermittelt. Jeder Mensch empfängt als kleines Kind aus seinem Familienkreis und seiner Umgebung solche Botschaften, die ihn für sein weiteres Leben prägen und zum Ausgangspunkt seiner Entwicklung und der Entfaltung seines Potenzials werden, das genau in eben diesen frühen Prägungen enthalten ist. Daran ist nichts Schlechtes. Gehen Sie nicht in eine Vorwurfshaltung gegenüber denen hinein, die Sie möglicherweise in einer schwierigen Art und Weise geprägt haben. Denn diese frühen, prägenden Botschaften sind Ihr Katalysator für die Entwicklung Ihres Lebenspotenzials, in dem Ihre Lebensaufgabe enthalten ist.

Ähnlich den Selbstbildern gibt es auch unzählige Kernbotschaften. Ich nenne hier einige, die sehr oft vorkommen:
- Du bist nicht gut genug.
- Du bist nicht richtig.
- Etwas stimmt nicht mit dir.
- Warum bist du nicht so wie dein Bruder bzw. deine Schwester?
- Sei nicht faul. Wenn du nichts leistest, taugst du nichts.

Die frühkindliche Kernbotschaft der Schmerzpatientin, die aus dem alten Schulhaus in die Nähe ihrer Tochter und Enkel ziehen wollte, lautete: »So wie du bist, lieben wir dich nicht.« Ein Kind, das dies früh verinnerlichen muss, kann weder Selbstvertrauen noch Selbstwert entwickeln, um daraus mit natürlicher Selbstverständlichkeit einen eigenen Standort zu finden, zu sich zu stehen und für ein stimmiges Leben zu sorgen. Es entwickelt nicht die Fähigkeit, sich und seinen Gefühlen zu vertrauen. Wir haben in der Behandlung ein Trance-induziertes Ritual durchgeführt, um die Eltern, vor allem den Vater, zu bitten, die alte Botschaft zurückzunehmen.

In welchem Ausmaß sich frühe Kernbotschaften im Leben eines Menschen auswirken können, lässt sich auch an der folgenden Patientengeschichte sehen:

Eine 32-jährige Patientin und angehende Ärztin entwickelt nach einem Unfall nicht beherrschbare Schmerzen, Sensibilitätsstörungen, Zittern und unwillkürliche Zuckungen im ganzen rechten Bein. Unter starken Schmerzmitteln und Lithium wegen einer Depression kommt sie in die Behandlung. Zum Zeitpunkt unseres Kennenlernens fühlt sie sich völlig am Ende und vollkommen zermürbt. Einmal kann ich sie nicht so ohne weiteres aus der Praxis wieder nach Hause fahren lassen, weil sie nicht ausschließen kann, mit dem Auto gegen den nächsten Baum zu rasen. Sie muss eine Art Vertrag mit mir schließen, in dem sie verspricht, bis zur nächsten Sitzung durchzuhalten.

Ihre Mutter hat, solange sie denken kann, ständig damit gedroht, sich umzubringen, und schon eine Vielzahl von Selbstmordversuchen unternommen. Bis auf den Strick blieb nichts unversucht. Von Kindesbeinen an lebt die Patientin mit der Selbstmorddrohung der Mutter. Schon früh als kleines Kind begann sie sich um die Mutter zu sorgen, versuchte für sie da zu sein, sie emotional zu stützen – in der Hoffnung, sie würde sich nichts antun. Ließe sie jemals in ihrer Hilfe für die Mutter nach, würde sie sich am Tod ihrer Mutter schuldig fühlen, was diese auch nicht versäumt, ihr immer wieder zu sagen.

Welch tiefe seelische Wunde und Überforderung dies für das Kind und die inzwischen erwachsene Frau zur Folge hat, lässt sich jetzt deutlich erkennen: Sie ist selbst an der Grenze des Aushaltens angekommen und will sich am liebsten umbringen – nicht nur wegen der Schmerzen, sondern weil sie all die Herausforderungen und Belastungen ihres Lebens nicht mehr schafft (zum Zeitpunkt unserer Begegnung ist sie in den Prüfungen zum medizinischen Staatsexamen und kann kaum noch lernen).

Es dauert eine ganze Weile, bis sie zulassen kann, in ihren Schmerzen ein unübersehbares Signal zu sehen, dass etwas in ihrem Leben völlig falsch läuft. Der seelische Schmerz hat ein körperliches Ventil gefunden.

Die ersten Begegnungen sind davon geprägt, ihr einfach nur Halt anzubieten, sodass sie ein Fünkchen Hoffnung am Horizont erkennen kann. Sie hat sich selbst aufgegeben, alle Kraft verloren und will nur noch, dass ihr jemand den Schmerz nimmt. Am besten wäre es, ich als ihr Arzt könnte zaubern und sie einfach so vom Schmerz befreien.

Nach einigen Sitzungen kann sie sich mit langsam wachsendem Vertrauen weiter vorwagen und den Bezug ihrer Schmerzen mehr und mehr zu sich selbst und zu ihrer eigenen Geschichte herstellen. Dabei kommen wir auch auf ihre frühen Kernbotschaften zu sprechen, die sie sehr klar und deutlich zu benennen weiß. Sie kommen von ihrer Mutter und lauten: »Du bringst mich ins Grab!«, »Wenn du mir nicht hilfst, bist du schuld, wenn ich sterbe«, und »Was auch immer du tust, es wird nie genügen.« Diese Botschaften sind ihr in Fleisch und Blut übergegangen und zum unbewussten Bestandteil ihrer Persönlichkeit geworden. Sie beinhalten auch ein ausgesprochenes Dilemma, das kaum lösbar ist: Einerseits soll sie der Mutter immer helfen, denn ansonsten wäre sie an ihrem Tod schuld, und andererseits ist genau das nicht möglich, denn was immer sie tut, wird nicht genügen. Anders ausgedrückt: Sie hat keine andere Chance, als immer für die Mutter da zu sein, und sie wird auch immer schuld sein, weil es nie genügen wird.

In einem Ritual haben wir die Mutter gebeten, diese Botschaften wieder zu sich zurückzunehmen. Die Schmerzen sind deutlich rückläufig und ihre Lebenskräfte und Lebensfreude scheinen schon wieder durch.

Die Geschichte dieser Patientin zeigt deutlich, auf welch subtile Weise frühe Botschaften – ob ausgesprochen oder still – ein Leben lang, und nicht selten verheerend, wirken können. Diese Botschaften zu erkennen ist ein Schritt in ein neues Heilsein. Mit der nächsten Übung können sie herauszufinden versuchen, welche frühen Botschaften in Ihnen existieren, die Sie möglicherweise hindern, wieder gesund und heil zu werden.

Welche frühen, inneren Botschaften leben in mir?
Nehmen Sie sich eine halbe Stunde ungestörte Zeit und halten Sie Papier und Stift bereit. Setzen Sie sich entspannt hin, kommen Sie innerlich zur Ruhe, atmen Sie dreimal tief ein und aus und lassen Sie mit jedem Ausatmen alles los.

Wenn Sie sich die folgende Frage stellen, denken Sie bitte nicht darüber nach, sondern hören Sie in sich selbst hinein und schreiben Sie spontan alles auf, was in Ihnen hochkommt.

Fragen Sie sich: »Was denke ich über mich selbst?« »Wie beurteile oder verurteile ich mich?« »Wie sehe ich mich gerne selbst und wie möchte ich keinesfalls sein?« Lassen Sie ungefiltert alles zu.

Wenn Sie merken, dass nichts mehr kommt, dann kehren Sie langsam wieder in Ihr normales Alltagsbewusstsein zurück.

Gehen Sie nun in Ruhe alles Geschriebene durch und versuchen Sie, in den Eigenschaften und Bewertungen, die Sie über sich notiert haben, alte, innere Überzeugungen und Botschaften zu erkennen.

Sollten Sie sich beispielsweise für einen Versager bzw. eine Versagerin halten, dann lebt vermutlich eine alte Botschaft in Ihnen, die heißt: »Du schaffst es sowieso nicht!« Stellen Sie fest, dass Sie ein ruheloses, leistungsorientiertes Arbeitstier sind, das es kaum aushält, mal nichts zu tun, dann kann die dahinterliegende alte Botschaft sein: »Nur wenn du etwas leistest, liebe ich dich!« »Mach dich nützlich, sonst taugst du nichts!« usw.

Wenn Sie diese Botschaften, die in Ihnen leben, kennenlernen, können Sie sich Ihre tieferen Bedürfnisse, Überzeugungen und Verhaltensmuster besser erklären, sich mit Ihnen aussöhnen und sie auflösen.

Manche Botschaften sitzen sehr tief und lassen sich oft erst durch wiederholtes Bewusstmachen und Überprüfen dieser Botschaften und/oder durch Rituale und Trance-Arbeit auflösen.

Unbewusste negative Botschaften der Kindheit fördern die Entwicklung von Krankheit

Alte Botschaften können für das ganze Leben prägend sein, Ihre Selbstbilder und Ihr Lebensgefühl bestimmen und sogar für bestimmte Krankheiten empfänglich machen. Wenn z. B. im Hintergrund die Botschaft wirkt: »Nur wenn du dich nützlich machst, bist du ein wertvoller und liebenswerter Mensch«, dann kann sich ein innerer Antreiber entwickeln, der Sie unentwegt arbeiten, leisten und nützlich sein lässt. Denn Sie sind ja auf die Anerkennung und Liebe Ihrer Mitmenschen angewiesen; dass Sie um Ihrer selbst geliebt werden könnten, ist in einem solchen Fall jenseits aller Vorstellung.

Ein 67-jähriger Mann leidet seit vielen Jahren unter einem M. Crohn, einer entzündlichen Darmerkrankung, und hatte vor kurzem eine schwere Bronchitis. Beide Erkrankungen sind energetisch mit dem Energieprinzip von Lunge/Dickdarm verbunden, dessen psychologische Themen Abschied, Trennung und Trauer sind, und mit der Energie der Nieren, die mit dem Gefühl der Angst verknüpft ist.

Emotional leidet der Patient oft unter Verlustängsten und dem Gefühl der Zurückweisung. Er braucht nahe, ihn rückversichernde Beziehungen, für die er auch bereit ist, etwas zu tun, um das Gefühl des Angenommenseins zu haben.

Sein Vater war in den Kriegsjahren nicht da und später erzog er seinen Sohn wie einen Rekruten. In militärischer Manier wurde er durch massive Bestrafungen, Abwertungen und Demütigungen gebrochen. Dies hat lebenslange Spuren zurückgelassen und spiegelt sich unter anderem auch in den körperlichen Störungen.

Er erlebt einen starken Hass auf den Vater und letztlich auch auf sich selbst. Er sagt, er könne sich selbst nicht sehen, er sei seinem Vater zu ähnlich, und auch sonst kann er vieles an sich nicht leiden.

Die alten Vater-Botschaften haben ihm schon als Kind ein desaströses Selbstbild eingeimpft, das es ihm noch heute sehr schwer macht, sich selbst anzunehmen.

Versöhnung ist hier notwendig, um einen Heilungsprozess anzustoßen. Wenn er lernt, den Vater mit seinen Fehlern zu akzeptieren und ihn als Mensch zu lieben, dann kann er auch sich selbst wieder lieben lernen und sich so sich selbst zuwenden. Dann muss er nicht länger unter Zurückweisung leiden, denn er kann sich jederzeit sich selbst zuwenden.

Um die Verbindung zwischen dem Selbstbild des Patienten und den Vorwürfen und Vorhaltungen gegenüber seinem Vater deutlich zu machen, schlug ich ihm die folgende Übung vor, die Sie selbst auch gut machen können, wenn Sie sich selbst nicht leiden können und gleichzeitig eine starke Abneigung oder Hass gegen ein Elternteil oder eine frühe Bezugsperson haben.

Zwei-Spalten-Übung zu Selbstbild und Projektionen auf die Eltern oder andere frühe Bezugspersonen
Nehmen Sie sich einen großen Bogen Papier und unterteilen Sie ihn in zwei Spalten.
    Über die linke Spalte schreiben Sie:
♦ Was werfe ich meinem Vater (Mutter, Bezugsperson) vor?
    Schreiben Sie über die rechte Spalte:
♦ Was kann ich an mir nicht leiden?
Versuchen Sie, frei und ohne großes Nachdenken zu schreiben. Beginnen Sie mit der linken Spalte. Erst wenn Sie damit fertig sind, fangen Sie an, mit der rechten Spalte zu arbeiten.
    Am Ende vergleichen Sie die Themen auf beiden Seiten. Immer wenn Sie eine Eigenschaft an sich nicht leiden können, die Sie auch auf der linken Spalte beim Vater bzw. der Mutter oder der Bezugsperson finden, erkennen Sie die Verknüpfung und Übertragung zwischen ihnen.
    Wenn es Ihnen durch dieses Bewusstwerden möglich ist, sich mit diesen Aspekten des Vaters, der Mutter oder der Bezugsperson auszusöhnen, ihn oder sie darin tief anzunehmen, kann diese Stelle in Ihnen heilen. Denn die Abwertung und der Hass, den Sie den Eigenschaften

der Eltern entgegenbringen, ist derselbe Hass, den Sie gegen sich selbst richten.

Niemand ist schuld an seiner Erkrankung und Sich-schuldig-Fühlen kann krank machen

Schuld ist eng mit den krankheitserhaltenden Mustern verknüpft. Bei der kurz zuvor geschilderten jungen Schmerzpatientin, die ihre Mutter stets vor dem Selbstmord bewahren will, wird dieser Zusammenhang sehr deutlich. Krankheitserhaltend wirken sich vor allem Schuldgefühle aus, mit denen Sie sich eventuell herumschlagen. In den meisten Fällen wissen Sie vom Kopf her, dass Sie sich keine Vorschürfe machen und Schuldgefühle haben müssen, keine Schuld tragen, dennoch sitzt tief im Unbewussten ein verborgener Stachel im Fleisch, eine innere Überzeugung, einfach nur so ein Gefühl, an was auch immer schuld zu sein. Schuldgefühle gehen oft einher mit dem Gefühl des Versagens. Nicht wenige Menschen sind sogar der Überzeugung, schuld an ihrer eigenen Erkrankung zu sein, und sehen es als ein Zeichen persönlichen Versagens, wenn sie nicht wieder gesund werden. Das ist nicht nur unhaltbar, sondern auf dem Boden von Schuld- und Versagensgefühlen kann auch nicht viel Heilsames wachsen.

Haben wir erst einmal ein grundsätzliches Schuldgefühl im Leben entwickelt, nehmen wir alles durch die Schuldbrille wahr – die Wahrnehmung dessen, was ist, ist verzerrt.

Eine Kollegin spricht mich nach einem Vortrag über das Heilende Feld, der sie sehr berührt hatte, an. Sie leide unter Multipler Sklerose. Wenn nun Heilung im Heilenden Feld, im Meer aller Möglichkeiten, grundsätzlich immer möglich sei, aber sie weiterhin MS habe, dann müsse sie doch etwas falsch machen. Dann trage sie doch selbst an ihrer Krankheit Schuld. Und sie bricht in Tränen aus.

Heilung ist immer möglich, denn jede heilsame Information im Heilenden Feld kann sich manifestieren. Und gleichzeitig ist es nicht möglich, das willentlich herbeizuführen. Manchmal gibt es sogar tiefere, verborgene Gründe, die wir (noch) nicht kennen, die es durchaus auch sinnvoll machen können, wenn eine Krankheit bleibt. Dann kann unter Umständen die Krankheit sogar die bessere Lösung sein, weil sie ein, wenn auch nicht optimales, so doch ein lebbares Gleichgewicht aller Lebensumstände ermöglicht. Und letztlich ist jede Krankheit auch ein Geheimnis – wie auch jede Heilung. In letzter Instanz wissen wir es nicht. Es liegt letztlich nicht in unserer Hand.

Und gleichwohl können Sie die Heilung einladen, sich ihr öffnen und alles Notwendige für sie tun. Schuld jedoch hat niemand, wenn er oder sie krank bleibt. Schuld ist eine Kategorie der negativen und destruktiven Bewertung, die Sie am besten gleich ablegen.

Schuldgefühle schwächen die Selbstheilungskräfte

Schuldgefühle existieren in Bezug auf alles Mögliche: in Bezug auf Gott, die Religion, die Kirche, in Bezug auf uns selbst und in Bezug auf die Natur und die Welt.

Die Vorstellung eines strafenden Gottes, der alles sieht und alles bestraft, steckt noch immer vielen Menschen durch eine falsch verstandene christliche Erziehung mit den entsprechenden Moralvorstellungen und durch das christlich-abendländische Konzept von Schuld und Erbsünde tief in den Knochen. Die Kinder lernen früh, dass sie von Natur aus sündig und verworfen sind und sich deshalb bedingungslos der allein heilversprechenden und seligmachenden Kirche zu überantworten haben. Viele setzen solch lebensfeindlicher Vorstellung, wenn sie älter werden, einen gesunden Widerstand entgegen, steuern damit jedoch oft in einen tief greifenden Konflikt und Schuldkomplex hinein. Denn das Bild vom sündigen Menschen ist tief eingebrannt und, indem sie sich davon trennen, verlassen sie auch noch diejenige Institution, die versprochen hat, sie aus der Sünde, die sie ihnen zuerst eingeredet hat, zu erlösen. Immer wieder halten Menschen ihre eigene Erkrankung für eine Strafe Gottes, die sie nun zu Recht zur Rettung ihres Seelenheils erleiden müssen. Da bleibt dann nicht viel Potenzial für einen Heilungsprozess übrig.

Schuldgefühle attackieren Sie und Ihre Gesundheit und hängen häufig mit solchen religiös-dogmatischen Konditionierungen zusammen. Wenn Sie früh im Leben gelernt haben, dass Ihr Menschsein, solange es nicht erlöst ist, animalischer, niederer Natur ist, bleibt Ihnen nichts weiter übrig, als sich als »schlecht« und schuldig zu fühlen. Wir glauben deshalb, die Niederungen unserer menschlichen Natur überwinden zu müssen, indem wir sie zum Beispiel leugnen oder in etwas Höheres transzendieren. Als Resultat entwickeln sich »Heilige«, die mit dem niederen Menschsein nichts mehr zu tun haben möchten und die umso mehr auf die anderen herabschauen können.

Andere Menschen fühlen sich gegenüber ihrem Körper schuldig, weil sie ihn vielleicht vernachlässigen oder spüren, dass sie das Geistige höher schätzen. Und wieder andere schlagen sich mit dem Gegenteil herum, weil sie nur der Sinneslust ihres Körpers nachgehen und kaum Wert auf das Geistige und auf Kultur legen. Diese Themen äußern sich oft eher subtil und sind nicht immer gleich offensichtlich. Kein scharfer Kontrast in schwarz-weiß, sondern fließende Übergänge.

Schuldgefühle gegenüber der Natur treten auf, wenn die Eigeninteressen oder die der Gesellschaft in Konflikt mit dem Erhalt und der Wertschätzung der Natur geraten. Wenn wir wissentlich, aber mit schlechtem Gewissen, ihre Ausbeutung in Kauf nehmen – nur nehmen, anstatt etwas zurückzugeben. Das geschieht dann, wenn wir uns über die Natur stellen, wir die Natur als etwas außerhalb von uns selbst erleben und nicht als etwas, dessen intimster Teil wir sind, wir die Natur als ein von uns selbst getrennt existierendes Objekt beliebig zu manipulieren versuchen.

Es gibt Menschen, die ein Unglück oder eine Krankheit als Rache der Natur bzw. des Göttlichen erleben. Ich bin krank, *weil* ich mich an der Ausbeutung und Vergiftung der Welt beteilige. *Weil* ich es zulasse, dass ich oder wir als Gesellschaft Boden, Wasser und Luft verpesten. Und durch den Lebenszyklus kommt all das Gift, das ich zugelassen habe, wieder zu mir zurück, indem ich esse, trinke und atme. Und es geschieht mir recht.

Es gibt unendlich viele Themen und Bereiche, bei denen Sie sich möglicherweise schuldig fühlen können – eher subtil, nicht unbedingt bewusst. Aber vielleicht kennen Sie dieses seltsam unbehagliche Gefühl – das unterschwellige schlechte Gewissen.

Alle diese Schuldgefühle, uns selbstbegrenzenden Selbstbilder und frühkindlichen, im Erwachsenenleben übernommenen Botschaften unterminieren Ihre Selbstheilungskräfte, weil sie Ihnen sehr überzeugend vortäuschen, ein von tiefster, umfassender Ganzheit und Liebe getrenntes Wesen zu sein.

Die heilige Wunde

Und in gleicher Weise kann für Sie all das, was Sie in die Erfahrung der Trennung geworfen hat, zum Tor werden, Ihre ungeteilte Ganzheit und tiefere Wesensnatur, die Liebe, die Sie sind, von neuem zu erfahren. Die Indianer sprechen bezogen auf die alten Botschaften, die wir alle mehr oder weniger als Kind von den Eltern oder anderen Bezugspersonen aufgenommen haben, von einer heiligen Wunde: »Die Aufgabe der Eltern ist es, die heilige Wunde zu setzen.«[19] Diese Sichtweise wirft ein zutiefst heilsames Licht auf all das, womit wir uns so oft im Leben herumschlagen, was wir den Eltern, der Kirche oder wem auch immer ein Leben lang nachtragen, worunter wir zurückgebunden an längst Vergangenem leiden. Jede Erfahrung des Lebens – auch jede schmerzliche – können wir als heilige Wunde begreifen, die uns hilft, uns selbst wieder näher zu kommen und uns als ungetrennte, göttliche Wesen zu begreifen.

Trennende Annahmen über uns selbst

Trennende Annahmen über uns selbst, über die Welt und das Universum sind wie ein Stück Seelenverlust und rauben uns die Selbstverständlichkeit des Seins. Sie verhindern auch die Selbsterneuerung Ihrer Heilkräfte.

Die Grundannahme von Trennung formt die Überzeugung, ein vom Rest des Universums getrenntes Wesen zu sein: das individuelle Ich als Subjekt und die Welt da draußen als von mir getrenntes Objekt.

Als gäbe es kein lebendiges Bindeglied zwischen mir, dem Boden, auf dem ich stehe, den Pflanzen, die um mich herum wachsen, den Tieren, den Menschen, dem Himmel usw.

Welch intensive Erfahrung des Einsseins mit der nachtblauen Libelle auf dem stillen Flusswasser ...

Durch die Grundannahme einer von mir getrennten objektiven Welt – etwas, das wir schon als kleine Kinder mit der Entwicklung unseres rationalen Verstandes lernen; etwas, das auch durch die gesellschaftliche Dominanz des Materialismus und der »objektiven« Wissenschaften des Newtonsch-Cartesianischen Weltbildes gefördert wird – erscheint alles getrennt, ohne wirkliche Beziehung. Wir lernen durch die Entwicklung unserer Identität die Welt zu erleben, als hätten wir außer in unserem persönlichen Umkreis nichts weiter mit ihr zu tun. Diese Überzeugung führt zum Verlust unseres ursprünglichen, natürlichen Gefühls der Allverbundenheit – Teil und eins mit allem zu sein, eine das Körperliche überschreitende Natur zu haben, ein Ton in der einen großen Symphonie zu sein. Als Neugeborene sind wir eins mit allem und dabei unbewusst; durch den rationalen Verstand lernen wir, uns als getrennt zu erleben, und sind unbewusst dennoch eins; mit zunehmendem Bewusstsein weitet sich das individuelle, getrennte Ich wieder in das allumfassende Eine, anders als beim Neugeborenen nun bewusst.

Der Begründer der Analytischen Psychotherapie, C. G. Jung, hat schon in der ersten Hälfte des vergangenen Jahrhunderts auf die krankmachende Wirkung des Verlustes einer religiösen bzw. spirituellen Ausrichtung des Lebens hingewiesen: »Unter allen meinen Patienten jenseits der Lebensmitte, das heißt jenseits fünfunddreißig, ist nicht ein einziger, dessen endgültiges Problem nicht das der religiösen Einstellung wäre. Ja, jeder krankt in erster Linie daran, dass er das verloren hat, was lebendige Religionen ihren Gläubigen zu allen Zeiten gegeben haben, und keiner ist wirklich geheilt, der seine religiöse Einstellung nicht wieder erreicht, was mit Konfession oder Zugehörigkeit zu einer Kirche natürlich nichts zu tun hat.«

Die Vorstellung, vom Göttlichen getrennte Wesen zu sein, trennt uns auch von der umfassenden Liebe. Wir trennen so auch zwischen persönlicher und göttlicher Liebe. Aus dem getrennten Blickwinkel bezweifeln wir, dass Liebe überdauern kann, und machen sie abhängig von den äußeren Rahmenbedingungen. Oder wir beanspruchen gegenüber anderen, ein Recht auf Liebe zu besitzen – dabei sind Liebe und Besitzen der größtmögliche Gegensatz. Lieben ist mehr ein Fließen als ein Besitzen und Festhalten. Wenn wir uns dafür öffnen können, die Menschen, die wir lieben, immer mehr so zu sehen, wie sie sind, nicht wie wir wollen, dass sie seien, dann wächst die Liebe in uns selbst. Und durch unser Lieben werden wir selbst mehr und mehr geliebt.

Trennende Annahmen über die menschliche Natur prägen unsere Überzeugungen über den Körper und die Natur des Schmerzes. Auf diese Weise kann es geschehen, dass Sie Leben mit Leiden und Schmerz gleichsetzen, es deshalb nicht mehr achten, sich zu hassen beginnen und jedes Vertrauen in Ihren Körper und in die Richtigkeit Ihres Lebens verlieren. Vielleicht erleben Sie das Leben als sinnlos, ungerecht oder als einen schlechten Scherz. Sie erahnen vielleicht, wie viel Kraft und Heilungspotenzial durch solche krankmachenden Annahmen verloren geht.

Angst ist eines der größten Krankheitsrisiken

Eine wesentliche Folge des Gefühls der Trennung ist die Angst. Wenn Sie sich selbst nur als diese begrenzte und sterbliche Hülle, die Sie im Spiegel erblicken, erleben, muss alles, was die Existenz Ihres Ichs, mit anderen Worten Ihrer körperlichen Erscheinungsform, bedroht, Sie mit existenzieller Angst und mit Schrecken erfüllen.

Angst gehört zu den heftigsten Saboteuren des Lebens, sie macht krank und behindert extrem Ihre Selbstheilungskräfte. Das ist heute auch vielfach wissenschaftlich nachgewiesen: Der Forschungszweig der Psychoneuroimmunologie beschreibt die Wirkung der Gefühle und damit auch der Angst auf das Immunsystem.[20]

Einige Grundformen der Angst belasten besonders: die Angst vor Krankheit und die Angst zu sterben.

Angst sitzt nicht nur in der Psyche, sondern setzt sich letztlich in jeder Zelle des Körpers fest. Angst verhindert sogar die Reparaturfähigkeiten der DNA, also unseres Erbguts, wodurch es vermehrt zu Fehlern bei der Zellteilung kommen kann und somit immer mehr entartete, kranke Zellen entstehen. Angst setzt also doppelt an: Sie schwächt das Immunsystem und führt zu Fehlern auf der Zellebene.

Starke und plötzliche Angstzustände, die einen Schock auslösen, können ein Leben lang in den Zellen gespeichert sein und es bedarf oft eines besonderen Zugangs, um sie zu lösen. Der Körper selbst speichert die Angst. Denken Sie daran, dass der Köper nicht nur Materie ist, sondern auch ein Körperfeld mit einer Köperintelligenz. Der Körper selbst kann »Angst haben«, z. B. wenn er sich durch das, was Sie denken oder fühlen, im Stich gelassen fühlt. Nicht selten machen wir im Kindesalter Erfahrungen, deren Realitätsgehalt von unserer Umgebung in Zweifel gezogen wird. Wenn Sie als Kind erlebt haben, dass die gerade verstorbene Großmutter in der Nacht bei Ihnen am Bett gestanden hat, um Ihnen zu sagen, dass alles gut sei, und die Erwachsenen das als einen Traum oder schlimmer noch als ein Hirngespinst hinstellen, dann beginnt dieses Kind seiner eigenen Wahrnehmung zu misstrauen. Ein vierjähriges Kind erzählte mir in Gegenwart seiner Mutter in meiner Praxis, wie schön warm, geborgen und hell es war, als es noch im Mutterleib war. Es konnte sich genau erinnern. Kinder sind noch mit der zeit- und raumlosen Dimension des Einsseins zutiefst verbunden. Glauben wir ihnen als Erwachsene nicht, zerstören wir nachhaltig etwas im Menschen. Erwachsene können viele Botschaften der Verunsicherung an ihre Kinder weitergeben, auch mit verwirrenden widersprüchlichen Doppelbotschaften, wenn ein Kind zum Beispiel in gleichen Situationen oder bei gleichem Verhalten einmal über den Klee gelobt und ein anderes Mal bestraft oder geschlagen wird. Diese Verunsicherung und Angst pflanzen sich letztlich nicht nur in die Seele, sondern auch tief in die Körperzellen ein – die Angst, sich selbst nicht mehr vertrauen zu können.

Die Angst, krank zu werden und zu sterben, geht mit dem Leugnen der Selbstheilungskräfte durch den Verstand und mit dessen Überzeugung, sterblich zu sein, einher.

Die häufigsten Ängste in Bezug auf Krankheit sind:
- Die Angst, eine bestimmte Krankheit zu bekommen. Die Angst selbst bereitet den Boden, sodass Sie unter Umständen tatsächlich die befürchtete Krankheit bekommen können.
- Die Angst zu leiden.
- Die Angst, missgestaltet oder behindert zu werden oder vielleicht, im Fall einer Schwangerschaft, ein solches Kind zu bekommen.
- Die Angst, an der Krankheit zu sterben.
- Die Angst, krank oder behindert zu bleiben.
- Die Angst vor der Angst.

Die Angst begrüßen

Die meisten Ängste sind reine Projektionen einer befürchteten Erwartung in die Zukunft. So gesehen haben diese Ängste keine reale Substanz, sind Phantasiegebilde, denn es geht um etwas, das im jetzigen Moment gar nicht existiert.

Selbstverständlich dürfen wir allemal Angst haben, denn Angst ist ein natürliches Gefühl. Angst haben wir um unsere körperliche Integrität und unsere individuelle Unversehrtheit, um unsere Gesundheit, um unser Leben und wir fürchten Krankheit, Schmerz, Leiden und Tod. *Und* in den meisten Fällen setzt die Angst schon ein, bevor die befürchtete Situation, sei es Schmerz, Behinderung oder körperlicher Zerfall, überhaupt da ist. Von daher ist es hilfreich zu erkennen, ob Angst eine Projektion in eine ungewisse Zukunft ist und welcher Teil in uns Angst hat. Denn Angst bezieht sich immer auf uns als individuelle Person, mit der wir identifiziert sind. Wenn wir jedoch von einer Existenz, die über uns als individuelle Person hinausreicht, ausgehen, ja sie erfahren, unser Bewusstsein sich über die Grenzen des persönlichen Ichs weitet, dann weitet sich auch die Ebene des Seins und die Ängste relativieren sich und können so gegenstandslos werden. Denn diese Ängste speisen sich aus der Annahme eines getrennten Wesens – eines Wesens, das sterblich ist.

Natürlich wird Ihre Erscheinungsform eines Tages sterben – aber was stirbt? Der Körper, ja, die Gefühle und der Verstand, ja. Unsere Identität, sehr wahrscheinlich. Und das, was Sie atmen und bewusst sein lässt, stirbt auch das? Das Leben, das über Ihre Person hinausreicht, das Sie auch sind?

Das Fatale an Ängsten ist, dass etwas, was lediglich als Gedankenform in Ihnen existiert, genau dadurch zu einer künftigen Realität werden kann. Denn auch das kann im Meer aller Möglichkeiten geschehen.

Zum Glück können Sie den Weg auch anders beschreiten. Angst kann man nicht einfach ablegen oder abschalten. Am schlimmsten wirkt sich Angst aus, wenn sie verdrängt oder ignoriert wird. Denn sie bleibt trotz der Verdrängung bestehen und wirkt einfach nur aus dem Hintergrund heraus. Der erfolgversprechendste Weg, mit Ängsten gut umzugehen, scheint, sie ins Leben hineinzunehmen.

Die Angst begrüßen und eine Liste der Ängste erstellen

Nehmen Sie sich eine halbe Stunde ungestörte Zeit zu Hause oder in der Natur. Setzen Sie sich bequem hin, entspannen Sie Ihre Füße, Beine, Ihr Gesäß, Ihren Rücken, die Schultern und Ihr Gesicht. Machen Sie noch drei tiefe Atemzüge und lassen Sie alles los.

- Stellen Sie sich nun Ihre Angst als einen Gegenstand vor, z. B. als einen Baum. Es kann ein ganz konkreter Baum sein, den Sie gerade vor sich sehen, oder auch ein Baum Ihrer Phantasie. Wenden Sie sich dem Baum freundlich zu. Begrüßen Sie Ihre Angst im Baum und heißen Sie sie willkommen. Sehen Sie genau hin, es ist Ihre Angst, auf die Sie schauen. Ängstigt Sie der Baum als Angst?
- Nun machen Sie eine Liste von allen Ängsten, die Sie haben. Denken Sie nicht darüber nach, schreiben Sie einfach drauflos. Ängste gibt es in allen Lebensbereichen, z. B. in Bezug auf Gesundheit und Krankheit, Partnerschaft, die Kinder, Geld, Erfolg oder Misserfolg, den Körper, Sexualität usw. Z. B. »ich habe Angst, nicht mehr gesund zu werden«; »ich habe Angst, meinen Partner zu verlieren«; »ich habe Angst vor Schmerzen«, oder »ich habe Angst zu sterben«. Schreiben Sie ungefiltert alles auf, was Ihnen in den Sinn kommt, und lassen Sie sich dafür vielleicht fünf bis zehn Minuten Zeit.
- Schauen Sie sich nun die Liste Ihrer Ängste an. Lesen Sie jede Angst laut vor und begrüßen Sie sie. So lesen Sie vielleicht auf Ihrem Zettel: »Ich habe Angst, nicht mehr gesund zu werden.« Nun begrüßen Sie diese Angst und heißen Sie sie in derselben Weise willkommen, wie es Ihnen auch mit dem Baum möglich war: »Liebe Angst, dass ich nicht mehr gesund werden könnte, ich begrüße dich und heiße dich willkommen.« Begrüßen Sie auf diese Weise alle Ängste auf Ihrer Liste und spüren Sie dem nach: Wie fühlt es sich an, der Angst zu begegnen und sie willkommen zu heißen?

Bewahren Sie Ihre Liste auf für die nächste Übung.

Die Angst ist auch ein Tor

Die Angst ist ein Tor, das Sie zu tieferer Erkenntnis und Einsicht führen kann. Ein Tor, das Ihnen helfen kann zu erkennen, wer Sie wirklich sind: der Körper, die Gefühle, der Verstand, das Ich überschreitende Bewusstsein, das Universum, der Ton der *einen* Symphonie, der Tropfen im großen Ozean des einen Lebens ...

Das geschieht, wenn wir uns von uns selbst zu lösen lernen. Wir begreifen, ein Teil des Ganzen zu sein, nicht jedoch der einzige Mittelpunkt, um den herum alles kreist: Das Ich taucht ein ins Alles, wird Alles und ist eins in allem. Das Ich weitet sich in die Unendlichkeit, in der Liebe und Mitgefühl zur Essenz der eigenen Lebenswirklichkeit werden. Der Dalai Lama sagt: »Liebe und Mitgefühl beseitigen die Angst vor dem Leben.«

Was die Angst alles bedeutet

An all unsere Ängste sind weitreichende Befürchtungen geknüpft. Haben Sie z. B. Angst, nicht mehr gesund zu werden, dann folgen diesem Gedanken eine Menge weiterer angstvoller Annahmen, die Ihnen oft alle Luft zum Atmen nehmen und auf deren Boden kaum ein heilsames Pflänzchen wachsen kann. Die Angst, die wir haben, bekommt für viele weitere Lebensbereiche Bedeutung. Sie wird zum Stein, der, ins Wasser geworfen, viele Wellenkreise im zuvor stillen Teich verursacht.

Was meine Angst bedeutet
Nehmen Sie sich noch einmal die Liste Ihrer Ängste und lassen Sie sich eine halbe Stunde ungestörte Zeit. Entspannen Sie Ihren Körper und machen Sie noch drei tiefe Atemzüge.
- ♦ Nehmen Sie sich jeden Angst-Satz auf Ihrer Liste vor und ergänzen Sie ihn um die Worte »und das bedeutet, dass ...«. Wenn Sie aufgeschrieben haben: »Ich habe Angst, nicht mehr gesund zu werden«,

dann wird nun daraus: »Ich habe Angst, nicht mehr gesund zu werden, und das bedeutet, dass ...« Schreiben Sie alles auf, was es für Sie bedeutet, wenn Sie nicht mehr gesund werden, z. B. »ich kann dann nicht mehr arbeiten«; »ich bin auf fremde Hilfe angewiesen«; »mein Leben ist nichts mehr wert«; »ich werde Schmerzen erleiden« usw. Das ergibt eine neue Liste all Ihrer Befürchtungen und Annahmen.

◆ Anschließend stellen Sie sich die Frage: »Welchen Nutzen könnte das, wovor ich Angst habe, vielleicht für mich haben?« Finden Sie jeweils drei Gründe, die für Sie von Vorteil sein könnten. Sie befürchten z. B., dass während Ihres Urlaubs Ihr Haus abbrennt. Drei Gründe, welchen Nutzen dies für Sie haben könnte, wären: »Ich müsste nicht mehr das lebenslang aufbewahrte Gerümpel im Haus entsorgen. Ich müsste die vielen Familienfotos, die ich seit Jahrzehnten in Kartons angesammelt habe, nicht mehr in Alben einkleben. Ich wäre endlich die Sorge um den Erhalt des Hauses los und könnte mir eine kleinere Wohnung suchen, die mir das Leben erleichtern würde.« Finden Sie jetzt für jede Ihrer notierten Befürchtungen drei Gründe, warum es z. B. gut sein könnte »nicht mehr zu arbeiten« oder »auf Hilfe angewiesen zu sein« usw.

Vielleicht können Sie mit Hilfe dieser Übung erkennen, dass nicht alles so schwarz-weiß ist, wie es in den Befürchtungen, mit denen wir uns immer wieder martern, aussehen mag.

Ängste leben in unseren Gedanken

Solche Ängste sind mentale Projektionen in die Zukunft, Gedankenkomplexe Ihrer früheren Erfahrungen. Es ist sehr hilfreich, Ängste als solche Gedankenkonstrukte zu durchschauen, denn dies erlaubt einen neuen Umgang mit Ängsten, Gedanken und Gefühlen.

Ängste leben in den Gedanken

Nehmen Sie sich auseichend Zeit, setzen Sie sich entspannt an Ihren Lieblingsplatz, wo Sie völlig ungestört sind, und halten Sie die Liste Ihrer Ängste bereit. Machen Sie noch drei tiefe Atemzüge und lassen Sie im Ausatmen alles los, jeden Gedanken, jedes Problem, jede Frage.

Lesen Sie sich die Liste Ihrer Ängste noch einmal in Ruhe durch.

Anschließend ersetzen Sie die Formulierung »Ich habe Angst ...« durch »in meinem Denken ...«. So wird aus dem Satz »ich habe Angst, nicht mehr gesund zu werden«, der Satz »in meinem Denken werde ich nicht mehr gesund«.

Formulieren Sie die ganze Liste Ihrer Ängste in dieser Weise um und spüren Sie dabei, ob und wie sich etwas in der Qualität Ihrer Ängste verändert.

»Die Anwesenheit von Gedanken und Gefühlen bedeutet lediglich, dass Gedanken und Gefühle vorhanden sind. Wir interpretieren unsere Erfahrungen und glauben, dass sie etwas (normalerweise Negatives) über uns aussagen. Diese Auslegung verursacht Leiden, wenn sie als die Wahrheit durchgeht. Wird sie aber als das erkannt, was sie ist – eine Interpretation –, dann gibt es nicht das geringste Problem; sie ist ganz einfach ein weiterer Teil der unendlichen Weite.«[21]

Ängste sind wie Dias im Projektor

Gedanken- und Gefühlskomplexe sind innere Bilder, die Sie bestimmen, solange Sie es zulassen.

Eine 27-jährige Frau, die schon seit vielen Jahren wegen einer Bulimie in Therapie ist, erleidet vor einigen Monaten in einer schwierigen beruflichen Situation heftige Schwindelanfälle, hyperventiliert, erbricht sich ständig und gerät in Panik. Sie wird mehrmals ärztlich behandelt und kommt zweimal in kurzen Abständen für einige Tage ins Krankenhaus. Immer mehr bestimmt die Panik das ganze Bild. Sie kommt dann später zur Weiterbehandlung ihres Schwindels, der Übelkeit und der verbliebenen Ängste zu mir. Nach und nach klingen ihre Beschwerden ab, und ich sehe sie nur noch sporadisch. Dann bekommt sie noch einmal eine Panikattacke. In der Praxis erzählt sie den Hergang: Es habe mit einem Panikgefühl begonnen, das mit dem inneren Bild verknüpft war, dass sich ihr fataler, elender Zustand mit Schwindel, Erbrechen und Ängsten wiederholen könnte. Diese Angst plage sie eigentlich unterschwellig immer wieder. Ich zeige ihr daraufhin eine kleine Übung, die sie seitdem in solchen Situationen macht und die ihr hilft, aus dem Teufelskreis von inneren Bildern und Panikgefühlen auszusteigen.

Sie können diese kleine Übung selbst versuchen, wenn Sie ebenfalls von Ängsten und Panik verknüpft mit inneren Bildern und negativen Phantasien geplagt werden.

Diaprojektor

Nehmen Sie sich ein wenig ungestörte Zeit. Schalten Sie den Anrufbeantworter ein und das Handy aus. Setzen Sie sich an einem ruhigen Ort bequem hin, schließen Sie Ihre Augen und atmen Sie dreimal tief ein und aus. Mit jedem Ausatmen lassen Sie alle Gedanken, alle Probleme, alles, was Sie sonst gerade beschäftigt, los. Dann wenden Sie Ihre Aufmerksamkeit nach innen. Spüren Sie Ihren Leib von innen, Ihre Füße, Ihr Gesäß auf der Unterlage, Ihren Rücken. Lassen Sie sich immer tiefer in sich selbst sinken. Nun angekommen an Ihrem innersten Ort stellen Sie sich einen Diaprojektor vor Ihrem geistigen Auge vor. Schalten Sie ihn ein. Sein Licht wirft ein helles leeres Quadrat auf eine Leinwand. Kein Bild ist im Projektor, die Leinwand ist leer. Nun schieben Sie das Bild hinein, das ihre Angst betrifft. Das innere Bild, die Erfahrung, an die Ihre Angst oder vielleicht auch ein anderes Gefühl anknüpft. Schauen Sie es sich genau an, wie sich Ihr Angstbild auf das leere Lichtquadrat der Leinwand schiebt. Betrachten Sie es, nehmen

Sie wahr, dass es ein Bild ist – ein Dia. Nicht mehr und nicht weniger. Spüren Sie sich dabei, vielleicht kommt die Ihnen so bekannte Angst hoch. Wenn die Angst zu stark wird, dann wechseln Sie das Angstbild sofort aus. Ansonsten spüren Sie, wie sich möglicherweise die Angst in Ihnen ausbreitet, wie sich Ihr Körper anfühlt, Ihre Brust, Ihre Kehle, Ihre Schultern usw. Vielleicht ist die Angst aber auch gar nicht so deutlich, vielleicht erleben Sie das Bild eher neutral, weil es eben ein Bild ist.

Nun nehmen Sie das Angstbild heraus und tauschen es gegen ein »gesundes« Bild aus. Sie können sich dabei auf Erfahrungen, Bilder oder Situationen beziehen, in denen Sie sich einfach gut, angstfrei und glücklich gefühlt haben. In denen Sie voller Vertrauen in sich und die Welt waren. Sie können, wenn Sie kein Bild haben, auch einfach in der Stille warten, was als »gesundes« Bild in Ihnen auftaucht. Denn das Heilende Feld ist in Ihnen. Wenn Sie es einladen, dann wird es sich Ihnen zeigen. Dabei kann es sein, dass kein Bild auftaucht, sondern mehr eine Atmosphäre von Geborgenheit und Vertrauen. Oder einfach nur stille Leere. Betrachten Sie dieses neue Bild auf der Leinwand (oder spüren Sie der inneren angstfreien, »gesunden« Atmosphäre nach) und nehmen Sie wiederum wahr, dass es sich auch hier lediglich um ein Bild handelt. Denn ohne Bild ist die Leinwand nur leer. Spüren Sie nach, wie Sie sich mit dem neuen Bild fühlen. Wenn es Ihnen gut tut, dann wissen Sie jetzt, dass die Angst allein von Ihrem inneren Bild – sprich von Ihrer inneren Überzeugung – abhängt und es Ihnen gelungen ist, das Bild im Diaprojektor auszuwechseln. Darauf können Sie aufbauen.

Wenn Sie das neue »gesunde« Bild lange genug betrachtet haben und »satt« sind, kehren Sie langsam aus der Übung zurück in Ihr Alltagsbewusstseins, atmen Sie noch einmal tief ein und aus und öffnen Sie die Augen.

Sie können die Übung so oft wiederholen, bis Sie ganz sicher sind, immer die Wahl zu haben, welches Bild Sie sehen, und Sie spüren, dass die an innere Bilder gekoppelten Ängste oder anderen Gefühle nicht mehr wirksam sind.

Alle Einstellungen, Überzeugungen und inneren Bilder sind wie Diapositive, die auf eine Leinwand projiziert werden und Ihnen eine Art von Realität vorgaukeln, an die Sie fest glauben. In einer Weise ist es fast beliebig, was Sie sich durch den Projektor anschauen, denn alles, was Sie sehen werden, ist nichts weiter als eine Projektion Ihres Bewusstseins. Es ist ein heilsamer Schritt, diesen Projektionen keinen Glauben mehr zu schenken, denn sie sind nur ein Bild auf einer leeren Leinwand – nicht wirklich. Das einzig Unveränderliche und damit Wirkliche ist das Licht, in dem alles sichtbar wird. Es ist die zeitlose Matrix des Lebens, dessen Teil Sie sind, das Sie *sind*.

Angst auf dem Grund von psychischem und physischem Schmerz

Ängste sind das Tor zu Vertrauen – tiefem Vertrauen in das eigene Leben. Manchmal ist dieses Lebensvertrauen so sehr verletzt, dass sich diese Verletzung wie ein ungeheures Hindernis im Leben auswirkt. Das kann sich in psychischen und physischen Beschwerden und Schmerzen ausdrücken.

Es gibt immer wieder Menschen, beispielsweise mit schweren Schmerzen, bei denen sich trotz allen Bemühens der Therapeuten und trotz aller Bereitschaft der Patienten selbst wenig an der Krankheit ändert. In vielen solchen Fällen drückt der körperliche Schmerz nachhaltig den Schmerz eines nicht verarbeiteten seelischen Traumas aus, der leichter zu ertragen scheint als das Trauma selbst. Auf diese Weise können Schmerzen sogar einen seelischen Schutz darstellen.

Eine 62-jährige Patientin leidet seit mehr als zwölf Jahren unter starken Schmerzen vor allem der Beine. Sie sagt, »sie habe keinen Bodenkontakt« und wird mit vielen Schmerzmitteln behandelt. Sie wurde 1945 während eines Bombenangriffs in Dresden geboren und bezeichnet ihr Elternhaus als ein Schmerzenshaus. Der Vater war ein gewalttätiger Mann, und die Mutter konnte sie nicht schützen.

30 Jahre später heiratet sie einen Libanesen, und ihr Kind kommt ebenfalls während eines Bombenangriffs in Beirut zur Welt. Nach der Trennung von ihrem Mann zieht sie ihren Sohn allein in Deutschland auf, der sich im Leben schwertut, wofür sie sich die Schuld gibt. Die Patientin ist wegen Depressionen und Heimweh nach dem Libanon vielfach in psychotherapeutischen Behandlungen. Es gelingt ihr, beruflich Karriere zu machen, aber nach ihren eigenen Worten führt sie ein »maskenhaftes« Leben. Irgendwann beginnen ihre körperlichen Schmerzen, die sie als existenziell bezeichnet.

Ich habe sie nur wenige Tage hintereinander begleitet. Nach einem Gespräch in der Praxis schlage ich ihr vor, zu Hause einmal aufzuschreiben, wo überall im Leben sie Schmerz erfahren und wo sie selbst anderen Schmerz zugefügt hat. Einfach um einen Ausgangspunkt zu finden, von dem aus sie beginnen könnte, sich mit ihrem Lebensschmerz auszusöhnen.

Am nächsten Tag sind ihre Schmerzen explodiert. Die Berührung mit dem inneren Schmerz ist zu viel gewesen. Der körperliche Schmerz hat sich mit aller Macht wie ein Schutzmantel über die Verletzung gelegt. Durch diesen Vorgang wird ihr nun deutlich, welche »Funktion« der Schmerz in ihrem Leben erfüllt. Ihr ist plötzlich klar, was sie zu tun hat: Sie will versuchen, sich mit den vielen Stationen ihres Lebensschmerzes auszusöhnen: die eigene Geburt unter Bomben und Lebensgefahr, als Neugeborene fast verhungert, ein Elternhaus ohne Schutz vor Gewalt, ihre »Flucht« ins Ausland, die Geburt des eigenen Sohnes unter Bomben, dessen Probleme, ihre Schuldgefühle dem Sohn gegenüber usw. Zu all dem »ja« sagen: Das ist mein Leben, und es ist gut so. Ihr Leben in aller Liebe annehmen – letztlich in Liebe zu sich selbst. Zulassen, dass die endlose Liebe des Universums ihren Schmerz schmelzen und verwinden könnte.

Erst achtzehn Monate zuvor ist sie nach dem Tod ihrer Eltern in ihr Elternhaus zurückgezogen. Nie zuvor habe sie sich das ausgemalt, aber irgendetwas habe sie dort hingezogen, erzählt sie. Jetzt wird ihr klar, dass sich darin bereits der notwendige Schritt zur Versöhnung unbewusst angebahnt hat. Sie kann nun sogar für die Seelen ihrer Eltern beten und ist berührt, dass ihr das vergönnt ist.

Negative Annahmen über sich und die Krankheit lösen

Neben Gefühlen des Getrenntseins und der Angst gehören zu den krankmachenden Annahmen auch bestimmte mentale Voreinstellungen, die die Heilungskräfte unterminieren. Dazu zählen alle Vorstellungen, die Sie über Ihre Krankheit in sich abgespeichert haben – von Ärzten, anderen Kranken, von Angehörigen, aus dem Fernsehen, dem Internet, aus medizinischen Zeitschriften, Büchern usw.

Alle »negativen« Informationen über die Krankheit und deren Verlauf formen ein eigenes inneres Bild, das wie eine sich selbsterfüllende Überzeugung im Meer der Möglichkeiten wirkt. Das pauschale, auf Statistik beruhende Wissen über die Schwere Ihrer Krankheit, über ihre Komplikationen und Nebenwirkungen, alle Informationen über Chronizität, Unheilbarkeit oder Lebensbedrohlichkeit wirken einem Heilungsprozess entgegen, wenn Sie daran glauben.

Ebenfalls die Heilungschancen beeinträchtigend wirkt sich eine pessimistische Grundhaltung aus. Manche Menschen sagen sich selbst: »Es ist besser, das Schlechteste zu erwarten; denn wenn sich die Dinge besser als gedacht herausstellen, dann ist das eine Erleichterung.«

Lassen Sie sich inständig ermuntern: Erwarten Sie das Beste – das Beste ist das, was Ihnen zusteht. Und es wird das Beste sein – vielleicht sieht es anders aus als Ihre Erwartungen und Vorstellungen, aber das Leben gibt uns immer das, was auf einer seelischen Ebene das Beste für uns ist.

Wenn Sie krankmachende Annahmen und Voreinstellungen in sich entdecken, die Sie daran hindern, wieder gesund und heil zu werden, können Sie die folgende Staubsauger-Übung machen:

Staubsauger

Nehmen Sie sich etwa eine halbe Stunde Zeit und Raum, in denen Sie ungestört sind. Legen Sie sich Zettel und Stift bereit. Dann schließen Sie die Augen, atmen Sie noch dreimal tief ein und aus und lassen Sie mit dem Ausatmen alles los. Wenden Sie sich nun nach innen, lassen Sie sich fallen und betreten Sie den eigenen inneren Raum. Und wenn Sie sich während der Übung etwas aufschreiben wollen, bleiben Sie in diesem Zustand innerer Aufmerksamkeit und Wachheit.

Fragen Sie sich jetzt:

- »Gibt es Annahmen, die ich über mich, über meine Krankheit oder mein Leiden, über die Welt oder das Göttliche habe, die zu meinem Kranksein beitragen oder die mich potenziell krankmachen könnten?«
- »Fühle ich mich getrennt und einsam, getrennt von der Liebe, getrennt vom Lebenssinn, getrennt von allem, was mich umgibt, getrennt vom Spirituellen?«
- »Gibt es Ängste, die mich von mir selbst abtrennen, die mich das Gefühl, ganz, heil und lebendig zu sein, verlieren lassen?«
- »Gibt es Vorstellungen oder innere Bilder über meine Krankheit, meine Beschwerden oder mein Leiden, die mich belasten und mich ›im Griff‹ haben?«

Machen Sie eine Liste aller Annahmen, die Ihnen kommen. Denken Sie nicht über die Fragen nach, sondern stellen Sie sich einfach nur die Fragen und lassen Sie sich Zeit, auf die Antworten Ihrer inneren Weisheit zu lauschen.

Wenn nun auf Ihrer Liste alle Annahmen stehen, bitten Sie einen inneren Helfer hinzu, der Ihnen hilft, diese Annahmen aufzulösen. Sie können ihn Helfer der Auflösung nennen, Sie können auch Helfer rufen, die Ihnen vertraut sind, z. B. Heilige, innere oder äußere Lehrerinnen und Lehrer, Jesus, Buddha, Krishna, Mohammed, Maria, Tara, die göttliche Weisheit, Mutter Erde, was auch immer Ihnen nahe ist. Warten Sie, bis Sie die Anwesenheit des Helfers als Präsenz im Raum spüren.

Jetzt lassen Sie vor Ihrem inneren Auge einen großen kosmischen

Staubsauger erscheinen. Füllen Sie den Staubsaugerbeutel mit allen Annahmen und Vorstellungen auf Ihrer Liste. Nennen Sie dabei jede der Annahmen einzeln, laut oder innerlich. Dann verschließen Sie den Beutel und übergeben Sie ihn dem Helfer der Auflösung oder demjenigen, den Sie als Helfer, als Helferin gerufen haben. Bitten Sie nun Ihren Helfer, alles, was Sie dem Staubsaugerbeutel übergeben haben, in die Weiten des Kosmos aufzunehmen und aufzulösen.

Spüren Sie dem nach und erleben Sie, was geschieht. Am Schluss danken Sie Ihrem Helfer und kehren Sie langsam wieder in Ihr Alltagsbewusstsein zurück.

Sie können diese Übung auch an mehreren Tagen wiederholen.[22]

Lieben ist die stärkste Heilkraft

Das Tiefste überhaupt, das Ihren Heilungsprozess unterstützt, ist Lieben – Lieben, die Grundsubstanz unseres Kosmos, die die engen Grenzen des Persönlichen, aller Eigenschaften und Konditionierungen überschreitet. Denn Lieben ist das, was uns in unvergleichlicher Weise verbindet – mit jeder Facette und Erscheinungsform dieser Welt wurzelnd in der tiefsten Essenz des Namenlosen.

Lieben überwindet jedes Selbstbild, jedes Schuldgefühl und jede alte Botschaft, die als heilige Wunde direkt in die Liebe führen können. Lieben ist die Aufhebung der Trennung – der Trennung von mir selbst, der Trennung meiner Existenz vom Universum und der Trennung vom göttlichen Namenlosen. So transzendiert Lieben auch jede Form der Angst, denn Angst wird aus der Trennung geboren. Können wir die grenzenlose Liebe, die wir selbst sind, ganz zulassen, ihr allen Raum in unserem Leben geben, uns in ihr verlieren und selbst vergessen, gibt es all das, was uns krank macht, all das, was uns hindert, gesund, heil und ganz zu werden, all das gibt es nicht mehr – denn da bleibt nur noch die Liebe, die alles umfasst.

Kraftquellen im Heilungsprozess

Die tiefste Heilung liegt in uns selbst

Sie ahnen wahrscheinlich gar nicht, welche Kraftquellen wie ein verborgener Schatz in Ihnen schlummern und nur darauf warten, Ihnen zu dienen. Tiefste Heilung liegt in Ihnen selbst begründet, denn in der Tiefe sind Sie bereits ganz, heil und unversehrt. Es ist jener heile Wesenskern, der jedem Menschen innewohnt und von dem aus Heilung geschieht. Uns dessen bewusst zu werden bedeutet, in Kontakt mit den eigenen heilsamen Ressourcen, mit unseren Selbstheilungskräften zu treten.

Auf der äußeren, strukturellen Ebene sprechen wir bei den Selbstheilungskräften vom Immunsystem und den organischen Reparatursystemen, auf der inneren ist es das Heilende Feld – das Meer der Möglichkeiten, aus dem heraus sich der Heilungsprozess gestaltet. Die stärkste Kraftquelle ist die Verbindung mit dem Heilenden Feld, das in jedem Menschen schwingt – bewusst oder unbewusst.

Je mehr Sie, wie im vorherigen Kapitel beschrieben, Hindernisse für Ihren Heilungsprozess erkannt und bearbeitet haben, desto freier und ungehinderter entfaltet sich unser Zugang zu den heilenden Kraftquellen. Beachten Sie, dass das kein linearer Vorgang ist, er verläuft eher spiralig, nicht-linear, komplex. So erscheinen im Prozess größer werdender Bewusstheit »alte« Themen und Hindernisse von Zeit zu Zeit in immer subtilerer Form. Und dadurch vertieft sich Ihr Zugang zu den Kraftquellen immer weiter und wird von Spirale zu Spirale kraft- und machtvoller.

Um die Fragen der Kraftquellen ranken sich mit großer Selbstverständlichkeit die Fragen nach dem Sinn des Lebens, nach dem

Leben überhaupt. Was ist wichtig, was wirklich wesentlich? Überflüssiges raubt Kraft, die Sie zum Heilwerden bräuchten; bleiben Sie beim Wesentlichen, das gibt Kraft.

Sich selbst und damit dem eigenen Heilungspotenzial sich zu nähern ist meist ein langsamer und stiller Prozess. Eher sanft. Oft bemerken wir längere Zeit gar nicht, was sich da fundamental in uns verändert, und sehen das erst im Nachhinein. Versuchen Sie sich etwas in Geduld zu üben – d. h., lernen Sie sich lieben, so wie Sie sind.

Wenn Sie in diesem Sinne nachsichtig mit sich umgehen *und* einen klaren Heilungswillen kultivieren, dann machen Sie es wie der heilige Franz von Assisi, der sagt: »Tu erst das Nötige, dann das Mögliche, und plötzlich schaffst du das Unmögliche.«

Jeder kleine Schritt ist ein Anfang

Beginnen wir mit kleinen Schritten. Lieber mit kleinen Schritten anfangen, als aus Angst vor der Bewältigung eines vermeintlich riesigen Berges die Reise gar nicht erst antreten. »Der beste Weg zu einer großen Vollkommenheit zu gelangen, ist fast immer der, sich in kleinen Dingen alle Mühe zu geben.« (Maria Ward) Und der Dalai Lama sagt: »Um heilende Hinwendung zu entwickeln, muss man Geduld üben.«

Ein erster »kleiner« Schritt kann bedeuten, Ordnung in sein Leben zu bringen. Manchmal sind es allein schon unsere eingefahrenen Lebens- und Tagesabläufe, die uns krank machen. Meist geschieht das schleichend und unbewusst. Wir nehmen unsere ungesunden Gewohnheiten und Routinen in der Regel erst dann wahr, wenn das Kind bereits in den Brunnen gefallen ist.

Ein Handelsvertreter Anfang fünfzig, der selbstständig eine eigene Firma führt und mehrere Großkunden beliefert, leidet unter Energieverlust, Halswirbel- und Nackenproblemen, Kreuzschmerzen und Tinnitus. Mehrere Jahre zuvor wurde seine Ehe geschieden. Seitdem hat er drei Tage die Woche seinen jetzt zehnjährigen Sohn bei sich, den er sehr liebt. Der Mann wirkt rastlos und getrieben, er redet viel, schnell und ununterbrochen, als müsste er ständig Worte produzieren. Es gibt kaum eine Pause zum Atmen. Wegen seiner Scheidung hat er schon eine Psychotherapie hinter sich. Mit seinen Gedanken kreist er recht stark um sich selbst.

Zu seinem Tagesablauf befragt, erzählt er, etwa sechzehn Stunden am Tag für seine Firma, sprich seine Kunden da zu sein. Schon morgens nach dem Aufstehen geht er ans Telefon, wenn ein Kunde etwas vermeintlich Dringliches von ihm will. Es gibt den ganzen Tag über kaum eine Pause und auch keinen Feierabend. Er ist stets für seine Kunden da, die es meist sehr eilig haben und ihn drängen.

Er hat nie gelernt, sich abzugrenzen, nein zu sagen – was letztlich vermutlich auch das Schicksal seiner Ehe besiegelt hat. Von Kindesbeinen an fühlt er sich für alles zuständig. Im Hintergrund leidet er unter Existenzängsten, fürchtet, er könne seine Kunden verlieren, wenn er nicht zu jeder Zeit für sie da wäre. Das hält ihn auf Trab. So ist er über die Jahre ausgebrannt – und das, worunter er leidet, heißt medizinisch genau so: Burnout. Das Immer-getrieben-Sein geht auf Dauer an die Substanz und zieht natürlich auch vieles andere nach sich, wie in seinem Fall Verdauungsprobleme, weil er sich nicht gut ernährt und ganz unregelmäßig isst.

Der erste »kleine« Schritt, in dem offensichtlich eine Kraftquelle liegt, ist, wieder einen »normalen«, geregelten Tagesablauf aufzunehmen. Das Gleichgewicht zwischen Arbeit und Pausen, Leistung und Erholung wieder herzustellen. In der chinesischen Medizin sagen wir, Yin und Yang wieder ins Gleichgewicht zu bringen.

Hier geht es um ganz konkrete, einfache, aber wirksame Dinge: Beruf und privates Leben stärker trennen, Raum für die Privatsphäre schaffen, in den Pausen und zu Hause den Anrufbeantworter einschalten und die Kunden dann später zurückrufen, anstatt jede angefangene Handlung sofort zu unterbrechen. Das beruflich genutzte Handy in den freien Zeiten abschalten. Eine größere Regelmäßigkeit seiner Pausen und Mahlzeiten einführen, und während des Essens nicht gleich schon wieder Berufliches überlegen.

Allein das unterbricht den Teufelskreis, in den er unbemerkt hineingeraten ist. Daneben helfen ihm Akupunktur und chinesische Heilkräuter, die verlorene Kraft zurückzugewinnen.

In der konventionellen Naturheilkunde nennt man das Ordnungstherapie. Sie können vielleicht selbst einmal überprüfen, wie selbst- oder fremdbestimmt Ihr Tagesablauf ist. Manchmal wissen wir schon vor lauter äußeren Zwängen gar nicht mehr, was eigentlich unser eigener, natürlicher Rhythmus wäre. Oft haben wir das Gefühl dafür verloren. Und dieser Rhythmus ist individuell sehr verschieden, nie für jeden Menschen gleich. So wissen Sie selbst am besten, zu welcher Tageszeit Sie am leistungsfähigsten sind und wann nicht. Gegen den eigenen Rhythmus zu leben verursacht für Sie fühlbaren Stress. Stress ist das sicherste Zeichen, dass Sie aus dem eigenen Rhythmus gefallen sind. Wann immer es Ihnen möglich ist, sollten Sie die Dinge dann tun, wenn sie Ihnen am leichtesten von der Hand gehen. Das spart Zeit und Kraft und ist letztlich von Erfolg und Zufriedenheit gekrönt.

Vertrauen in jedem Moment

Angst gehört zu den größten Hemmnissen Ihrer Kraftquellen. Vertrauen und Sicherheit dagegen geben Kraft, bilden das Fundament der Heilung: Vertrauen in den eigenen Organismus, Vertrauen ins Leben, dass das Leben es gut mit uns meint; Vertrauen, als Teil des großen Ganzen in Verbindung zum Lebensprinzip selbst zu stehen, zu dem, was uns alle weit über das Leibliche hinaus leben lässt und uns Sinn verleiht. »Ist Vertrauen da, ist alles möglich«, sagt Irina Tweedie.

Können Sie auf diesen Moment vertrauen?
Die tiefe Würdigung des jeweils jetzigen Moments bringt ebenfalls Kraft und Vertrauen. Versuchen Sie einmal, sich ganz diesem jetzigen Moment zu öffnen, diesem Moment, in dem Sie gerade das Buch lesen: Wo sind da die Leiden der Vergangenheit? Wo die Sorgen und Ängste um Ihre Zukunft?

Gibt es irgendetwas an diesem Moment, den Sie gerade erleben, was Sie beunruhigt? Ist dieser Moment, so wie er gerade ist, ein sicherer Ort?

Immer sicher, getragen und gehalten

»Das Sicherste ist das Jetzt-Hier.«[23]

Das können Sie gleich in der folgenden Übung ausprobieren, denn was immer da ist, hier und jetzt, ist die Erde, die uns alle trägt und nährt, ohne Ansehen der Person, ohne Dank zu erwarten, großmütig, freigebig und liebend.

Die Erde trägt
Sie können diese Übung in der freien Natur an einem stillen, geschützten Platz, auf einer Wiese, auf dem weichen Waldboden, wo immer sie wollen, machen oder auch bei sich zu Hause.

Legen Sie sich auf den Boden und spüren Sie, wie die Erde Sie trägt. Spüren Sie nach, wie das Lebendige der Erde Sie nie verlassen hat und nie verlässt.

Geben Sie sich ganz Ihrer Beziehung zum tragenden Untergrund hin – werden Sie eins mit der Erde. Stoppen Sie jeden Gedanken und spüren Sie einfach nur den tragenden Boden unter sich.

Nachdem Sie eine Weile in dieser Erfahrung geblieben sind, lassen Sie allmählich die folgenden Fragen in sich aufsteigen:
♦ Wo in meinem Leben ist mir die Natur sehr präsent gewesen?
♦ Wann habe ich die Natur vermisst?

♦ Hat mich die Natur in schweren Zeiten getragen und begleitet?

Denken Sie nicht über die Fragen nach, sondern lassen Sie sie einfach in Ihrem Bewusstsein schweben und lauschen Sie, ob eine Antwort, ein Bild oder ein Impuls kommt.

Am Ende der Übung danken Sie der Erde, die Sie trug, trägt und immer tragen wird, und kehren Sie langsam wieder in Ihr Alltagsbewusstsein zurück.

Die Erde, die uns alle so bedingungslos trägt und hält, gibt Sicherheit und Kraft. Wann immer Sie es brauchen, können Sie, wenn Sie sich hinlegen, diese Kraft in Ihrem Rücken spüren. Oder Sie spüren sie über Ihre Füße, die Sie, auf den Boden gesetzt, in bewusste Verbindung mit der Erde bringen.

Verbindung zur Erde

Am besten machen Sie die Übung barfuß. Stellen Sie sich einfach hin, so entspannt wie möglich. Spüren Sie Ihre Füße fest und sicher auf dem Boden stehen und nehmen Sie wahr, wie Ihr Körper auf diesem sicheren Grund aufrecht steht. Der Scheitel Ihres Kopfes ist wie mit einem Silberfaden mit dem Himmel verbunden. Spüren Sie, wie Sie aufgespannt zwischen Himmel und Erde stehen.

Dann stellen Sie sich vor, wie Sie von Ihren Füßen aus neun Meter lange Wurzeln in die Erde wachsen lassen. Wurzeln, die Sie fest in der Erde verankern.

Wenn Sie das Gefühl haben, dass Ihnen die Wurzeln gewachsen sind, können Sie in die Füße ein- und ausatmen. Mit jedem Einatmen nehmen Sie die Energie der Erde über Ihre Füße auf und lassen Sie sie durch Ihren Körper strömen. Mit jedem Ausatmen geben Sie alles, was Sie loslassen und abgeben wollen, an die Erde, die Sie trägt, ab.

Machen Sie die Übung, solange Sie mögen. Sie können Sie auch jeden Tag praktizieren.

Die Erde ist der Ausgangspunkt. Die Natur selbst heilt. »Medicus curat, natura sanat – der Arzt behandelt, die Natur heilt.«

Draußen in der freien Natur zu sein gehört zu den wichtigsten Kraftquellen, die Ihnen umsonst und jederzeit zur Verfügung stehen. Ein ausgiebiger Spaziergang entfaltet nicht selten mehr Heilkraft als eine Pille.

Keine Dogmen – eine wirksame Einladung zur Heilung

Auch eine gesunde, vollwertige Ernährung gibt Kraft – und das bewusste Essen, ohne Ablenkung. (Ich gebe zu, dass ich, vor allem wenn ich allein esse, dabei gerne lese.)

Keine Dogmen! Dazu eine schöne Zen-Geschichte: Eines Tages sah ein Zen-Schüler Meister Seung Sahn frühstücken und dabei gleichzeitig die Zeitung lesen. Das machte ihm schwer zu schaffen, denn in den Zen-Unterweisungen heißt es: »Wenn du liest, dann lies nur. Wenn du isst, dann iss nur.« Er fragte Seung Sahn, warum er sich nicht an diese Unterweisung halte, worauf dieser erwiderte: »Wenn du isst und liest, dann iss und lies nur.«[24]

Keine Dogmen! Welche Freiheit!

Jedes Dogma, jedes zwanghafte Befolgen von Regeln, mit denen Menschen, die krank sind, zur Genüge konfrontiert werden, engt ein. Und in Einengung und Begrenzung liegen nichts Heilsames. Das Heilende Feld, das in Ihnen wirkt, ist ein offenes, freies, unendlich weites Feld. Es enthält *alle* Möglichkeiten – keine Beschränkung. Bei all dem sind auch immer Ihr gesunder Menschenverstand und Ihre Unterscheidungsfähigkeit gefragt herauszufinden, was im jeweiligen Moment dasjenige ist, das mit Ihrer Wirklichkeit und Ihren tieferen Bedürfnissen in Übereinstimmung ist.

Sich sicher und geborgen fühlen

Vieles kann Ihnen Sicherheit geben. Im Außen die Natur, Bewegung, Ernährung, Ihr Beruf, Ihre Reputation, Ihre Partnerschaft, Geld, was auch immer. Das Fatale an den äußeren Sicherheiten ist, dass Sie leicht von ihnen abhängig werden, sie festzuhalten versuchen, sich Ängste darum entwickeln – und letztlich können Sie unmittelbar erkennen, dass all diese Sicherheiten nicht sicher sind. Sie werden früher oder später vergehen.

Tiefer als die äußeren Sicherheiten ist die Sicherheit als Kraft in Ihnen selbst. Das ist Ihr tiefstes Vertrauen. So, wie Sie darauf vertrauen können, dass die Erde Sie trägt, können Sie auch lernen, darauf zu vertrauen, dass Sie immer geführt sind. Die Seele führt Sie zu Ihrem besten Wohl – immer! Nur haben wir manchmal andere Vorstellungen davon, was das Beste für uns ist. Wir meinen vielleicht, ein neues Auto oder eine neue Stelle wäre gerade das Beste für uns, und bekommen stattdessen einen Rollstuhl oder werden arbeitslos. Alles in uns schreit auf. Wie ungerecht das Leben zu mir ist. Aber was wissen wir? Auf einer tieferen Ebene der Betrachtung, vielleicht von der Warte der Seele aus, die auf Entwicklung pocht, bringen gerade der Rollstuhl oder die Arbeitslosigkeit genau die Möglichkeit, die Zeit und den Raum hervor, die und der für einen inneren Schritt der Entwicklung dringend nötig sind. Vielleicht ist es gerade das Herausgerissenwerden aus der üblichen Routine, was uns im Nachhinein unschätzbar bereichert.

Wir dürfen darauf vertrauen, getragen zu sein von etwas, das größer ist als wir selbst.

Eine etwa 60-jährige Frau hat nach 30 Jahren noch nicht den Verlust ihres kleinen Kindes, das bei einem Verkehrsunfall ums Leben kam, verwunden. Die darauf folgenden Jahre waren die Hölle für sie, und sie lebte in schwärzester Depression und Trauer. Nichts in ihrem Leben war es wert, fortgesetzt zu werden und weiterzugehen. Gefangen im tiefen Tal der Depression, war sie nicht fähig, zu leben oder zu sterben. Dann war diese Phase zu Ende und sie sagt im Nachhinein: Etwas war da, das mich hielt, das mich hindurchtrug. Ihr war klar, dass sie nur überlebt hat, weil eine größere, »himmlische« Kraft sie durch dieses Tal der Tränen getragen hat.

Vielleicht kennen Sie die wunderschöne Geschichte von den Spuren im Sand: Ein Mensch ging Seite an Seite mit Gott durch die Wüste. Da erfuhr der Mensch plötzlich ein großes Leid, an dem er fast zerbrach. Später, als er es überwunden hatte, ging er zu Gott und klagte ihn an: »Warum hast du mich im Augenblick meines tiefsten Leids verlassen? Gingen wir nicht zu zweit durch die Wüste – waren da nicht zwei Fußspuren im Sand? Aber als ich so litt und weiterging, da war nur noch eine Spur im Sand. Warum hast du mich verlassen?« Da lachte Gott und sagte: »Hast du gesehen, wie tief im Sand die einzelne Spur war? Da, wo du nur eine Spur im Sand siehst, da hab ich dich getragen.«

Kraftquellen, auf die wir zurückgreifen können

Manchmal fühlen wir uns so klein, mut- und hilflos, dass wir uns überhaupt keine Hilfe und keine Aussicht auf Besserung vorstellen können. Bei jeder Gelegenheit, bei jeder Vorstellung, etwas zur Verbesserung der Situation tun zu müssen, sprechen innere Sätze zu uns wie »das schaffe ich nie«, »das geht nicht« oder »alles hat ja sowieso keinen Sinn und Zweck mehr«. Wenn Sie das bei sich kennen, kann es hilfreich sein, sich einmal an Ihre Erfahrungen zu erinnern – an Situationen, in denen Sie schwierige Dinge bewältigen konnten, in denen es Ihnen gelungen ist, etwas zum Guten zu wenden. Sie können dazu die folgende Übung probieren.

Kraftquellen, die mir schon einmal geholfen haben
Nehmen Sie sich ein wenig ungestörte Zeit, an Ihrem Lieblingsplatz, in der Natur oder auf Ihrem Meditationskissen. Schließen Sie die Augen, atmen Sie dreimal tief ein und aus, lassen Sie mit jedem Ausatmen

jeden Gedanken, all Ihre Sorgen los. Wenden Sie sich nun mehr und mehr nach innen. Lassen Sie sich in sich selbst sinken. Versuchen Sie, Ihren inneren Raum zu spüren und lauschen Sie, was in Ihnen aufsteigt.

Erinnern Sie sich an eine schwierige Zeit in Ihrem bisherigen Leben. Eine Lebenssituation, die Ihnen hoffnungslos, ausweglos oder kaum lösbar erschien.

Fragen Sie sich nun, was Ihnen damals in der Situation geholfen hat:
- Äußere Umstände?
- Zeit?
- Andere Menschen oder Tiere …?
- Sie selbst. Vielleicht durch eine Änderung Ihrer Haltung oder Einstellung, durch die Entdeckung neuer Kräfte …?

Lassen Sie sich Zeit, innen zu lauschen.

Und jetzt versuchen Sie sich zu erinnern, was Sie selbst getan haben, um Hilfe zu erfahren:
- Haben Sie sich an jemanden gewandt?
- Sich zurückgezogen?
- Meditiert?
- Gemalt, geschrieben, einen kreativen Ausdruck gesucht?
- Therapeutische Hilfe gesucht?

Können Sie sich vorstellen, dass all diese helfenden Instanzen in einer neuen schwierigen Lebenssituation wieder zur Verfügung stehen werden?

Geben Sie sich zum Nachspüren so lange Zeit, wie Sie brauchen. Dann kehren Sie langsam wieder in Ihr Alltagsbewusstsein zurück, atmen Sie noch einmal tief durch, bewegen Sie Hände und Füße, strecken Sie sich und öffnen Sie wieder die Augen.

Nun können Sie sich noch notieren, was Ihnen wichtig ist.

Vielleicht erkennen Sie durch die Übung, dass Sie das Rad – in diesem Fall Ihre Kapazität der Krisenbewältigung – nicht immer erst neu erfinden müssen, um einen nächsten Schritt zur Lösung Ihres Problems anzugehen. Dass da etwas ist, worauf Sie zurückgreifen können. Sie haben es auch früher schon geschafft, Ihre Kräfte zu mobilisieren – Kräfte, die Ihnen nun auch für einen Heilungsprozess zur Verfügung stehen.

Freude heilt

Eine der größten Heilungsressourcen ist die Freude – tief empfundene Lebensfreude. Freude, die Ihr Herz berührt, ist in sich schon heilsam. In der Freude liegt ein immens großes Potenzial zur Entfaltung Ihrer Selbstheilungskräfte, denn Freude ist gleichsam unser Lebensfunke. Freude stärkt unmittelbar die Seele.

In der chinesischen Medizin – wie auch in anderen alten Medizinkulturen der Welt – gehört die Freude zur Herzenergie, die für die spirituelle Ebene und die Verbindung des Menschen mit dem Göttlichen steht. Das metaphysische Herz als Ort der Herzenergie gilt als Sitz unseres ganzheitlichen und spirituellen Bewusstseins. So entfaltet sich höchste Heilkraft aus der Herzenergie und damit aus der Freude. Die alten Chinesen sagen, im Herzen wohnt die tiefste Lebensfreude: Freude im Angesicht des Göttlichen. Freude, wie wir sie zum Beispiel an heiligen Orten empfinden oder in der überwältigenden Schönheit der Natur oder in einer tiefen Erfahrung des Einsseins mit allem.

> Entschwunden die Schleier von Licht und Schatten,
> zerflossen die Nebel all meiner Schmerzen,
> verblichen des Morgenrots flüchtige Freuden,
> zerronnen die Fata Morgana der Sinne ...
> Gegenwart, Vergangenheit, Zukunft,
> sie existieren nicht mehr ...
> Erkennen, Erkennender und Erkannter sind Eins!
> Ruhige, unverminderte Seligkeit – ewiges Leben –
> ewig neuer Friede.
> Freude jenseits aller Vorstellungskraft, Samadhi, Seligkeit!
> Aus Freude bin ich gekommen,

aus Freude lebe ich,
in heilige Freude gehe ich wieder ein.[25]

Freude öffnet das Herz. Und vieles, was zuvor nicht gangbar schien, wird mit Freude möglich. Die Herzkraft fördert Ihren Heilungsprozess mehr und tief greifender als jede andere Therapiemaßnahme. Stellen Sie sich einmal vor, wenn Ihre eingeschlagenen Behandlungen – ob konventionell schulmedizinisch oder komplementär – von Lebensfreude getragen würden. Jede Art von Krankheit oder Beschwerden wird leichter und profitiert von größerer Heilkraft, wenn wir Freude empfinden. Natürlich besonders auch herzkranke Menschen – Herz-Kreislauferkrankungen belegen den Spitzenplatz in unserer Zivilisation –, denn die Herzfreude, die im metaphysischen Herzen wirkt, hat auch ihre spezifische Wirkung auf das Herzorgan. Und das ist keinesfalls eine Spekulation, dazu gibt es inzwischen etliche medizinische Studien, die das belegen.[26]

Eine 44-jährige Herzpatientin leidet seit neun Jahren unter einer schweren Kardiomyopathie – einer schulmedizinisch gesehen »unheilbaren« Herzmuskelschwäche. Sie war kurz nach Krankheitsausbruch zur Herztransplantation vorgesehen und musste zu der Zeit auch mehrmals reanimiert werden. Mit einer ganzen Reihe hochwirksamer Herzkreislaufmittel konnte sie gerade noch am Leben gehalten werden. Bislang ließ sich eine Herztransplantation noch vermeiden.

Die Patientin ist schlecht belastbar, kurzatmig und schnell erschöpft. Sie lebt ein Leben größtmöglicher Schonung, um ihr schwaches Herz nicht zu überlasten, so wie es ihr die Ärzte gesagt haben. Sie führt einen kleinen Bioladen auf dem Lande, ist für die körperliche Arbeit aber auf Hilfe angewiesen.

Unter der Behandlung mit chinesischer Medizin und vielen Gesprächen über ihre Situation stabilisiert sie sich, sodass ihr Kardiologe die Medikamente reduzieren kann.

Bei aller Schonung, die sie brav befolgt hat, hat die Patientin eine große Leidenschaft: Sie tanzt für ihr Leben gern. Vor ihrer Krankheit tanzte sie sehr viel. Dann ging es nicht mehr. Eines Tages »gesteht« sie mir, dass sie in den letzten Jahren, obwohl es ihr so schlecht ging, immer wieder einmal tanzen war. Sie kann drei Stunden durchtanzen! Da fällt jede Schwäche ab. Keine Beschwerden. Selbst danach geht es ihr eine Zeitlang noch gut.

Für sie ist Tanzen reine Lebensfreude – und tiefe Freude stärkt das Herz. Die nahe liegende Frage, wie sie diese Freude in jeden Moment ihres Lebens bringen könnte, stellt sich jetzt natürlich. Es ist die zentrale Frage für sie, um wieder gesund zu werden. Durch die ärztlich auferlegte, ständige Schonung, die anfangs durchaus Sinn machte, später aber immer wieder zu überprüfen gewesen wäre, geht jede Lebensfreude bei der Patientin verloren. Durch das ständige Hab-Acht und die Angst hat sie alles, was ihrem Leben Freude macht, zurückgestellt. Ihr wird klar, dass es an der Zeit ist, die inzwischen unangemessene Schonung zugunsten von mehr Lebensfreude zu beenden. Denn in der Freude zeigt sie sich viel belastbarer, als man je hätte vermuten können. Das Halten in der Angst hatte das Gegenteil bewirkt. Ihr Leben ist ein Tanz – Freude.

Lachen als Therapie

Wie oft am Tag lachen Sie? Kinder lachen etwa 300 bis 400 Mal am Tag, Erwachsene im Durchschnitt 15 Mal. Wo ist unsere Freude geblieben? Die meisten Erwachsenen geben sich ernst – das Leben scheint eine ernste Sache zu sein. Und wenn man krank ist oder leidet, dann versiegt das Lachen bald ganz und gar. Ihr Herz verschließt sich ohne Lachen. Eine der stärksten Heilkräfte wird sträflich vernachlässigt.

Inzwischen gibt es eine interessante Bewegung, die sich Lach-Yoga nennt. Der indische Arzt Madan Kataria hat ihn 1995 entwickelt, und es gibt mittlerweile weltweit etwa 1200 Lachclubs, davon 30 in Deutschland.[27] Kataria fand, dass die Leute alle zu ernst und grimmig sind. Wenn Sie in öffentlichen Verkehrsmitteln unterwegs sind und sich die Gesichter der Fahrgäste anschauen, werden sie feststellen können, dass fast niemand lacht oder Kontakt mit anderen aufnimmt. Große Vereinsamung und Freudlosigkeit. Das ist nicht gesund. Kataria gründete einen ersten Lachclub in Bombay. Zuerst waren es nur Männer. Sie erzählten sich Witze. Als dann auch Frauen dazukamen, entwickelten sie Lachübungen – denn Männer und Frauen erzählen sich unterschiedliche Witze.[28]

Auch wenn man grundlos lacht, in gewisser Weise künstlich im Sinne einer Übung, verändern sich die Spannung der Gesichtsmuskeln, die Stimmung und die innere Befindlichkeit. Und Lachen steckt an, was bei Lachgruppen innerhalb kürzester Zeit zu einem echten, herzlichen Lachen wird. Ich kann das bestätigen. Auf einem Kongress in Lindau nahm ich einmal an einer solchen Gruppe teil, anderthalb Stunden am Abend. Anschließend gingen wir ausgesprochen heiter durch die Altstadtgassen von Lindau und lachten alle Passanten herzlich grüßend an, die nur verwundert die Köpfe schüttelten über so viel Ausgelassenheit am frühen Abend. Welche Droge war da wohl im Spiel?

Beim Lachen schüttet unser Gehirn Endorphine, körpereigene Morphine, aus, wodurch sich die Gefühlslage unmittelbar verbessert, die Muskulatur entspannt und der Sauerstoffgehalt des Blutes ansteigt. Das Immunsystem wird gekräftigt.

Eine Grazer-Studie hat ergeben, dass bei Schlaganfall-Patienten der Blutdruck unter »Lachtherapie« signifikant sinkt im Vergleich zu einer Vergleichsgruppe, die mit Bewegungstherapie behandelt wurde.[29] Lach-Yoga wird inzwischen medizinisch auch als Begleitbehandlung bei Schmerzen und in der Krebstherapie eingesetzt.

Lächeln am Morgen

Wenn Sie am Morgen aufstehen und ins Bad gehen, schauen Sie in den Spiegel – ohne kritischen Blick. Schauen Sie in Ihre Augen, und schenken Sie sich ein liebevolles Lächeln – ein Lächeln, das Sie sonst nur dem liebsten Menschen in Ihrem Leben schenken würden.

Spüren Sie nach, was Sie dabei empfinden und wie es Ihnen geht, wenn Sie sich zulächeln. Nehmen Sie diese Erfahrung mit in den Tag.

Die Übung können Sie jeden Morgen machen. Am besten so lange, bis sich von allein jeden Tag ein Lächeln auf Ihrem Gesicht zeigt.

Beginnen Sie den Tag bereits am Morgen mit einem Lächeln, dann wird es Ihnen immer leichter fallen, ja zur selbstverständlichen Notwendigkeit werden, mit Freude durch den Tag zu gehen und Freude zu schenken. Nicht nur Ihnen selbst, auch den Menschen, denen Sie begegnen, wird es gut tun. Darin liegt bereits Heilung.

Lächelnd unterwegs
Versuchen Sie einmal einen Tag lang, jedem Menschen, dem Sie begegnen, ein inneres Lächeln zu schenken. Auch und besonders denen, die Sie sonst nicht so mögen.

Überprüfen Sie, wie Sie sich an einem solchen Tag fühlen und wie die Menschen um Sie herum reagieren.

Freude – kreatives Potenzial und Richtschnur des Lebens

Freude entsteht, wenn Sie kreativ sind. Das schöpferische Handeln, etwas aus sich selbst entstehen lassen und erschaffen, ist ein Akt großer Freude und Lebenslust. Das ist für jeden Menschen etwas anderes und Einzigartiges. Im schöpferischen Akt kommt es nicht auf das Ergebnis an. Es geht nicht darum, am Ende ein tolles Bild gemalt, ein erstklassiges Gedicht geschrieben oder eine perfekte Musikdarbietung zustande gebracht zu haben. Das Resultat ist für den schöpferischen Vorgang völlig zweitrangig. Im Gegenteil verhindert das Schauen auf das Endprodukt sogar den schöpferischen Akt. Das Kreative liegt im schöpferischen Tun selbst – im Schöpfen aus der eigenen Tiefe. Authentisch. Ohne vergleichen, ohne werten, ohne Ziel und Vorstellung vom Resultat. Einfach um des schöpferischen Aktes selbst und um Ihrer selbst Willen.

Freude ist nicht nur die beste Medizin, sondern auch einer der wesentlichen Indikatoren für die Stimmigkeit Ihres Lebens. Der amerikanische Mythologe Joseph Campbell sagte: »Indem man seiner Freude folgt, bringt man sich gewissermaßen auf eine Spur, die immer schon da war und auf einen wartete, und das Leben, das man führen sollte, ist genau das Leben, das man führt. Wo man auch ist – wenn man seiner Freude folgt, wird einem diese Erfrischung zuteil, dieses Leben in einem, unablässig.«[30]

Für mich selbst ist die Freude zu einer zentralen Richtschnur in meinem Leben geworden. Und ich spreche hier nicht von Unterhaltung oder oberflächlichem Spaß. Geht die Freude eine Weile verloren, ist etwas nicht im Lot. Spüre ich dagegen Freude im Herzen, bin ich im Gleichgewicht. Wenn Sie manchmal im Leben nicht wissen, wo es langgeht – ob Sie sich zum Beispiel für rechts oder für links entscheiden sollen –, dann wägen sie nicht nur die Argumente »für und wider« in Ihrem Kopf ab, sondern befragen Sie auch einmal Ihr Herz. Prüfen Sie, bei welcher Vorstellung Freude aufkommt: wenn Sie rechts oder wenn Sie links abbiegen? Die Freude ist die Reaktion Ihrer Seele, die die tieferen Gründe für eine Entscheidung kennt. Die Sprache der Freude ist deutlich. Sie sagt Ihnen, was der stimmige Weg für Sie ist. Manchmal auch im Widerspruch zum Verstand. Das Herz wägt nicht wie der Verstand Argumente gegeneinander ab; es reagiert ganzheitlich, erfasst Sie als ganzen Menschen mit allen inneren und äußeren Belangen und Bedürfnissen.

Im Teilen und Sich-Mitteilen liegt Heilkraft

Kraft für Ihren Heilungsprozess gewinnen Sie auch, wenn Sie das teilen und mitteilen, worunter Sie leiden, was Sie bedrückt, was Ihnen Probleme macht. Allein sich mitzuteilen entlastet. Das Gefühl zu haben, nicht allein mit all den Problemen, Beschwerden oder Schmerzen dazustehen. Geteiltes Leid ist halbes Leid – und geteilte Freude ist doppelte Freude. Wir Menschen brauchen Zeugen für unser Leben, Lieben und Leiden. So wie es in den Schriften heißt:

Gott erschuf die Welt und die Menschen, um nicht allein zu sein, so leben auch wir als Abbilder des Einen durch die Bezeugung von Mensch zu Mensch.

Einsamkeit ist eine der tiefsten Wurzeln für die Entstehung von Krankheit.

»Wenn wir uns einsam fühlen, sollten wir unsere Einstellung zu anderen Menschen überprüfen.« (Dalai Lama) Und nicht nur zu anderen Menschen, zu allem um uns herum, zu jedem Aspekt des Universums, zu jedem Atom, zu uns selbst, zu unseren Gedanken und Überlegungen.

Kommunikation, sich mitteilen, ist eine Ressource der Heilung. Kommunizieren bedeutet in Verbindung treten: mit anderen Menschen, mit der Welt, mit uns selbst, mit der unendlichen Weite des Universellen.

Versuchen Sie mit Ihrem Partner oder Ihrer Partnerin über sich und Ihre Beschwerden zu reden. Sich mitteilen macht Sie erfahrbar. Schweigen entfremdet. Halten Sie all das, was Sie so sehr beschäftigt, zurück, um Ihre Nächsten in vermeintlicher Weise nicht zu belasten, werden Sie unecht. Ihr Gegenüber spürt, dass Sie nicht offen sind, etwas verbergen. Das Unausgesprochene belastet die ohnehin schon schwierige Situation.

Sich mitzuteilen ist etwas anderes, als sich selbst zu bemitleiden. Mit Selbstmitleid stoßen Sie auf wenig Gegenliebe. Durch Selbstmitleid kann das wirkliche Leiden auch zur selbstverliebten Waffe werden. Sich mitteilen heißt auch nicht, schwach zu sein. Uns in unserer Verletzlichkeit zeigen zu können ist die eigentliche Stärke. Mich zu zeigen, wenn es mir gut geht, ich stark, gesund und erfolgreich bin, fantastisch aussehe, ist keine große Kunst. Mich jedoch zu zeigen, wenn ich von Schmerzen, Krankheit oder Leid gezeichnet bin, zeugt wirklich von Größe und Stärke. Und es verringert gleichzeitig das Leid, denn nun sind Sie nicht mehr allein damit.

Mehr Zeit für das ärztliche Gespräch

Sich mitteilen, Anteilnahme finden, sich aussprechen, von seinen Sorgen und Ängsten erzählen können, das ist bereits die halbe Wegstrecke, um wieder gesund und heil zu werden. Wie wenig Raum gibt es dafür in unserem Medizinbetrieb. Die sprechende und damit mitfühlende Medizin wird immer weiter zurückgedrängt zugunsten einer schnellen, profitorientierten, technologisierten Medizin, bei der der Mensch nur noch Mittel zum profitablen Zweck ist – für eine maßlose, gierige Gesundheitslobby. Milliarden werden heute für die Erforschung immer neuer Medikamente ausgegeben, was in der Folge zu immer teureren Medikamenten mit immer größeren Gewinnspannen führt. Schon lange bekannte, alt bewährte und nebenwirkungsarme Mittel, die viel kostengünstiger wären, werden zugunsten neuer und teurer Mittel durch Lobbysteuerung des Marktes und bewusste Fehlinformationen der Ärzteschaft durch die Pharmariesen mit Absicht in den Hintergrund gedrängt.

Selbst die Entwicklung wirksamer Medikamente wie zum Beispiel gegen die Alzheimer-Krankheit wird von den erzielbaren Gewinnspannen abhängig gemacht. Es werden also nur solche Substanzen erforscht und marktfähig gemacht, bei denen es möglichst viel zu verdienen gibt. Die neuen Alzheimer-Mittel sollen die Bildung von Plaques im Gehirn verhindern, die man mit den Hirnausfällen in Verbindung bringt. Neuere Untersuchungen ergeben allerdings deutliche Hinweise, dass die Plaques gar nicht mit dem Verlust des Erinnerungsvermögens in Zusammenhang stehen. In einer amerikanischen Studie wurden die Gehirne von hochbetagten Nonnen, die geistig voll auf der Höhe waren, nach ihrem Tode untersucht. Sie zeigten Veränderungen, vor allem massenweise Plaques, wie man sie auch in Spätstadien von Alzheimer findet. Dennoch hatten sie nie Symptome entwickelt. Unterdessen gibt es Hinweise, dass Alzheimer durch eine Entzündung im Gehirn ausgelöst werden könnte. Man fand, dass zum Beispiel unter Menschen mit entzündlichem Rheuma, die über Jahre entzündungshemmende Mittel nehmen mussten, kein einziger je Alzheimer entwickelt hatte.[31] Es liegt nahe, hier eine große Studie zur Überprüfung der Wirksamkeit von ganz normalen entzündungshemmenden Mitteln wie Aspirin bei Alzheimer durchzuführen. Daran hat allerdings die Pharmaindustrie kein Interesse, denn da gibt es im Gegensatz zu den neuen, teuren Mitteln, die die Bildung von Plaques verzögern sollen, kaum etwas zu verdienen.

Heilung ist Kommunikation auf allen Ebenen

Kommunizieren bedeutet in Beziehung sein und sich dem anderen öffnen. Ihre Körperzellen beispielsweise kommunizieren ständig miteinander. Das ist lebenswichtig. Sie tauschen Informationen, chemische Substanzen, Elektrolyte, Hormone und vieles mehr miteinander aus. Auch elektrische und magnetische Feldphänomene. Es geht um ein bestmögliches Zusammenwirken jedes einzelnen Elements zugunsten des Gesamtorganismus. Jede einzelne Zelle, ja, jedes Molekül und Atom stehen im Dienst des Ganzen und bilden ein offenes, durchlässiges System steten Auf- und Abbaus.

Kommunizieren die Zellen nicht miteinander, wird aus dem offenen ein geschlossenes System, in dem die Zellen zu Krebszellen entarten. Ein geschlossenes System, dem das Vermögen zur selbstüberschreitenden Kommunikation fehlt, kann nicht bestehen. Die Krebszelle grenzt sich aus dem Organismus aus und stürzt sich damit in den Untergang.

Die Fähigkeit zur Kommunikation und Selbstüberschreitung ist Ihr Vermögen zu Liebe, Offenheit und Transzendenz.

Auf der Ebene einer gelungenen, offenen Kommunikation geben Sie Raum für das, was ist. Für alles, auch für widersprüchliche Gefühle und Gedanken, Irritation, Orientierungslosigkeit, Schmerz, Verwirrung usw. Hinterfragen Sie immer wieder einmal Ihre festgefahrenen Meinungen und Überzeugungen. Denn sie sind Teil dessen, was Sie hindert, in Berührung mit Ihren tieferen Kraftquellen zu kommen. Es ist hilfreich, immer wieder alles Wissen und auch sich selbst in Frage zu stellen, um sich zu öffnen und etwas Neues

Fuß fassen zu lassen. In einer heilsamen Kommunikation lernen Sie, einfach zuzuhören, mit voller Aufmerksamkeit und Präsenz. Sie lassen sich nicht von Ihren vorgefassten Meinungen und Vorurteilen bestimmen, die schon den ersten Satz Ihres Gegenübers zerpflücken und zur Seite schieben wollen. Wenn Sie sich selbst ein wenig mehr beobachten lernen, merken Sie unmittelbar, wie wenig vielleicht die eigene Kapazität des Zuhörens entwickelt ist und Sie oft mehr mit Ihren eigenen Positionen und Ihren eigenen Argumenten beschäftigt sind, als bereitwillig und offen zuzuhören. Wenn Sie das Gefühl haben, sich in Ihrer Partnerschaft nur schwer Gehör verschaffen zu können, schlagen Sie doch Ihrem Partner oder Ihrer Partnerin vor, eine Übung auszuprobieren, in der man echte Kommunikation lernen kann.

Zuhören in gegenseitigem Respekt

Sorgen Sie dafür, dass Sie mit Ihrem Partner, Ihrer Partnerin etwa eine Stunde ungestörte Zeit haben. Während eine(r) von Ihnen eine halbe Stunde spricht, hört der oder die andere einfach nur zu. Dann wird gewechselt.

- Wenn Sie sprechen, beachten Sie dabei:
  - Sprechen Sie nur über sich selbst, wie Sie etwas erleben, was Sie stört, was Sie gern anders hätten, aber auch, was Sie gut finden, was Ihnen gefällt. Sie können durchaus äußern, dass Sie sich durch ein Verhalten gekränkt, missachtet oder wütend fühlen. Damit sprechen Sie über sich, Ihr Erleben und Ihre Gefühle.
  - Sprechen Sie nicht über den anderen. Sagen Sie nicht Sätze wie: »Du bist so rücksichtslos«, »Du bist ein schlechter Mensch«, »Du bist so selbstsüchtig und arrogant.«
  - Sprechen Sie von Herzen,
    - offen für den anderen und offen für Lösungen;
    - ohne zu werten und zu urteilen;
    - lassen Sie erkennen, was Sie wirklich fühlen und denken.
- Beachten Sie beim Zuhören:

- Hören Sie nur zu, Sie haben jetzt unter keinen Umständen Redezeit.
- Sammeln Sie nicht im stillen Argumente, Erklärungen, Entschuldigungen etc.
- Versuchen Sie ganz offen zu sein und den anderen wirklich verstehen zu wollen.
- Schlüpfen Sie dazu in die Schuhe des oder der anderen und versuchen Sie einmal, die Dinge aus der anderen Sicht zu sehen.
- Seien Sie wirklich interessiert am anderen. Es ist Ihnen ganz wichtig, ihn oder sie zu verstehen.
- Wenn beide gesprochen und zugehört haben, ist die Sitzung beendet. Lassen Sie jetzt das Thema ruhen und sprechen Sie anschließend nicht darüber. Das, was Sie gerade gesagt und gehört haben, wirkt. Es braucht aber eine gewisse Zeit zum Reifen.

Sie können sich nach Bedarf zu weiteren Kommunikationsexperimenten dieser Art verabreden, vielleicht eine Zeit lang einmal oder auch mehrmals in der Woche.

Jemand anderen verstehen zu wollen, tiefes Interesse an einer anderen Person zu haben führt Sie von allein in die Position des oder der Lernenden. Streifen Sie einfach einmal die Vorstellung, alles wissen zu müssen, ab und öffnen Sie sich dem, was Ihr Gegenüber zu sagen hat. Sie können jeden Moment unendlich viel lernen – von Ihrem Gesprächspartner, dessen Wissen und Weisheit, dessen Erfahrungen. Sie lernen von der Welt und dem Leben und über sich selbst. Das Geheimnis ist einzig und allein, sich zu öffnen – d. h., einen bewertungs- und vorurteilsfreien, meinungsfreien Raum in sich zu kultivieren. Einen Raum des Interesses, der Neugier und des Respekts.

Heilsame Kommunikation bedeutet jedem Menschen und jedem Ding seinen Raum geben

Radikaler Respekt[32] ist eine der Säulen einer heilsamen Kommunikation und bedeutet unbedingte Wertschätzung der anderen Person, Wertschätzung des Menschen unabhängig von seiner Meinung, seinen Positionen und Argumenten. Radikaler Respekt heißt, dass niemand von uns die absolute Wahrheit innehat – jeder und jede trägt durch seinen speziellen Blickwinkel, ihre einzigartige Perspektive zur Wahrheit bei, was wiederum hilft, den eigenen Blickwinkel zu erweitern. Echte Kommunikation macht Sie offen und weit. Sie müssen nichts mehr ausschließen oder ausgrenzen, können sich und die anderen in ihrer Einzigartigkeit bestehen lassen und schätzen. Alles bekommt den ihm gebührenden Platz jenseits von richtig und falsch; nichts, was anders ist als Sie, keine Position, die anders ist als Ihre, kann Sie mehr bedrohen. Im Dialog heißt es auch »aus dem Herzen sprechen«. Meinungen und Argumente, Bewertungen und Urteile kommen aus Ihrem Verstand, aus den Konditionierungen und Prägungen des Elternhauses, der Gesellschaft, Kultur und Religionen. Der Verstand trennt, wertet und analysiert. In einer dialogischen Kommunikation kommt es zur Kommunion des Geistes und des Herzens, indem Sie sich erlauben, als ganzer Mensch zu sprechen. Von Herzen sprechen ergreift Sie als ganze Person mit allen Gedanken, Gefühlen, Befindlichkeiten, mit allen inneren und äußeren Beweggründen, mit Gesten und Körpersprache – Sie werden erfahrbar.

Wie viele Missverständnisse tauchen auf, weil wir nur das Endresultat eines ganzen Prozesses in Form von Meinungen und Argumenten präsentieren, die keiner nachvollziehen kann, weil niemand weiß, wie wir zu unseren Schlussfolgerungen gekommen sind. Um sie zu vermitteln, ist es nötig mitzuteilen, wie Sie dazu gekommen sind. Im Dialog spricht man davon, »die Wurzeln dranzulassen«.

»Dieser Tage, was immer du zu sagen hast, lass die Wurzeln dran, lass sie hängen mitsamt der Erde, um klar zu machen, woher sie kommen.«[33]

Dialog und Kommunikation lassen auch Raum für Gegensätzliches. Denn es gibt in der Haltung des radikalen Respekts kein richtig und falsch. »Jenseits der Idee von Gut und Böse liegt eine Wirklichkeit. Dort werde ich dich treffen«, heißt es bei Rumi. Es ist eher ein Sowohl-als-Auch, aus dem – sofern Sie es aushalten, beide Aspekte eine Weile stehen und in der Schwebe zu lassen – nicht selten ein neues Drittes entsteht, das es vorher noch nicht gab. Hier wirkt ein kreativer Prozess, der Ihnen entgeht, wenn Sie sich gleich mit einer Position verbinden.

Ein einfaches Beispiel ist der Streit um eine Zitrone. Zwei streiten sich, weil beide die einzige Zitrone, die gerade da ist, für sich beanspruchen. Normalerweise verläuft eine solche Geschichte so, dass sich eine Person durchsetzt und »gewinnt« und die andere das Nachsehen hat und sich ärgert. Wenn aber die Debatte – Debatte ist nicht Dialog; das Wort kommt aus dem Lateinischen und heißt »niederschlagen« – sich nur um ja oder nein, »ich habe recht und du nicht«, dreht, dann verpassen wir die kreativen Möglichkeiten. Tauschen sich die beiden aus, warum und wofür sie die Zitrone brauchen – lassen die Wurzeln dran –, stellen sie möglicherweise fest, dass eine/r die Schale zum Kuchenbacken und die/der andere den Saft für eine Limonade braucht. Das sich gegenseitig ausschließende Entweder-Oder wird hier schnell zu einem kreativen Sowohl- als- auch.

Wirkliche Kommunikation bedeutet, dass alles seinen Platz hat. Und das ist kein Harmoniefeld, in dem Gegensätzliches zugekleistert wird. Gegensätze sind natürlich, wir Menschen sind alle unterschiedlich, so einzigartig. Natürlich gibt es unterschiedliche Betrachtungen und Bedürfnisse. Was wir lernen können, ist, sie nicht nur zu erkennen, sondern auch zu akzeptieren – bei uns wie auch beim anderen.

Wenn Sie sich selbst um der Harmonie willen begrenzen oder sich durch jemand anderen begrenzen lassen, dann steigen Ärger und Wut auf. Streiten ist angesagt. Streiten muss nicht im Sinne von Zuschlagen, Kleinmachen, Entwerten verstanden werden, sondern kann auch im Sinne eines wirklichen Dialogs stattfinden. Dabei werden die Differenzen nicht verwischt, sondern angesprochen –

und die Wurzeln drangelassen. Es entsteht Raum für kreative Lösungen, die nicht darin bestehen, die eigenen tiefen Bedürfnisse zurückzunehmen und nicht zu leben. Wer es lernt, sich im Sinne einer offenen und respektvollen Auseinandersetzung zu streiten, dem geht es nicht nur besser, sondern nach einer gerade veröffentlichten Studie von der Universität Michigan, USA, lebt er oder sie auch länger! Über 17 Jahre hinweg hat man 192 Paare untersucht und festgestellt, dass Streitunterdrückung die Lebenserwartung verkürzt, anders als bei Paaren, die Streit und Konflikte direkt und offen austragen konnten.[34]

Für sich einzustehen und gegebenenfalls auch dafür zu streiten hat überhaupt nichts mit einem Ego-Trip zu tun, sondern ist ein wirklich kreativer Austausch der verschiedenen Interessen und die ureigene Bewegung, dem eigenen Licht zu folgen. Eine eigene Bewegung, die der Stimme des Herzens folgt, in der Sie tiefe Freude empfinden, ist nicht nur legitim, sondern notwendig. Sich zu entfalten, wie Sie gemeint sind – nicht sich anzupassen, wie andere oder Ihre eigenen Vorstellungen Sie gern hätten. Offenheit, Durchlässigkeit, wahrhaftige, respektvolle Kommunikation sind Kommunion mit dem Leben – das ist heil und gesund. Und das größte Geheimnis dabei ist: Wann immer Sie einen Schritt in die eigene Richtung gehen, in aller Stimmigkeit Ihrem Herzen und Ihrem inneren Licht folgen, wird dieser Schritt sich niemals gegen einen anderen wenden. Auch für den jeweils anderen wird immer etwas Wichtiges dabei sein, was ihn oder sie weiterbringt.

Träume als Kraftquellen

Träume können ebenfalls Kraftquellen sein. Träume sind Bilder Ihres Bewusstseins, das die Grenzen des Rationalen weit überschreitet. Insofern ist alles, was Sie träumen, ein Teil Ihrer eigenen Psyche, Ihres eigenen Bewusstseins. Personen, Gebäude, Landschaften, Tiere, Fabelwesen sind allesamt Symbolkräfte Ihres eigenen Innenlebens.

Um ein Symbol zu verstehen, fragen Sie sich, was die jeweilige

Person, von der Sie träumen, Mutter, Vater, Kind, Nachbar, der Dalai Lama oder der Papst, für Sie bedeutet, denn im Traum sind sie Symbolkräfte ihrer eigenen Psyche. Es sind die innere Mutter, der innere Vater, das innere Kind, der innere Nachbar usw.

In manchen Träumen bekommen wir auch Hinweise, innere Führung. Wenn sie psychologischer Natur sind, weisen sie auf Aspekte der eigenen Psyche hin, die momentan eine Rolle spielen oder wahrgenommen werden wollen. Träumen Sie zum Beispiel von einer Person, die für Sie das Sinnbild von Perfektion ist, dann konstelliert sich im Traum das Thema des eigenen Perfektionismus. Träumen Sie von einer gewalttätigen Person, dann stellt sich die Frage nach dem eigenen gewalttätigen Potenzial. Handelt der Traum von einem Betrüger, dann ist es vielleicht an der Zeit, sich anzuschauen, wo man selbst nicht immer ganz aufrichtig ist. Träume bieten die einmalige Chance, unsere Selbstbilder, die wir kultivieren, zurechtzurücken. Das, was wir nicht sein wollen, die »negativen« Seiten, die wir nur zu gern ausmerzen oder ignorieren wollen, führen ein Schattendasein in unserem Bewusstsein. »Damit will ich nichts zu tun haben. So bin ich nicht.« Aber wer hat nicht in sich auch die Fähigkeit zu Gewalt, Betrug, Neid, Gier, Geiz usw. Solange wir uns nicht erlauben, uns ganz kennenzulernen, wahrhaftig uns selbst gegenüber zu sein, so lange tragen andere die Last unserer Schatten: Dann projizieren wir das, was wir selbst nicht haben wollen, wie wir selbst nicht sein wollen, auf andere, die wir dann wunderbar für ihre schlechten Eigenschaften kritisieren und attackieren können.

All unsere innerpsychischen Aspekte kennenzulernen und anzunehmen bedeutet letztlich, vollständig und ganz zu werden – ebenfalls ein Heilungsprozess. Das gibt größeren inneren Frieden. Der Begründer der analytischen Psychotherapie C. G. Jung hat das als Individuation bezeichnet – Menschwerdung auf der psychologischen Ebene.

Jami, ein Sufi-Heiliger, der in heiliger Ekstase war, wurde eines Nachts wegen des »trunkenen« Lärms, den er verursachte, verhaftet. Die Wachen hielten ihn für einen Dieb und fragten ihn danach. Er antwortete: Ja, ich bin ein Dieb. Als am nächsten Morgen der Hauptmann zu seinem Entsetzen feststellte, dass man den stadtbekannten Heiligen ins Gefängnis geworfen hatte, befreite er ihn unverzüglich aus dem Kerker und wollte von ihm wissen, warum er denn gesagt hätte, er sei ein Dieb. Darauf antwortete er: Was bin ich nicht?

Diese Geschichte berührt natürlich weit mehr als die psychologische Ganzheit. Wer eins mit dem Göttlichen lebt, erfährt keine Trennung und ist eins und alles – warum nicht auch ein Dieb. Träume können als innere Stimme auch sehr konkrete Hinweise geben.

Eine Frau, sie ist Theologin, kommt wegen Erschöpfung zum Erstgespräch in die Praxis. Als Kind lebte sie schon – oder sollte man sagen »noch« – in einer spirituellen Innenwelt. Die innere Anbindung und ihre spirituelle Sehnsucht führten vermutlich unbewusst zu ihrer Berufswahl. Sie ist sehr erfolgreich in ihrem Fach, habilitierte und hat jetzt einen Lehrstuhl in Aussicht. Trotz des großen Erfolgs fühlt sie sich bei dem Gedanken, ihre akademische Karriere in der vorgesehenen Weise fortzuführen, unwohl. Sie träumt: »Ich fahre in einem Zug, der viel zu schnell fährt. Plötzlich steht der Zug auch noch in Flammen. Ich muss abspringen, will aber noch meinen Habilitationsvater, der hinten im Zug sitzt, holen und retten. Ein Freund warnt mich und besteht darauf, allein abzuspringen. Ich springe und finde mich auf einer schönen, ruhigen Wiese unter einem Baum wieder.«

Welch deutliche Sprache: Sie muss von dem zu schnell fahrenden Zug abspringen. Der »äußere«, akademische Weg der Theologie hat seinen vordergründigen Zweck erfüllt – ihrer spirituellen Sehnsucht in einer allgemein akzeptierten Weise Ausdruck zu verleihen. Die rein wissenschaftliche Beschäftigung hat ihre Seele jedoch nicht satt machen können. Sie erlaubte ihr immer weniger Raum für das spirituelle Sein, die ursprüngliche spirituelle Erfahrungsebene. Ihre spirituelle Sehnsucht drängt nach Zeit und Ruhe, nach Kontemplation und innerer Erfahrung. Der wissenschaftliche Zug ist zu schnell geworden und brennt – ein Hindernis ihrer spirituellen Suche. Der Traum sagt ihr mit großem Nachdruck, dass es Zeit zum Abspringen ist – und sie findet sich auf der Wiese unter einem Baum wieder, eine innere Seelenlandschaft des Friedens und der Stille. So ist der Traum ein konkreter Handlungshinweis, nicht in der bisherigen Weise weiterzumachen, sondern ihrem tiefen spirituellen Bedürfnis mehr Zeit und Raum zu geben.

Sich dem Neuen öffnen

Starke innere Kraftquellen stehen Ihnen zur Verfügung, wenn Sie sich für das ganz Neue öffnen können. Ohne Rückgriff auf Altbekanntes und Altbewährtes, ohne Rückgriff auf stützende Lebenserfahrungen, bei denen Ihnen schon vieles gelungen ist.

Ich suche nicht. – Ich finde.
Suchen, das ist Ausgehen von alten Beständen
und ein Finden-Wollen von bereits Bekanntem im Neuen.
Finden, das ist das völlig Neue! Das Neue auch in der Bewegung.
Alle Wege sind offen, und was gefunden wird, ist unbekannt.
Es ist ein Wagnis – ein heiliges Abenteuer.
Die Ungewissheit solcher Wagnisse können eigentlich jene auf sich nehmen,
die sich im Ungeborgenen geborgen wissen – die in die
Ungewissheit geführt werden –
die sich im Dunkeln einem unsichtbaren Stern überlassen –
die sich vom Ziele ziehen lassen
und nicht, menschlich beschränkt und eingeengt, das Ziel
bestimmen.
Dieses Offensein für jede neue Erkenntnis im Außen und Innen:

das ist das Wesenhafte des modernen Menschen,
der in aller Angst des Loslassens doch die Gnade des Gehaltenseins
im Offenwerden neuer Möglichkeiten erfährt.

PABLO PICASSO[35]

Sich dem völlig Neuen öffnen birgt in sich höchste Heilkraft, denn Sie antworten dem Leben mit uneingeschränkter Bereitschaft zur Kreativität. Ihr Leben und damit auch Ihre Gesundheit und Ganzheit erfinden sich jeden Moment neu. Aus der dialogischen Haltung kreiert sich aus dem Meer der Möglichkeiten immer wieder Neues, neue Wege, neue Einsichten, neue Gesundheit, neues Heilsein in einer Weise, wie Sie es sich nie haben ausmalen können.

Das tiefe Vertrauen in die Richtigkeit des Lebens, hilft Ihnen, den inneren Raum des Gewahrseins, den Raum, in dem alles sein darf und willkommen geheißen wird, mehr und mehr zu öffnen und sich fürs Finden bereit zu halten. Suchen und Hoffen überleben sich – Finden wird zur größten Kraftquelle.

Trotz aller Ähnlichkeiten hat jede lebendige Situation, wie ein
neugeborenes Kind, auch ein neues Gesicht, das es noch nie zuvor
gegeben hat und das auch nie mehr wiederkehren wird.
Die neue Situation erwartet von dir eine Antwort, die nicht im
vorhinein vorbereitet werden kann. Sie erwartet nicht aus der
Vergangenheit. Sie erwartet Präsenz, Verantwortung; sie erwartet –
dich.

MARTIN BUBER[36]

In dieser Präsenz, dem Gewahrsein dessen, was ist, liegt unbestechliche Wahrhaftigkeit.

Im Licht tiefsten Gewahrseins erscheinen alle Dinge, alle Fragen, alle Vorstellungen im scharfen, hellen Licht der Wahrhaftigkeit. Alles, was darin erscheint, ist einfach. Und das, was ist, ist der Ausgangspunkt unseres Lebens – jetzt, in diesem Moment. Ohne gut oder schlecht, ohne richtig und falsch, ohne Jammern und Selbstmitleid – Schmerz ist – ja; Hinfälligkeit ist – ja; körperlicher Verfall ist – ja.

Aber nichts darüber hinaus. Kein Gefühl von Bedauern, von »wie schön wäre es gewesen, wenn ...«, von »hätte ich dieses oder jenes anders gemacht«. Kein Hoffen und Bangen auf morgen, nächste Woche, nächstes Jahr. Nicht gestern, nicht morgen – jetzt. Hier und jetzt ist die einzige Wirklichkeit, die zählt, und das, was ist, versuche ich ungeschminkt anzuschauen und anzunehmen.

Mit den Talenten wuchern

Sie haben ein viel größeres Potenzial, als Sie glauben. Und das hilft im Heilungsprozess. Jede und jeder von uns hat Talente – es gibt niemanden ohne Begabung. Nur sind viele Menschen es gewohnt, ihre Talente nicht zu schätzen oder die von anderen Menschen höher zu bewerten.

»Nutze die Talente, die du hast. Die Wälder wären still, wenn nur die begabtesten Vögel sängen.« (Henry van Dyke) Ihre Talente sind kraftvolle Ressourcen für Ihre Gesundung. Wuchern Sie damit!

Meine Talente

Es geht in der Übung um einen neuen Blickwinkel – einen Perspektivwechsel, mit dem Sie Ihre offensichtlichen und verborgenen Qualitäten und Begabungen entdecken und neu auf sie schauen können. Dabei geht es nicht um Außergewöhnliches oder Großartiges, sondern diese Dinge können und dürfen ganz »klein« oder »unbedeutend« sein.

Nehmen Sie sich Papier und Stift und suchen Sie sich einen Platz, an dem Sie eine halbe Stunde ungestört sein können. Schließen Sie die Augen, atmen Sie noch einmal tief durch, lassen Sie jeden Gedanken los und versenken Sie sich in sich selbst. Wenn Sie Ihren inneren Raum spüren, sind Sie mit aller Weisheit und allem inneren Wissen verbunden. Lauschen Sie, welche Antworten und Botschaften für Sie bereitliegen. Schreiben Sie während der Übung auf, was in Ihnen auftaucht, und bleiben Sie dabei in dem inneren Zustand. Es hilft dabei, wenn Sie die Augen nur soweit öffnen, dass Sie schreiben können.

- Erzählen Sie sich innerlich, was Sie alles können.
  Das kann ganz einfach sein, aber es sollte einer wirklichen Qualität von Ihnen entsprechen, z. B. »ich kann gut kochen«, »ich kann gut vorlesen«, »ich ergreife Initiative«, »ich bilde mich gern«, »ich kann malen«, »ich kann Witze erzählen«, »ich kann Geld verdienen«, »ich kann gut mit Kindern umgehen«, »ich kann mit den Pflanzen sprechen« usw.
- Schreiben Sie das alles stichpunktartig auf.

Wenn Sie merken, dass alles gesagt und geschrieben ist, kehren Sie langsam wieder in Ihr Alltagsbewusstsein zurück. Lesen Sie sich durch, was Sie geschrieben haben, führen Sie Ihre Stichpunkte weiter aus und ergänzen Sie, was vielleicht noch fehlt.

Staunen Sie, was Sie alles können! Das sind Kraftquellen, aus denen Sie schöpfen können.

Wenn Sie den Impuls haben, dann können Sie diese Übung noch in einer weiteren Variante durchführen. Denn alle Ihre Begabungen und Talente haben eine Wurzel: Einmal sind es Ihre angeborenen Anlagen, die von Ihrer Familie herstammen, und dann sind es auch Fähigkeiten, die schon früh in Ihnen gefördert wurden. Die Würdigung Ihrer Familie, was Ihre Begabungen und Fähigkeiten angeht, setzt noch einmal ein weiteres Potenzial an Kraft und Möglichkeiten des Gesund- und Heilwerdens frei.

Meine Begabungen und Fähigkeiten als Geschenk meiner Herkunft

Zu Beginn skizzieren Sie Ihren Familienstammbaum. Dann begeben Sie sich in den inneren Zustand wie bereits mehrfach beschrieben. Gehen Sie jetzt den folgenden Fragen nach und lauschen Sie nach innen, was an Antworten, Impulsen und Botschaften in Ihnen aufkommt.

- Versuchen Sie zu spüren, welche besonderen Bedingungen und Qualitäten in Ihrer Familie existieren.
  Realisieren Sie, was davon in Ihnen selbst als Geschenk Ihrer Herkunft existiert.

Z. B. »meine Mutter war blind, und so habe ich gelernt, mit aller Liebe und Hingabe vorzulesen«, oder »mein Vater konnte als Kriegskind kein Abitur machen; so hat er versucht, es mir zu ermöglichen, was mich sehr weit gebracht hat«, »ich bin mit vielen Geschwistern groß geworden; das hat in mir einen besonderen Gerechtigkeitssinn entwickelt, wenn es ums Teilen geht« usw.

- Fragen Sie sich: Welche Kraftquellen fließen mir aus den Qualitäten meiner Familie zu?

Z. B.: »ich kann gut materiell für andere sorgen«, »ich bin musikalisch begabt«, »ich bin vorsichtig im Leben, was mir und anderen schon geholfen hat«, »ich habe einen Abenteuergeist«, »ich kann gut Geld verdienen« usw.

Am Ende der Übung danken Sie in aller Tiefe allen Menschen Ihrer Familie für die reichen Geschenke, die Sie mit auf den Weg bekommen haben. Spüren Sie, dass diese Menschen Ihre eigene Lebenswurzel sind, und schließen Sie sie in Ihre grenzenlose Herzensliebe ein.

Dann kehren Sie aus dem Zustand innerer Versenkung wieder in Ihr Alltagsbewusstsein zurück.

Talente müssen nicht spektakulär sein. Sie sind Ihre Begabungen – ein Geschenk des Universums an Sie –, die einen Raum der kreativen Entfaltung öffnen. Offenheit und Schöpferisches im Verbund. Welch ein Heilungspotenzial!

Schöpferische Visionen im Heilungsprozess

Dieser offene, schöpferische Raum ist der Ort, an dem Ihre Lebensvisionen lebendig werden. Wenn Sie tief in sich auf Ihre Talente und Ihr Potenzial schauen und sie zulassen, dann entfalten sie sich wie von selbst. Ein ganz natürlicher Prozess. Es entstehen plötzlich innere Bilder und Visionen, wie sich Ihr Leben gestalten möchte, wohin Ihr lebendiger Lebensstrom Sie führt.

Versuchen Sie, dem einen Raum größtmöglicher Offenheit zu geben. Versuchen Sie, sich nicht von vornherein zu begrenzen. Damit nicht bei jedem neuen Gedanken, bei jedem visionären Bild sogleich ein »Ja aber« auftaucht. »Ja aber« ist der größte Selbst-Saboteur. Wie viele Menschen sind so konditioniert, dass sie bei jedem »Ja aber« sofort aufgeben.

Die Bilder und Visionen, die im offenen inneren Raum des ganz Neuen erscheinen, verdienen Ihr uneingeschränktes »Ja«. Widerstehen Sie jedem inneren Zwang zur Selbstbeschränkung. Den offenen, schöpferischen Raum Ihrer Lebensvisionen uneingeschränkt zuzulassen ist elementar wichtig –, denn die Vision will in ganzer Fülle und Vollständigkeit gesehen werden. Unversehrt. Auch Ihre Heilungsvision – unversehrt.

Wenn Sie sich Zeit für Ihre Visionen nehmen, sollten Sie sich noch keine Gedanken machen, wie Sie sie realisieren können, denn dann beginnt sofort die Selbstbeschränkung z. B. »das geht ja nicht«, »das kann sowieso nicht klappen« usw. Mit solchen Gedanken lassen Sie von vornherein viele Optionen, die als Vision in Ihnen aufsteigen könnten, gar nicht erst zu. Die Zeit der Vision ist noch nicht die Zeit der Realisation, der Verwirklichung der Möglichkeiten.

»Ja aber« ist ein Rückgriff in die Mottenkiste der Konditionierungen – ein Rückgriff auf das Alte. Das ist der begrenzte Raum des Suchens im Alten. Hier geht es jedoch ums Finden – den Raum offen halten, gewahren, warten, schweben lassen, was ungeahnt Neues sich darin zeigen möchte. Visionen sind zarte, aber kraftvolle Gebilde, die dem Zukünftigen, das noch nicht ist, in achtsamem Gewahren des Hier und Jetzt Wurzeln verleihen.

Der ganze menschliche Lebensprozess ist ein einziger schöpferischer Akt der Evolution – des Offenseins in alle Richtungen, eines noch nicht-bekannten Neulands. Da gibt es nichts Vorbestimmtes, kein unausweichliches Schicksal, keinen festgelegten Ausgang. Schöpferische Entwicklung entwickelt nicht etwas, das schon längst da ist und nur darauf wartet, sich in Raum und Zeit zu entfalten, sondern das schöpferische Universum erfindet sich jeden Augenblick neu – kreiert nie Dagewesenes.

Und Sie selbst sind dieses schöpferische Universum! Heben Sie alle konditionierten Beschränkungen auf! Heilung ist das schöpferisch Neue als Ausdruck aller Möglichkeiten des Universums.

Lebensvisionen

Alle Lebensbereiche können in die Übung einfließen: das Lebensumfeld, Beziehungen, Arbeitszusammenhänge, Entfaltung Ihrer Einzigartigkeit, Vernetzung und Integration, Kreativität, Schönheit, Spiel, Leichtigkeit ...

Setzen Sie sich bequem hin, schließen Sie die Augen und gehen Sie in die Stille. Öffnen Sie sich dem gedankenleeren Raum in sich selbst. Verweilen Sie einige Minuten darin.

Bitten Sie den inneren Raum Ihres Bewusstseins, Ihre Fragen zu hören und Antworten zu geben. Lassen Sie Ihre Fragen einfach im inneren Raum schweben.

Jetzt sagen Sie sich still den Satz: »Alles ist möglich.« Es gibt für diese Übung keine Begrenzungen.

- Fragen Sie sich innerlich: Wenn alles möglich ist, welche Impulse verspüre ich dann in mir und wie sieht dann mein Leben in einem Monat aus?
  Warten Sie, ob Sie innerlich Antworten oder Impulse wahrnehmen. Nehmen Sie sich so viel Zeit, wie Sie brauchen.
- Fragen Sie sich innerlich: Wenn alles möglich ist, welche Impulse verspüre ich dann in mir und wie sieht dann mein Leben in einem halben Jahr aus?
  Warten Sie, ob Sie innerlich Antworten oder Impulse wahrnehmen.
- Fragen Sie sich innerlich: Wenn alles möglich ist, welche Impulse verspüre ich dann in mir und wie sieht dann mein Leben in einem Jahr aus?
  Warten Sie, ob Sie innerlich Antworten oder Impulse wahrnehmen.
- Fragen Sie sich innerlich: Wenn alles möglich ist, welche Impulse verspüre ich dann in mir und wie sieht dann mein Leben in fünf Jahren aus?

Warten Sie, ob Sie innerlich Antworten oder Impulse wahrnehmen.
- ♦ Fragen Sie sich innerlich: Wenn alles möglich ist, welche Impulse verspüre ich dann in mir, und wie sieht dann mein Leben in zwanzig Jahren aus?

Warten Sie, ob Sie innerlich Antworten oder Impulse wahrnehmen.

Wenn Sie am Ende der Übung angelangt sind, kehren Sie langsam aus dem tiefen Zustand wieder in Ihr Alltagsbewusstsein zurück, spüren Sie Ihren Leib, wie Sie sitzen, wo Sie sind. Machen Sie noch drei tiefe Atemzüge und öffnen Sie dann die Augen.

Heilungsintention und Ausrichtung

Ihr Heilungsprozess braucht Ihre ganze Aufmerksamkeit und Ausrichtung. Das Heilende Feld, das in Ihnen wirkt, antwortet nur auf eine klare Intention, eine Willenserklärung, um Heilung aus dem Meer der Möglichkeiten realisieren zu können. Nur ein bisschen heil und gesund werden reicht da nicht aus. Ihr Innerstes braucht es, dass Sie alles auf eine Karte setzen – die Karte, ganz heil und gesund zu werden. Je klarer diese Intention, diese innere Botschaft ans Universum ist, desto deutlicher wird sie gehört. Unklare Botschaften verlieren sich und bleiben wirkungslos. Überprüfen Sie also Ihre eigene Intention, wie klar Sie hinsichtlich Ihres Heilungsanliegens tatsächlich sind. Ob Sie nicht vielleicht Vorstellungen und Hoffnungen nachhängen, der Arzt oder das Krankenhaus werde es schon richten. Sie selbst sind gefragt, es richten zu wollen! Geben Sie nicht die Verantwortung ab. Es sind Ihr Leib, Ihre Krankheit, Ihre Schmerzen, Ihre Verantwortung, Ihre Intention, Ihr Heilungswille. Ihr Bogen, den Sie spannen. Sie sind der Experte bzw. die Expertin für sich selbst und den Heilungsprozess. Dabei kann und darf medizinische Hilfe Ihren eigenverantwortlichen und ausgerichteten inneren Prozess unterstützen.

In der Biophysik hat man erforscht, dass alle pflanzlichen und tierischen Zellen Laserlicht ausstrahlen – gebündeltes, gleich ausgerichtetes (kohärentes) Licht großer Intensität. In der Technik wird Laserlicht zum Beispiel benutzt, um CDs abzutasten und zu lesen. Wenn unsere Körperzellen gesund sind, strahlen sie dieses kohärente Licht aus. Krebszellen verlieren die Ausrichtung des Lichts. Es wird diffus, was zu einer Störung der internen Kommunikation der Zellen führt.[37] Also selbst auf der Zellebene ist Gesundheit Ausdruck von Ausrichtung und offener Kommunikation. Ein Heilungsprozess beruht darauf, die Ausrichtung unseres Geistes bis in jede einzelne Zelle wiederherzustellen.

Heilungswillen zu haben bedeutet, auf Heilung ausgerichtet zu sein. Seien Sie jedoch nachsichtig mir sich, wenn Sie immer wieder einmal die innere Ausrichtung verlieren. Kein Mensch verfügt jeden Tag über dieselbe Kapazität. Jeder Tag ist anders – mal mit mehr Ausrichtung, Kraft und Präsenz und mal mit weniger. Wenn Sie dann spüren, dass Sie beliebiger und weniger präsent geworden sind, spannen Sie den Bogen von neuem. Im Anfängergeist – jeder Tag ist ein neuer Tag.

Mit einer 55-jährigen Schmerzpatientin, die nach etlichen erfolglosen Therapien sehr mutlos und verzweifelt ist, spreche ich über die Frage des Heilungswillens. Sie hat sich bereits sehr in ihren Beschwerden und ihrem Leid verloren und allmählich alle Hoffnung auf Besserung aufgegeben. Ich schlage ihr vor, um Hilfe zu flehen – alles zu bitten, was ihr heilig sei. Unter Tränen flüstert sie: »Dass ich das darf ...« Es ist für sie ein völlig neuer Gedanke, den sie sich bisher noch nie zu denken erlaubt hat – vielleicht fühlt sie sich nicht wert genug, die Heiligen – das Heilige in sich selbst – anzuflehen.

Flehen ist mehr als nur bitten. Im Flehen liegt all unser Sein, all unser Leid, all unsere Schwäche und Verzweiflung, all unsere Demut. Wir liefern uns ganz aus und schicken dieses existenzielle Bitten hinaus ins Universum. Als ob wir einen Pfeil in die Weiten des Weltalls schicken. Spannen wir den Bogen nicht richtig, dann fällt der Pfeil einfach nur kraftlos von der Sehne. Der gespannte Bogen jedoch überwindet die Welten.

Ich bitte die Patientin, vor meinen Augen wortwörtlich einen imaginären Bogen zu spannen. Aus einer anfänglich zaghaften Bewegung der Hände wird ein kraftvoller Akt der hingebungsvollen Ausrichtung. Und ihre Augen blitzen ... Und das Universum hat die Stimme vernommen.

Alle Heilkraft des Universums

Das Universum ist eine einzige Kraftquelle, die aus sich selbst heraus unendlich schöpferisch wirkt. Und Sie sind ein Teil dieses schöpferischen Universums – ja, Sie sind die Weite des Universums selbst. Wie in einer holografischen Fotografie wird in jedem noch so kleinen Teilstück das Ganze sichtbar – ist jedes Teil das Ganze. Sie sind nicht nur Sie, die Person, die Sie zu sein scheinen – die unendliche Weite, das, was keinen Namen trägt, zeigt sich in Ihnen.

Um Heilung bitten

Eine unserer ältesten Kraftquellen – was bisweilen schon etwas in Vergessenheit geraten ist – ist das Gebet. Ich meine hier nicht das gelernte, liturgische Gebet, sondern Ihr ureigenes – die tiefe Bitte des Herzens und der Seele. Jenes stille, oft wortlose Flehen. Jene tief empfundene Bitte, die mit Pfeilkraft ins Universum schießt.

Oft erlebe ich, wie sich Menschen kaum zugestehen, sich kaum für wert und berechtigt halten, um Heilung zu bitten. Tief berührt sind sie dann, wenn sich Ihnen diese Möglichkeit eröffnet.

Eine 61-jährige Frau kommt mit verschiedenen Beschwerden, unter anderen auch mit einem Helfer-Syndrom und einer Depression, in die Sprechstunde. Sie hat selbst eine Beratungspraxis für Menschen in schwierigen Lebenssituationen. Unter der Behandlung mit chinesischer Medizin und gemeinsamen Gesprächen geht es ihr zunehmend besser. Nur eines bleibt hartnäckig: In den ersten zwei Morgenstunden nach dem Aufwachen wird sie von quälenden »Geistern« aufgesucht. Sie fühlt sich besessen und will sich in ihrer Verzweiflung fast schon das Leben nehmen. Keine therapeutische Analyse, keine Einsicht und keine Therapie bringen sie da weiter. Eines Tages frage ich sie, ob sie eigentlich schon alles, was ihr heilig sei, um Hilfe angefleht habe. Da schießen ihr die Tränen in die Augen. Sie ist fassungslos und tief berührt, dass das möglich sei und sie um Hilfe bitten dürfe. Obwohl sie anderen Menschen tagtäglich hilft, ist es bis jetzt jenseits ihrer Vorstellungen gewesen, selbst um Hilfe bitten zu dürfen. Unendliche Erleichterung und Dankbarkeit erlebt sie nun. Wir sprechen über ihre möglichen Helfer: Heilige, die Propheten, Jesus, Buddha, Gott-Vater oder namenlose Helfer. Sie spürt, dass sie den stärksten Bezug zu Mutter Erde – zur Göttin Gaia – hat. Von nun an bittet sie jeden Morgen beim Aufwachen Gaia um Hilfe, und alle »Geister« sind von Stund an verschwunden.

Alles, was uns heilig ist, um Hilfe zu bitten, ist eine kraftvolle Möglichkeit. Darüber sollten wir jedoch nicht vergessen, im ganz normalen Alltag Menschen in unserer Nähe um Hilfe zu bitten. Viele Menschen haben verlernt, um Hilfe zu bitten. Aus den unterschiedlichsten Gründen: aus falschem Stolz, aus einem Minderwertigkeitsgefühl heraus, aus Ignoranz, aus falscher Bescheidenheit, aus Nachlässigkeit, aus Gleichgültigkeit, aus frühkindlichen Botschaften heraus und vieles mehr. Jeder Mensch hat das Recht, um Hilfe zu bitten.

Danke, ich habe nichts zu klagen

Und jeder Mensch kann danken. Bitten stellt unseren Mangel heraus. Wir brauchen Unterstützung, damit es uns besser gehen kann. Wir sind unzufrieden mit dem, was ist und wie es uns geht. Bitten impliziert unseren Wunsch nach Veränderung und Verbesserung, weil wir mit dem, was ist, nicht einverstanden sind und damit schlecht umgehen können.

Tiefer und weiterführender als Bitten ist Danken.

Die Zen-Meisterin Sono hat eine einfache Methode zur Erleuchtung beschrieben. Sie schlug jedem, der zu ihr kam, vor, sich eine bestimmte Affirmation zu sagen, und zwar unter allen Umständen mehrmals täglich. Sie lautete: »Danke für alles, ich habe keinerlei Klagen.«[38]

Einige Leute, die um Unterweisung und für Heilung zu ihr kamen, gingen enttäuscht wieder fort. Und andere begannen das zu praktizieren.

Stellen Sie sich einmal vor, Sie begännen jeden Tag mit dem Satz: »Danke für alles, ich habe nichts zu klagen.« Welche Kraft! Welche Freude! Kann Heilung dem widerstehen?

Ich erlebe jeden Tag tiefe Dankbarkeit für mein Leben. Jeder Atemzug, jeder Herzschlag sagt danke. Im Danken kommt etwas im Menschen an, kehrt der Mensch zurück nach Hause.

Lieben ist Heilen

Danken ist lieben. Lieben ist die größte Kraftquelle überhaupt, aus der Sie schöpfen können. Sie wird nie leer.

Manch einer tut sich schwer zu lieben und nicht wenige haben Probleme, sich lieben zu lassen. Die Wurzel von beidem ist dieselbe: Es ist das Ego, das sich dazwischenstellt. Im ersten Fall nimmt es sich zu wichtig, reagiert zu selbstsüchtig und egozentrisch, als dass es sich in Liebe für jemand anderen vergießen könnte. Im zweiten Fall sucht das Ego »negative« Bedeutung, indem es sich nicht für wert genug hält, sich fehlerhaft findet und sein Licht unter den Scheffel stellt. In beiden Versionen drehen Sie sich um sich selbst – was das Ego auch beabsichtigt und seiner Bedeutungssucht entspricht. Und beides hindert Sie zu lieben.

Das wirksamste Heilmittel, neuen Zugang zum Lieben zu finden, ist, sich selbst ein wenig zu vergessen. Wir sind nicht der Nabel der Welt. Die Welt dreht sich auch ohne uns weiter. Überschätzen wir also nicht, welche Bedeutung unsere Selbstsucht oder unser Minderwertigkeitsgefühl für die Welt, in der wir leben, hat. Vergessen wir uns selbst, stellen uns ein wenig mehr zur Seite, dann öffnen wir den Raum für das, was uns umgibt, nehmen wahr, wem und was wir begegnen, spüren unsere Verbundenheit mit den Menschen, den Tieren und der Natur um uns herum. Da beginnt Liebe von ganz allein zu fließen. Im Übermaß. Lieben ist heilen, denn Lieben macht Sie ganz. Lieben ist tiefstes Allverbundensein. Am Ende seines Werkes *Vom Gottesstaat* heißt es bei Augustinus: »Feiern, schauen, lieben, preisen.«[39]

Lieben ist das Leben feiern. Lieben ist Loben und Preisen. So wie im Sonnengesang das Heilige gepriesen ist. Das Leben ist heilig. Alles, was existiert, ist heilig. In einem tiefen Sinn entfällt die Unterscheidung zwischen heilig und profan. Denn alles in der erschaffenen Welt wurzelt im einen heiligen Namenlosen, in der unendlichen Weite vor aller Existenz.

> Jetzt ist es an der Zeit
> zu wissen,
> dass alles, was du tust,
> heilig ist.[40]

Gesund und heil sein ist innerer Frieden

Innerer Frieden schützt vor Kranksein

Unzufriedenheit scheint ein Phänomen unserer Zeit zu sein. In den verschiedensten Lebensbereichen erleben sich Menschen als unzufrieden. Unzufrieden sein heißt keinen Frieden haben; keinen Frieden haben heißt Kampf und Auseinandersetzung. Es ist nicht die momentane Unzufriedenheit, die sich auf eine konkret anzugehende Situation bezieht und Sie damit veranlasst, sie zu ändern, die Ihre Gesundheit unterminiert. Was sie wirklich unterminiert, ist ein dauerhaft unzufriedenes Grundgefühl im Leben – wenn Sie ein Leben führen, das Sie eigentlich gar nicht so leben wollen.

Führen Sie das Leben, das Ihnen entspricht? Oder liegen Sie mit Ihrem Leben, so wie es ist, im Streit oder sind ihm gegenüber vielleicht sogar feindselig eingestellt?

In einer US-amerikanischen Studie wurde über drei Jahre die Auswirkung von Feindseligkeit und Hass auf das Herzinfarktrisiko bei 774 älteren Männern untersucht. Dabei wurden auch die üblichen Risikofaktoren Gewicht, Blutfette, Blutdruck, Alkoholkonsum und Rauchen mit ausgewertet. Man fand heraus, dass Feindseligkeit und Hass die bedeutendsten aller Risikofaktoren waren.[41]

Im Umkehrschluss gibt es viele Studien, die nachweisen, dass liebevolle Beziehungen und ein geborgenes Umfeld geradezu eine Schutzfunktion vor Krankheit darstellen.[42]

Wenn Sie bei sich selbst eine unzufriedene Grundstimmung erkennen, dann wäre es gut und heilsam, dem nachzugehen: »Bezieht sich die Unzufriedenheit auf mich selbst, fühle ich mich zu unzulänglich, zu fehlerhaft, zu wertlos, zu schwach usw.? Oder bin ich unzufrieden mit meinem Partner bzw. meiner Partnerin, meinen Kindern, meinem Chef, meinem Beruf ...? Bin ich unzufrieden, weil ich krank bin, Schmerzen leide, keinen Ausweg und keinen Sinn sehe ...?«

Unzufriedenheit signalisiert Ablehnung, was in der Regel nichts anderes heißt, als andere Vorstellungen vom Leben zu haben, als es ist. Die Menschen, Dinge oder Situationen selbst machen nicht unzufrieden. Sie sind, wie sie sind: die Partner, die Kinder, der Beruf ... Was uns Probleme bereitet, ist in erster Linie unsere Beziehung, die wir dazu unterhalten.

Unzufriedenheit ist immer ein guter Anlass, unsere Gedanken und Einstellungen zu überprüfen.

Wie oft hadern Sie, wenn etwas nicht so klappt und sich anders entwickelt als erwartet? *Und* wie oft haben Sie im Nachhinein feststellen können, dass es eigentlich ganz gut so war, wie es dann – anders als geplant – gelaufen ist. Dadurch hat sich vielleicht etwas ergeben, das Sie heute nicht mehr missen wollen.

Mir jedenfalls begegnet das sehr oft: So bin ich vor einiger Zeit mit meiner Praxis einige Kilometer weit umgezogen. Gerade über die Landkreisgrenze hinaus. Da die Kassenzulassungen nur für einen Landkreis gelten, bemühte ich mich im neuen Landkreis um eine neue Kassenzulassung. Ich bekam dort aber keine, weil es genug Psychotherapeuten und Internisten im Landkreis gäbe. Nun ergab sich innerhalb eines Jahres, dass ich meine Praxis noch einmal verlegen wollte und wieder in meinen alten Kreis zurückkehrte, wo ich immer noch meine Zulassung besaß. Da war ich dem Leben sehr dankbar, dass es mit der Neuzulassung vorher nicht geklappt hatte. Alles hatte sich also wie in weiser Voraussicht bestens gefügt.

So ist das mit den Plänen und Vorstellungen, die wir im Kopf haben. Das Leben geht seinen eigenen Weg, und der ist oft nicht der schlechteste.

Willst Du Gott zum Lachen bringen, erzähl ihm von deinen Plänen.

Es sind nur unsere Vorstellungen, wie etwas zu sein hat, die uns mit dem widerstreiten lassen, wie es nun einmal gerade ist. Glück oder Unglück? Wie oft stellt sich heraus, dass das, was wir anfangs als Unglück betrachten, sich später als Glücksfall herausstellt. Das Leben wird immer einfacher, je mehr Sie sich vom Leben führen lassen, anstatt ihm entgegenzuwirken. Erst im letzteren Fall kommen immer wieder die wirklich schmerzhaften Erfahrungen: Denn wenn wir nicht freiwillig *mit* dem Leben gehen, dann stößt und zerrt es uns eben dorthin, wo es hinwill.

Auch dem Leiden einen Platz geben

Gerade Schmerzen und Krankheit machen den meisten Menschen sehr zu schaffen, weshalb sie sie ablehnen und einfach nur los sein wollen. Das lässt sich leicht verstehen. *Und* niemand verlangt, sich mit schmerzhaften Umständen befreunden zu müssen. Dennoch – es ist gerade die ablehnende Haltung, die Sie aus der heilsamen Ganzheit katapultiert. Krankheit und Schmerzen werden nicht dadurch besser oder gelöst, dass Sie mit ihnen hadern. Im Gegenteil: Je stärker Ihr innerer Widerstand, Ihr Nicht-einverstanden-Sein ist, desto mehr Heilkraft geht Ihnen verloren. Unzufriedenheit und Kämpfe mit und gegen sich selbst oder die äußeren Umstände sind geradezu Energiesauger. Gelingt es Ihnen dagegen, Ihr Kranksein oder Ihre Schmerzen vom Hadern zu (er)lösen und mehr mit der schwierigen Situation einverstanden zu sein, dann befreien Sie das Leiden von allen selbst gemachten Überlagerungen.

»Wenn ich leide aus Schmerz, Kummer oder Missgeschick, dann sage ich: ›Hallo, alter Freund, geht es wieder los?‹ – und setze mich hin, die Lust der Schmerzen, die Freude des Kummers und das Glück des Unglücks zu kosten; dann sieht Er, dass Er durchschaut ist, und ruft Seine Gespenster und Buhmänner zurück.« (Sri Aurobindo)

Es ist unsere geistige Haltung, die bestimmt, wie sehr wir leiden.

Können Sie Ihr Kranksein und Ihr Leiden annehmen und als Teil Ihres gegenwärtigen Lebens akzeptieren und integrieren, öffnen sich die Tore, sie neu und besser verstehen zu können. Vielleicht offenbart sich Ihnen dann das, was sich Ihnen in Form von Krankheit und Leiden entfremdet hat.

Frieden bedeutet, die inneren Gegensätze vereinen

Unfrieden spiegelt innere Gegensätze, die sich scheinbar nicht vereinen lassen. Und Frieden heißt, diese Gegensätze zu überwinden, was aus der inneren Zerrissenheit und Zwiespältigkeit in die Erfahrung eines neuen Ganzseins führt. Nicht Entweder-oder, sondern Sowohl-als-auch. Alles bekommt seinen Platz – nichts muss mehr ausgegrenzt werden. Und das kann durchaus mit spielerischer Leichtigkeit geschehen. Meist ist es nur unsere Vorstellung, dass etwas schwierig sei, was das Leben dann tatsächlich auch schwierig macht. Das Leben ist ein kosmisches Spiel – ein unendlicher Tanz des Universums. Versuchen wir also mehr zu spielen. Wer sich leicht im Spielen tut, nimmt auch im »übrigen« Leben die Dinge nicht zu ernst und schwer.

Ein 46-jähriger Patient erzählt mir im Verlauf unserer immunstärkenden Behandlung nach Operation und Chemotherapie eines Dickdarmkarzinoms von seiner familiären Situation. Seine Frau sei während der ganzen Krankheitszeit und Behandlung sehr an seiner Seite, seine halbwüchsige Tochter jedoch sei nicht einmal in seiner schweren Zeit im Krankenhaus gewesen und habe ihn gemieden, klagt er. Wir sprechen über die Ängste, die hinter einem solchen Verhalten stecken könnten, und so nebenbei kommen einige Konfliktthemen zwischen ihm und seiner Tochter zutage. Themen, die nicht neu sind, die sich auch in anderen Lebensbereichen über die Jahre hinweg gezeigt haben: seine Neigung zum Perfektionismus und sein Hang, alles unter Kontrolle zu haben. Es fällt ihm schwer, den Dingen des Lebens ihren Lauf zu lassen und darauf zu vertrauen, dass er nicht jedes Detail kontrollieren müsse. Mit seiner Tochter führte das zu argen Autoritätskonflikten zu Hause und im schulischen Bereich. Das Vater-Tochter-Thema ist das aktuelle Erscheinungsbild einer tief liegenden

Konditionierung, alles im Leben zu ernst zu nehmen und über die Maßen steuern zu müssen.

Ich gebe ihm das Bild vom »Mensch-ärgere-dich-nicht«-Spiel als eine Möglichkeit, anders mit Ärger und Kontrolle umzugehen und besser loslassen zu können.

Mit diesem Bild und einem wachsenden Bewusstsein für seine inneren Themen kann er allmählich sein Verhalten ändern, und seine Tochter reagiert prompt auf weniger Kontrolle und Ausfragen und geht nun stark auf ihn zu, was er sich immer so sehr gewünscht hatte.

Das Bild des Spiels, hier des Mensch-ärgere-dich-nicht-Spiels, ist sehr hilfreich, wenn die Freude am Leben wieder Einzug halten soll und wir weniger verbissen an die Dinge des Lebens herangehen möchten.

Die Tochter des Patienten hielt ihm einen Spiegel vor, in dem er seinen eigenen Anteil am Konflikt erkennen konnte: seine Leistungsorientierung, die er ungefragt auf die Tochter überträgt, seine geringe Toleranzbreite, seine Wut, seine beherrschende, dominante Seite, die andere leicht an den Rand drängt usw.

»Wenn wir uns länger als drei Minuten ärgern, dann hat es mit uns selbst zu tun.«[43] Dort, wo Sie einhaken, wo es Ihnen am meisten »stinkt«, liegt das eigene Thema. Im Zen erzählt man sich dazu Folgendes: Manchmal hast du ein Stück Scheiße auf der Nase und es stinkt dir. Alles um dich herum ist blöd, du bist wütend und es stinkt dir gewaltig. Vielleicht wäre es gut, dir einmal gründlich das Gesicht zu waschen.[44]

Sich das Gesicht waschen heißt den eigenen Anteil erkennen und die Projektion auf andere zurücknehmen. So lassen wir den anderen frei und stülpen ihm nicht zusätzlich auch noch unsere eigenen Themen über.

Auf diese Weise nehmen Sie sich so, wie Sie sind, an – und die andere Person ebenfalls so, wie sie ist. Innerer Frieden und Ganzheit gehen damit einher, das, was und wie es ist, anzunehmen. Erst wenn Sie sich selbst ganz annehmen, können Sie auch jeden anderen

Menschen ganz annehmen. Und Sie können damit auf beiden Seiten beginnen.

Schuld und Schuldgefühle versöhnen

Sich und andere ganz annehmen ist größte Freiheit und lässt jede Form von Schuld und Schuldzuweisung hinter sich zurück. Der Sufi-Mystiker Hafis setzt der Schuldfrage radikal eine andere Botschaft entgegen. Er spricht in der Symbolik der Sufis vom Göttlichen als vom Geliebten.

> Du verlässt
> unseren Kreis, die Freunde des Geliebten,
> wenn du
> von Schuld sprichst.[45]

Schuldgefühle und Schuldzuweisungen sind eng miteinander verknüpft. Schuldgefühle wurzeln in der Regel in frühkindlichen Botschaften und führen meist zu ungeprüften Annahmen, alles falsch gemacht und versagt zu haben. Die Schuldzuweisung lebt von dem Versuch, einen anderen für die Probleme des eigenen Lebens verantwortlich zu machen – anders ausgedrückt: sich selbst aus der Verantwortung für das eigene Leben zu stehlen.

Opfer und Täter wechseln nur die Seiten und das Spiel geht weiter. Im Grunde geht es um eine ungelöste Verknüpfung zwischen Schuldigem und Opfer, was auf beiden Seiten zu Hader, Unzufriedenheit, Streit, Abwertung oder Hass führt. Und oft wird nicht einmal darüber gesprochen. Die Beteiligten meiden sich so weit wie möglich – und so kann jeder seinen krankmachenden Überzeugungen ungestört nachhängen.

Eine 31-jährige Frau in der Frühschwangerschaft, die ich schon früher wegen Migräne behandelt habe, leidet unter heftiger Übelkeit, Erbrechen, Schwindel und Bauchkrämpfen, die den ganzen Tag andauern. In der Nacht kann sie wegen Panikzuständen nicht schlafen. Sie kann deshalb schon seit einigen Wochen nicht arbeiten, was ihr wegen ihres ausgeprägten Pflichtbewusstseins und ihres Hangs zur Leistung sehr schwerfällt.

Ihre Beschwerden sind viel stärker als eine »normale« morgendliche Schwangerschaftsübelkeit und zeigen auch darüber hinausgehende Symptome.

So stellt sich die Frage, was denn da eigentlich los ist: Die Patientin wird Mutter. Ihr Muttersein rührt an einen tief sitzenden Konflikt mit der eigenen Mutter, mit der sie viele Jahre schon unversöhnt ist und die sie für vieles in ihrem Leben verantwortlich macht. Sie hasst sie geradezu – und nun soll sie selbst Mutter werden. Da sie ein Mädchen bekommen wird, wiederholt sich in gewisser Weise in ihrem Erleben die missglückte Mutter-Tochter-Beziehung. Auf einer unbewussten seelischen Ebene lehnt sie ihre Mutterschaft ab, weil sie das alte unversöhnte Mutterbild in sich trägt. Im Sinne der chinesischen Medizin drückt sich der Konflikt energetisch in einer massiv gestauten Leberenergie aus (ein Energieprinzip, das für das Fließen der Lebensenergie zuständig ist), was all ihre Symptome bis ins letzte Detail erklärt.

Bei dieser Patientin steht es an, sich mit ihrer Mutter auszusöhnen, d. h. in erster Linie mit sich selbst und dem, wie ihr Leben war und ist. Das geschieht zuerst in ihr selbst und muss nicht zwangsläufig mit der konkreten Mutter vollzogen werden. Ob sie sich auch im Außen mit der Mutter aussöhnt oder nur innerlich, auf jeden Fall wird sich die Beziehung auf einer subtilen Ebene verändern. Vor allem aber die Beziehung zu ihrem eigenen Muttersein, was auch das Kind, das sie gebären wird, in Zukunft entlastet.

Heilung liegt jenseits von richtig und falsch

Schuld und Schuldzuweisungen resultieren aus dem Konzept von richtig und falsch – aus der Vorstellung, wie das Leben sein sollte oder hätte sein sollen. Wann immer der Konjunktiv »hätte« oder

»wäre« auftaucht, liegt die Gefahr nahe, in die selbst gestellte Falle zu laufen.

Wenn wir einen Schuldigen ausmachen, können wir uns zumindest in der Opferrolle aufgehoben fühlen: Der andere trägt alle Schuld und ich muss mich nicht mehr um meine eigenen Dinge kümmern.

Die Polarisierung von Gut und Böse verschafft uns die Möglichkeit, uns mit einer der beiden Seiten zu verbinden. Das ist eine Form der Identifikation und Sicherheit. So glauben wir wenigstens zu wissen, wer wir sind. Ist das wirklich so?

»Mein Geliebter nahm mir das Kleid der Sünde, und ich ließ es freudig fallen; dann zupfte Er an meinem Kleid der Tugend, da aber schämte ich mich und wehrte ihm voller Bestürzung. Erst als Er es mir mit Gewalt entriss, sah ich, wie verborgen mir meine Seele gewesen war.[46]

Die tiefste Wirklichkeit liegt jenseits von Sünde und Tugend. Auf dieser Ebene gibt es kein besser und schlechter, kein Opfer und keinen Täter.

Versöhnung geschieht in erster Linie in Ihnen selbst

Sie versöhnen sich allein dadurch, dass sich Ihre innere Haltung zu der betreffenden Person, der Sie Vorhaltungen machen, oder den Lebensbedingungen, unter denen Sie leiden, ändern. Sie entlassen damit die andere Person oder die äußeren Bedingungen aus der vermeintlichen Verantwortung für Ihr Glück, dafür, wie es Ihnen geht oder wie sich Ihr Leben oder Ihr Schicksal gestaltet hat.

Versöhnung beginnt damit, die eigenen Projektionen vom anderen zu lösen. Das allein er-löst die Situation schon beträchtlich, ist ein Prozess der Heilung. Und dieser Selbstheilungsprozess geschieht in Ihnen, muss überhaupt nicht mitgeteilt oder nach außen gebracht werden. Wenn Sie erkennen, wie viel von dem, was Sie einer anderen Person vorwerfen, in Ihnen selbst ein Schattendasein lebt, dann verstehen Sie vermutlich jede andere Person und sich selbst von einer neuen Warte aus besser. Werden ganz von selbst toleranter, respektvoller und zugewandter. Auch das entspannt eine Situation ungemein. Und dann gelingt es Ihnen, sich auch einzugestehen, selbst Fehler zu machen und nicht nur immer ein so »guter« und »tugendhafter« Mensch zu sein, wie man es von sich so gerne glaubt.

Im Theater: Perspektivenwechsel

Legen Sie sich Papier und Stift bereit. Gehen Sie in Ihre entspannte Übungshaltung, lassen Sie mit dem Ausatmen alles los und versenken Sie sich in Ihren inneren Raum der Stille. Wenn Sie in der Übung etwas aufschreiben, bleiben Sie dabei im Zustand innerer Wachsamkeit.

Stellen Sie sich jemanden vor, mit dem oder der Sie Schwierigkeiten haben.

- Führen Sie sich so konkret wie möglich die Schwierigkeiten, die Sie mit diesem Menschen haben, vor Augen. Was belastet Sie an ihm?
  - Welche Gefühle und Gedanken tauchen in seiner Gegenwart auf?
  - Macht er Sie rasend, enttäuscht, frustriert, hilflos usw.?
- Nun stellen Sie sich vor, Sie sind im Theater, sitzen im Zuschauerraum und schauen sich das, was Sie gerade erlebt haben, auf der Bühne an. Dort sind Sie und diejenige Person, mit der Sie die Schwierigkeiten haben. Wenn noch andere Personen gebraucht werden, dann stellen Sie sie ebenfalls auf Ihre innere Bühne. Lassen Sie jetzt vor Ihrem inneren Auge die fragliche Szene abspielen.
  - Beobachten Sie die Szene und Dynamik aus der Distanz.
  - Wie fühlen Sie sich dabei?
  - Empfinden Sie sich anders als bei Ihrer ersten Beschreibung?
  - Versuchen Sie, diesen Unterschied so genau wie möglich zu beschreiben.
  - Wie fühlen Sie sich, wenn Sie nicht mehr selbst mitten im Geschehen sind, sondern aus einer entfernten Position heraus beobachten?

- Wie verändert das Ihre Freiheit, Beziehung und Liebe zum anderen?
◆ Versuchen Sie für sich zu formulieren, welcher Teil in Ihnen selbst das Erleben der Schwierigkeit mit dem anderen erschwert hat. An welcher Stelle sind Sie am meisten involviert und »angesprungen«?
◆ Was brauchen Sie, um dieser Seite in Ihnen zu helfen?
◆ Nehmen Sie diese Seite in Ihre Arme und in Ihre Liebe hinein.

Wenn Sie spüren, dass Sie am Ende der Übung angelangt sind, kehren Sie allmählich aus dem inneren Zustand wieder in Ihr Alltagsbewusstsein zurück, bewegen Sie Ihre Glieder, atmen Sie zwei-, dreimal tief ein und aus und öffnen Sie die Augen.

Aus einer größeren Distanz betrachtet, sehen die Dinge, unter denen wir leiden, oft ganz anders aus. Das Leben ist in gewisser Weise ein Spiel und es hilft, mit ihm spielerischer umzugehen. Wenn ich mir zugestehe, Fehler zu machen, dann kann ich die Fehler anderer mit ganz anderen Augen sehen und annehmen. Wir alle sind Menschen, die gar nicht so unterschiedlich und so weit voneinander entfernt sind, wie wir es immer denken.

Sehen wir erst einmal das göttliche Wesen in jedem Menschen, entfällt ganz von allein aller Stolz, der uns sonst oft daran hindert, auf jemanden zuzugehen.

Eine 61-jährige Patientin, die nach einem Zeckenbiss eine Borreliose mit starken Schmerzen im Bewegungsapparat entwickelt hat und unter der Behandlung gute Fortschritte macht, erzählt eines Tages von ihrer Arbeitssituation. Sie ist Pflegedienstleiterin in einer Rehaklinik und fühlt sich zunehmend gemobbt. Während ihrer Schilderung bemerkt sie, dass sie eine recht überhebliche Art hat, über ihre Mitarbeiter zu sprechen und zu urteilen. Sie spürt plötzlich, dass sie sich vielleicht auch einmal in deren Position versetzen müsste. Und dass ihr Erleben sehr viel mit ihrem Stolz zu tun hat.

Ich schlage ihr eine Übung vor: Verbeugen Sie sich bei jedem Menschen innerlich vor seinem göttlichen Licht. Erst dann treten Sie in Kontakt mit ihm.

Sich innerlich vor dem göttlichen Wesen verbeugen

Diese Übung können Sie jeden Tag, bei jeder zwischenmenschlichen Begegnung machen. So lange, bis Sie spüren, dass es ganz von allein geschieht und zu Ihrer inneren Haltung geworden ist.

Um am Anfang ein Gefühl für den inneren Vorgang zu bekommen, können Sie es zunächst einmal äußerlich probieren. Legen Sie Ihre linke Hand auf die Mitte der Brust – über Ihr Herz – und verbeugen Sie sich leicht in dieser Haltung. Es ist eine Haltung der Demut, der Liebe und des Respekts vor dem anderen. Spüren Sie nach, wie sich diese Haltung innen anfühlt. Vielleicht wehrt sich auch etwas dagegen. Dann begegnen Sie Ihrem Stolz. Bedenken Sie dann, dass jeder Mensch dasselbe göttliche Licht in sich trägt, niemand ist besser oder schlechter, weiter von der Wahrheit entfernt oder ihr näher.

Wenn Sie nun wissen, wie es sich anfühlt, sich innerlich vor dem Licht eines anderen zu verbeugen, können Sie das bei jeder Begegnung praktizieren. Sie verbeugen sich vor dem göttlichen Wesen eines anderen Menschen, das Sie selbst auch sind.

Verbeugen Sie sich immer, bevor Sie in einen Kontakt gehen, und schicken Sie der anderen Person die Liebe Ihres Herzens. Außen ist nichts Besonderes zu sehen. Alles erscheint wie sonst. Die Atmosphäre der Begegnung, das Feld miteinander, ändert sich jedoch fundamental.

Wenn Sie diese Übung praktizieren, vergessen Sie nicht, sich selbst mit einzuschließen: Verbeugen Sie sich auch vor Ihrem eigenen göttlichen Wesen – jenseits von richtig und falsch, von Schuld und Gewissensbissen.

Ich habe alles so gut getan, wie ich konnte

Wie viele Mütter und Väter schlagen sich mit Schuldgefühlen gegenüber ihren Kindern herum, weil Sie sich vorwerfen, Fehler gemacht zu haben, wenn ihre Kinder Schwierigkeiten und Probleme im Leben haben. Wie oft tauchen dann Fragen und Selbstvorwürfe auf: »Was habe ich falsch gemacht?«, »Wäre ich doch mehr für mein Kind da gewesen!« oder »Wäre ich doch lieber zu Hause geblieben, anstatt berufstätig zu sein!« Woher wissen Sie eigentlich, dass das den Lebensweg Ihres Kindes tatsächlich zum Besseren gewendet hätte? Ist das nicht nur eine Annahme? Woher wissen Sie, ob Ihr Kind nicht gerade an dieser Herausforderung – dass es eben nicht immer so glatt ging –, an »der heiligen Wunde«, zu wachsen hat? Dass es gerade durch die »Fehler« und Probleme Kräfte und Fähigkeiten entwickelt, die sonst nicht möglich gewesen wären? Was wissen wir?

Wenn Sie genau auf das schauen, wofür Sie sich so oft schuldig fühlen und wo Sie meinen, versagt zu haben, dann finden Sie vermutlich heraus, dass Sie alles so gut, wie Sie es haben machen können, getan haben. Hätten Sie es besser gekonnt, hätten Sie es besser gemacht! Solange keine böse Absicht im Spiel ist, können Sie immer davon ausgehen, es – so gut es Ihnen möglich war – gemacht zu haben: Ihre Kinder erziehen, Ihrer Arbeit nachgehen, was auch immer.

Wenn Kinder erwachsen werden, kommt es nicht selten dazu, dass sie ihre Eltern beschuldigen und für die Schwierigkeiten ihres Lebens verantwortlich machen. Zum Beispiel: »Weil ihr euch nicht genug um mich gekümmert habt, habe ich keine gescheite Ausbildung machen können und nun ein schlechtes Auskommen«, oder genau andersherum »Weil ihr euch viel zu viel um mich gekümmert, euch zu sehr gesorgt und mir alle Entscheidungen aus der Hand genommen habt, bin ich heute so lebensuntüchtig und habe nicht lernen können, für mich selbst zu sorgen.« Der wirkliche Sprung ins Erwachsensein heißt, die volle Verantwortung für das eigene Leben zu übernehmen – auch für das, was aus den Schwierigkeiten der Kindheit resultiert. Sie sind der Ausgangspunkt und das Potenzial, an dem wir wachsen können. Die heilige Wunde. Wenn Sie mit Anschuldigungen Ihrer Kinder konfrontiert sind, begegnen Sie ihnen am besten mit Mitgefühl und Klarheit – schauen Sie auf das göttliche Wesen, das Ihre Kinder *und* auch Sie sind. Vielleicht sagen Sie zu Ihrem erwachsenen Kind: »Ja, mein Liebes, ich habe viele Fehler gemacht, und das tut mir aufrichtig leid. *Und* ich habe alles so gut gemacht, wie ich zu dem Zeitpunkt konnte. Ich war die beste Mutter/der beste Vater, die/den du haben konntest. Und jetzt, mein Kind, ist es an der Zeit für dich, das Beste daraus zu machen.«

Niemand ist zeitlebens verantwortlich für das Leben der eigenen Kinder. Trauen Sie ihnen zu, dass sie allein die Verantwortung für sich tragen können. Das allein stärkt das Zutrauen des Menschen. Und seien Sie standhaft und verweigern Sie sich ungerechtfertigten Erwartungen anderer. Sie sind ein freier Mensch. Also lassen Sie sich und die anderen frei und in eigener Verantwortung.

Den Rucksack der Geschichte abstellen

Meist liegen Vergangenheit, alte Verflechtungen, schon längst vergangene Konflikte, Verletzungen und Überzeugungen wie schweres Gepäck auf unseren Schultern. Leben wir nicht in der Präsenz des Augenblicks, der immerwährenden Gegenwart, tragen wir unsere Familien- und Lebensgeschichte (Leidensgeschichte) wie einen schweren Rucksack durch unser Leben. Jede schwierige Erfahrung, jedes alte Vorurteil, jede alte Verletzung gelangen so in den gegenwärtigen Tag und belasten und vergiften ihn.

Vermutlich kennen Sie das selbst: Es geht Ihnen gut, Sie sind froh und ausgeglichen – und plötzlich macht jemand eine belanglose Bemerkung oder Sie lesen einen Satz in einem Buch, und Sie »haken ein«, weil es Sie an ein Ereignis Ihrer eigenen Geschichte erinnert und vielleicht den mit dieser Erfahrung verbundenen alten Schmerz und Kummer reaktiviert. Eben ging es Ihnen noch gut, und plötzlich ziehen dunkle Wolken durch Ihr Gemüt. Und das nur, weil Sie sich in etwas »verhakt« haben, was eigentlich schon lange vorbei ist, Sie aber wie einen Rucksack ständig mit sich herumschleppen.

Warum stellen Sie den Rucksack Ihrer Geschichte nicht einfach ab? Sie können sich dann, wann immer Sie wollen, an die Ereignisse erinnern, aber sie wirken nicht mehr auf Ihr jetziges Leben.

Den Rucksack abstellen

Versenken Sie sich in sich selbst, in den Raum der Stille. Lassen Sie aufsteigen, was Ihnen oft Schwierigkeiten und Probleme macht oder wo Sie sich schlecht und unzulänglich fühlen. Vielleicht geht es um Fragen, von denen Sie überzeugt sind, dass sie nicht lösbar sind, weil ...

- Stellen Sie sich vor, all diese Gedanken, Sorgen, Probleme, die mit Ihrer Geschichte zusammenhängen, lasten wie ein Rucksack auf Ihren Schultern.
  - Spüren Sie die Last, die Sie unentwegt mit sich herumschleppen.
  - Wie fühlen Sie sich dabei?

  Lassen Sie sich genügend Zeit für die Erfahrung.
- Jetzt stellen Sie sich vor, Sie haben keine persönliche Geschichte mehr. Stellen Sie sich vor, Sie stellen den Rucksack Ihrer Geschichte mit all ihren Problemen einfach ab.
- Nehmen Sie sich aus dem Rucksack noch all die Geschenke Ihres Lebens heraus, Ihre Fähigkeiten, Ihre Begabungen, alles, was Ihnen Kraft gibt, und nehmen Sie sie in Gedanken mit auf Ihrem Lebensweg.
- Wie fühlen Sie sich jetzt? Gehen Sie ganz und gar in die Erfahrung Ihres Lebens ohne den Rucksack Ihrer Geschichte. Spüren Sie sich im Hier und Jetzt. Spüren Sie, was sich entfalten will. Spüren Sie Ihr Potenzial, das nur darauf wartet, in vollen Zügen gelebt zu werden.

Resonanz und Synchronizität

»Alles, was mir widerfährt, ist nur eine Antwort auf das, was wir sind«, heißt es bei Jean Gebser.

Die Vorstellung, es wären immer die anderen, die in unser Leben eingreifen und es in Unordnung bringen, lässt sich nicht halten. Dinge und Ereignisse, die scheinbar von außen auf uns wirken, sind gewissermaßen eine Resonanz zu dem, was in uns selbst existiert. Dieses Resonanzprinzip des Lebens ist auch das Wesen der von C. G. Jung beschriebenen Synchronizität – die eigenen Themen finden Spiegelbilder in allen möglichen Lebensbereichen.

Als ich zum ersten Mal der Akupunktur begegnete, da sagte etwas in mir: »Du musst Akupunktur lernen.« Ich begann davon zu träumen, stand am nächsten Tag vor einem Plakat, auf dem der erste Internationale Kongress für Akupunktur in Berlin angekündigt wurde, begegnete Menschen, die mich sehr unterstützten, als Neuling in der Akupunktur an diesem Kongress teilzunehmen, und traf dort meine Akupunkturlehrerin. So viel Resonanz um mich herum. So viel Führung, dass ich sie kaum übersehen konnte. Das Thema bildete sich überall ab. Und ich selbst, obwohl die Akupunktur bis dato in meiner Vorstellungswelt überhaupt nicht vorgekommen war, fühlte mich unmittelbar in der chinesischen Medizin zu Hause – als hätte ich sie schon immer praktiziert.

Synchronizität und Resonanz haben Sie sicherlich persönlich auch schon erlebt, wenn Ihnen zu einem bestimmten Thema, das Sie innerlich beschäftigt, plötzlich ein Buch in die Hände fällt, das Ihnen weiterhilft, oder jemand ruft an, von dem Sie schon lange nichts gehört haben, der mit einem zentralen Aspekt dieses Themas zu tun hat, oder Sie erleben eine Situation, die das Thema noch einmal beleuchtet oder unterstreicht.

Synchronizität ist nicht linear oder kausal. Bilder, Träume und Ereignisse stehen von außen betrachtet oft in keiner direkten Beziehung. Wir erfassen sie weniger durch Nachdenken als vielmehr durch eine Haltung des Beobachtens und Lauschens. Durch achtsames Gewahrsein.

In dem Moment, in dem Sie begreifen, dass alles, was um Sie und mit Ihnen geschieht, mit Ihrem Leben in Verbindung steht und Ausdruck Ihres eigenen Lebens ist, können Sie allmählich von der Vorstellung loslassen, dass es anders sein sollte.

Alles, was uns geschieht, gehört zu unserem Leben

Es sind nicht die Wechselfälle des Lebens, unter denen Sie leiden, sondern lediglich die Haltung und Einstellung, die Sie zu ihnen pflegen. Das Leben ist ein Kaleidoskop unendlicher Vielfalt und Schönheit.

> Dies Menschsein ist ein Gästehaus.
> An jedem Morgen eine neue Ankunft.
> Eine Freude, eine Melancholie, eine Niedertracht,
> ein kurzes Gewahrsein
> kommen als unerwarteter Besuch.
> Heiß sie willkommen und nimm alle auf!
>
> Und seien sie auch eine Horde von Sorgen,
> die mit Gewalt das Haus durchfegen,
> der Einrichtung berauben,
> auch dann, geh redlich mit jedem Gast um.
> Vielleicht räumt er dich frei
> für eine Wonne.
>
> Den dunklen Gedanken, die Scham, die Tücke,
> begrüße sie an der Türe, lachend,
> und bitte sie herein.
> Sei dankbar für jeden, der kommt,
> weil jeder geschickt ist
> als ein Wegweiser von jenseits.
>
> RUMI

Alles gehört zu unserem Leben. Zollen wir den »Gästen«, jedem Ereignis unseres Lebens unseren Respekt. Krishnamurti drückt das so aus: »Ich habe nichts gegen das, was ist.« Und Byron Katie sagt: »Lieben, was ist.«

Ich habe nichts gegen das, was ist

Die tiefste Form der Versöhnung ist, das, was ist, ganz anzunehmen. Ohne wenn und aber, ohne Gestöhne, ohne Hader. Einfach so. Das ist Leben in höchster Präsenz, ganz in der Gegenwart. Wenn es draußen regnet und stürmt, dann regnet und stürmt es. Ganz einfach. Was nützt es, es anders haben zu wollen, vielleicht weil Sie ein Picknick im Grünen geplant haben? Sie werden Petrus mit Ihrem Missmut wenig beeindrucken, stattdessen sich jedoch vermutlich Ihre wertvolle Gegenwart – Ihre einzige existierende Lebenszeit – vermiesen. Wie kommt der Ärger zustande? Nicht durch das Wetter. Das ist, wie es ist. Einzig und allein durch Ihre Einstellung: Sie hätten es gern anders, als es ist. Dabei lassen Sie sogar außer Acht, was Regen und Sturm vielleicht für neue Möglichkeiten eröffnen, die Sie noch gar nicht in Betracht gezogen haben. Vielleicht kommen Sie jetzt zu einem gemütlichen Familientag am Kamin oder einem Besuch, den Sie schon lange vorhatten. Oder es ist der rechte Augenblick, ins Kino zu gehen oder ein gutes Buch zu lesen. Unendliche Möglichkeiten – jeden Moment.

Ich habe nichts gegen das, was ist
Nehmen Sie sich eine gute halbe Stunde ungestörte Zeit und halten Sie Papier und Stift bereit, um sich Notizen zu machen. Dann gehen Sie in den inneren Raum der Stille und versenken Sie sich für eine Weile. Stellen Sie sich in diesem Zustand der Versenkung mit offenem Herzen die folgenden Fragen und bitten Sie um Antworten. Lauschen Sie den Antworten nach – ohne Wertung und Zensur. Sie können sich während der

Übung Notizen machen. Bleiben Sie aber dabei in Ihrem inneren Raum.

- 1. Frage: »Gibt es eine Lebenssituation, ein Problem oder eine Krankheit, was ich nicht ändern kann? Wo ich an meine Grenzen stoße? Wo ich Änderung dringend ersehne oder erwarte, die aber offensichtlich zumindest in absehbarer Zeit nicht möglich ist.«
Stellen Sie sich die Situation möglichst genau und plastisch vor.
- 2. Frage: »Wie reagiere ich auf die Unabänderlichkeit der Situation? Was macht das mit mir? Welche Gefühle und Gedanken kommen in mir hoch und beherrschen mich unter Umständen sogar? Wie reagiert mein Körper?«

Versuchen Sie auch hier, Ihren Zustand möglichst genau zu beobachten.

- 3. Frage: »Wenn ich die Situation nicht ändern kann, liegt in ihr vielleicht auch eine Möglichkeit, ein Potenzial, das mir vorher nicht bewusst war? Welche Chancen auf Entwicklung liegen möglicherweise darin, wenn ich die gegebene Situation voll anerkenne, wie sie ist? Lassen Sie diese Fragen für eine Weile einfach in der Schwebe und lauschen Sie, ob Sie innere Antworten hören.
- »Wie fühle ich mich damit? Kommen neue Gedanken? Fühle ich mich entlastet und entspannt?«

Beschreiben Sie möglichst genau, was Sie jetzt in sich finden und wie es Ihnen jetzt geht.

Zum Schluss danken Sie im Herzen für die Antworten und die Hilfe, die Sie bekommen haben. Dann kehren Sie wieder in Ihr Alltagsbewusstsein zurück.

Gedanken sind mentale Kraftpakete, die sich im Feld aller Möglichkeiten auswirken. Fällt es Ihnen schwer, mit dem, was ist, zu gehen und hadern Sie unwillig damit, nehmen Sie sich viele Möglichkeiten und Selbstheilungskräfte. »Ja« sagen zu dem, was ist, bedeutet nicht etwa Fatalismus – und es ist auch nicht nötig, ein Glücksgefühl zu heucheln, wenn Sie unter Schmerzen leiden. »Ja« sagen heißt vielmehr, nicht zusätzlich den Schmerz des Widerstandes oben draufzusetzen und so aus einer freien und unbelasteten Haltung heraus mit klarem, nicht von Hader und Ablehnung getrübtem Blick, den nächsten Schritt Ihrer Möglichkeiten zu erkennen und einzuschlagen. Sie können das, was gerade ist, sowieso nicht rückgängig machen. Warum also noch Energie dahineinstecken? Nutzen Sie Ihre Kraft für den nächsten Schritt in Richtung Heilung, der die jetzige Situation voll anerkennt und zum Ausgangspunkt Ihres Weitergehens macht.

Sind meine Gedanken über mich, meine Krankheit, meine Heilung wahr?

Das meiste Leiden kommt aus unserem Widerstand gegen das, was ist. Dem zugrunde liegt fast immer unsere Vorstellung, wie etwas sein sollte und wie nicht.

Das Problem ist, dass wir gemeinhin diesen Vorstellungen und Gedanken ungeprüft Glauben schenken. Byron Katie hat eine sehr einfache, aber radikale Methode, den Wahrheitsgehalt unserer Gedanken zu überprüfen, entwickelt. Es sind einfach vier Fragen und am Schluss steht eine Umkehrung des Eingangsgedankens.[47]

Die Gedanken überprüfen[48]

Schreiben Sie die Behauptung bzw. die innere Überzeugung, die Sie überprüfen wollen, auf ein Blatt Papier (z. B.: »Meine Krankheit hindert mich daran, erfüllt zu leben.«)

Haben Sie das Problem, unter dem Sie leiden, in einem Satz formuliert, können Sie diesen nun mittels vier Fragen überprüfen. Denken Sie dabei nicht über die Fragen nach, denn sonst kommt die Antwort aus den gewohnten Konditionierungen. Nehmen Sie sich einen Moment Zeit, lassen Sie sich eher in die Frage fallen und lauschen Sie innen auf eine Antwort. Achten Sie dabei auch darauf, was Sie fühlen oder wie Ihr Körper reagiert.

- 1. Frage: »Ist dieser Gedanke, den ich hier denke, wahr?« (Lassen Sie sich Zeit, sich in die Frage zu versenken.)
- 2. Frage: »Kann ich mit absoluter Sicherheit wissen, dass dieser Gedanke wahr ist?« (Lauschen Sie.)
- 3. Frage: »Wie reagiere ich, was geschieht, wenn ich diesem Gedanken glaube?« (Lassen Sie sich Zeit zu lauschen, spüren Sie, was Sie fühlen und wie Ihr Körper reagiert.)
- 4. Frage: »Wer wäre ich ohne den Gedanken?« Sie brauchen den Gedanken nicht aufzugeben. Lassen Sie einfach nur zu, ihn für einen Moment fallen zu lassen, und beschreiben Sie, was Sie dann sehen, wer Sie ohne den Gedanken sind.

Am Ende der Selbstbefragung steht die Umkehrung des Eingangsgedankens. Meist gibt es mehrere Möglichkeiten der Umkehrung. In der Regel ist diejenige die passende, bei der es »einrastet«. Sie merken, in welcher Umkehrung die größte Kraft liegt.

Möglichkeiten der Umkehrung für das oben angeführte Beispiel wären: »Meine Krankheit hindert mich *nicht*, erfüllt zu leben« oder »*Ich hindere mich selbst*, erfüllt zu leben« oder »*Meine Krankheit hilft mir*, erfüllter zu leben.«

Jeden Satz, jede Situation, an dem oder der Sie knabbern und leiden, können Sie auf diese Art und Weise auf den Prüfstand bringen. Schreiben Sie die Sätze, die Sie überprüfen wollen, stets auf, damit Sie sich nicht selbst täuschen. Wenn Sie darin ein wenig geübt sind, werden Sie merken, dass es eigentlich nur Gedanken und Behauptungen sind, denen Sie ungeprüft Glauben schenken, die Ihnen zu schaffen machen. Die Überprüfung unserer Glaubenssätze ist eine schriftliche Meditation.

Plötzlich wird klar, wie »verrückt« wir funktionieren: Es sind vor allem die eigenen Gedanken, unter denen wir entweder leiden oder die es uns gut gehen lassen. Allein schon den Unterschied zu spüren, wie es Ihnen geht und wie Ihr Körper reagiert, wenn Sie Ihren zu überprüfenden Gedanken denken oder ihn nicht denken, ist frappierend. Hier können Sie am eigenen Leib erfahren, dass Ihre

Gedanken die Welt, wie Sie sie erleben, formen und Realität schaffen. In der Umkehrung liegt zu all dem noch ein unschätzbares Potenzial an Selbsterkenntnis und Wachstumsmöglichkeit.

Sie können wollen, was Sie haben

Am liebsten mögen wir es, wenn wir immer alles bekommen, was wir wollen. Manch esoterisches Wunschprogramm ans Universum gaukelt uns vor: Du kannst bekommen, was immer du willst. Es wirkt jedoch nie der blanke Wille, etwas haben zu wollen. Das Universum ist in dieser Weise kein Selbstbedienungsladen – weder für Güter noch für Gesundheit. Eher geschieht das, was zu unserer Entwicklung notwendig ist – das, was unsere Seele sucht und braucht. Wir können das also nicht »machen«.

Was Sie aber immer tun können, ist, sich zutiefst eine Lebenshaltung zu Eigen machen, die sagt: »Ich kann wollen, was ich habe!« So lernen wir anzunehmen, was ist. Das Leben wird einfach. Und in der Einfachheit liegt größte Kraft.

Bezogen auf ein eventuelles Kranksein heißt das, den aktuellen Moment Ihres Lebens, auch wenn Sie unter Symptomen leiden, anzunehmen und ihn ohne Hader und Ressentiment zum Ausgangspunkt für den nächsten Schritt zu machen. Schritt für Schritt gehen Sie so möglicherweise im Heilungsprozess voran – Sie können wollen, was Sie haben –, oder es geht nichts voran, auch dann sind Sie eingeladen zu wollen, was Sie haben.

Ganz in der Tiefe annehmen beendet das Leiden. Wenn wir im menschlichen Maß jedoch spüren, dass wir dennoch leiden, ist auch das Leiden das, was ist. Gehen Sie dann nicht ins Hadern oder in ein Gefühl der Enttäuschung, es nicht geschafft zu haben. Sie haben einfach nur einen Schritt getan – den Versuch des Annehmens – und merken, dass es nicht geht. Wunderbar: ein neuer Schritt der Erkenntnis. Jetzt können Sie die Situation von neuem überprüfen und schauen, in welche Richtung Sie der nächste Schritt führt.

Auf diese Weise gibt es keine Opfer mehr. Sie entscheiden in jedem Moment Ihres Lebens selbst und bleiben die oder der Handelnde. Jeder Schritt führt zu einem nächsten Schritt, in einem neuen Augenblick, den Sie ganz annehmen, überprüfen und von dort die Richtung des nächsten Schritts bestimmen können. So machen Sie von Moment zu Moment Erfahrungen, die Sie nicht bewerten müssen. Sie haben nichts gegen das, was ist.

Sie werden unmittelbar erleben, wie alles in Ihnen aufatmet, weil Sie beginnen, über Ihr Leben selbst zu bestimmen. Sie selbst übernehmen die volle Verantwortung für sich.

Nur Sie selbst können etwas verändern: Ihre Haltung und Einstellung. Ihre Gedanken.

Das setzt neue Lebenskraft frei, die alles in Ihnen erfrischt. Lebenskraft, die Ganzheit und Heilung bedeutet.

Das Heilende Feld

Heilung bedeutet Ganzwerdung

»Heilung umfasst mehr als ›nur‹ körperliche oder psychische Gesundheit. ›Heil‹ umfasst immer auch psychische oder geistige Aspekte. So kann ein ›kranker‹ Mensch durchaus ›heil‹ sein, während ein ›gesunder‹ Mensch durchaus nicht ›heil‹ sein kann.«[49]

Heilung bedeutet wieder ganz werden. So kann sich jemand tatsächlich auch *mit* seiner Erkrankung ganz und heil fühlen und gut *mit* ihr leben. Die Fähigkeit, eine Krankheit annehmen zu können, befreit sie von zusätzlichem, sie überlagerndem Leiden und Widerstand, was nicht selten einen neuen Ausgangspunkt dafür setzt, dass sich Symptome und Beschwerden verringern können. Fallen alle zusätzlichen Überlagerungen weg, wird der Weg für Heilungsprozesse frei, von denen die konventionelle Medizin keine Vorstellungen hat. In diesem Sinne lassen sich auch die Worte von Hildegard von Bingen, der großen mittelalterlichen Mystikerin und Begründerin der Hildegard-Medizin, verstehen: »Jede Krankheit ist heilbar, aber nicht jeder Patient.«

Im Streben nach Ganzheit eine Krankheit besser annehmen zu können ist kein Mittel zum Zweck: Ich tue so als ob und überliste damit meine Krankheit. Ganz und heil sein ist ein Zustand, eine Haltung, die dem Menschen mit und ohne Krankheit inneren Frieden bringt.

Heilsein geschieht innen – Therapien kommen von außen

Die meisten Menschen glauben, dass Heilung und Gesundwerden von außen passiert, indem sie ärztliche Hilfe suchen, Medikamente einnehmen, Physiotherapie bekommen usw. Äußere Hilfestellungen zur Gesundheit sind hilfreich, und wir sollten sie in Anspruch nehmen. Es gibt unendlich viele therapeutische Methoden und Ansätze – von der konventionellen Medizin über die Naturheilkunde bis zu ganzheitlichen Ansätzen, die alle Ebenen von Körper, Geist und Seele miteinbeziehen. Da ist es nicht leicht, sich zu orientieren und einen Weg einzuschlagen. Und was dem einen geholfen hat, muss noch lange nicht für einen anderen das Richtige sein.

Oft bekommen Sie von Verwandten, Freunden, Ärzten und vielen anderen Leuten Ratschläge, was Sie tun und was Sie lassen sollen. Achten Sie eher auf Ihre eigenen Impulse, auf das, was *Sie* brauchen. Wann immer Sie merken, dass Sie unter Druck kommen, für Ihre eigene Sichtweise und Ihr Erleben kein Spielraum mehr ist, seien Sie vorsichtig. Was auch immer Sie für Ihre Heilung und Gesundheit tun wollen, braucht *Resonanz und Stimmigkeit in Ihnen*. Wahrscheinlich kennen Sie recht gut Situationen, in denen Sie urplötzlich ein ganz klares Gefühl haben: Das ist es! Über jeden Zweifel erhaben. Bei anderen Dingen dagegen spüren Sie eher ein mulmiges Gefühl im Bauch.

Hier sind ein gutes Gespür und Intuition gefragt, ein Gespür für Resonanz zu dem, was einem entgegenkommt und einem gut tun könnte. Sie müssen sich mit der einzuschlagenden Behandlung wohlfühlen und ihr vertrauen können. Es ist eine Frage der Stimmigkeit, die nicht allein durch Nachdenken und Argumente des Für und Wider entsteht, sondern die mit einem Nach-innen-Lauschen und Die-Stimme-des-Herzens-Wahrnehmen zu tun hat. Die Gefühle von Stimmigkeit oder Unbehagen trügen nicht. Ihre Seele verfügt über eine größere Weisheit, als Sie ahnen, die weit über das Verstandeswissen hinausreicht.

Wenn auch inzwischen in vielen Studien die gesundheitsfördernden Wirkungen beispielsweise von chinesischer Medizin, von Ayurveda, von Qigong, Taiji, Yoga, Entspannungsübungen oder Meditation nachgewiesen wurden, so stellt sich doch bei jedem Menschen und jeder Krankheit immer wieder die Frage neu, was für den jeweiligen kranken Menschen speziell das Richtige ist, was hier genau passt und den besten Erfolg auf Besserung oder Heilung verspricht. Das kann für zwei Menschen, die schulmedizinisch dieselbe Diagnose haben, völlig verschieden sein. Wir können nicht zwei Menschen über denselben therapeutischen Kamm scheren. Die Therapieleitlinien, die in den letzten Jahren von den medizinischen Fachverbänden für bestimmte Krankheiten erarbeitet wurden, und die das öffentliche Gesundheitssystem unter dem Namen *Desease Management* als bindend für die Ärzte erklären möchte, sind eine Katastrophe für jede individuelle Behandlung und werden sich zu einem Bumerang entwickeln. Denn danach wäre »rechtlich« nur noch leitliniengerechtes schulmedizinisches Handeln möglich, und Ärztinnen und Ärzte mit einer ganzheitlichen Ausrichtung könnten »ihre« Medizin kaum noch praktizieren, ohne mit einem Fuß im Gefängnis zu stehen.

Die heilende Kraft der Natur

Auf die einzelnen Therapiemöglichkeiten, die wir von außen kommend in Anspruch nehmen, gehe ich hier nicht ein. Dafür gibt es genügend einschlägige Bücher und andere Informationsquellen.

Worauf ich jedoch eingehen möchte, ist etwas, das uns als Heilquelle immer umgibt, etwas, das uns immer und ganz zur Verfügung steht, etwas, das wir gewöhnlich in seiner Heilkraft unterschätzen: die Natur.

Wenn Sie raus in die Natur gehen und die Frische des Windes im Gesicht, die Sonnenstrahlen auf den Armen, die Regentropfen auf der Haut, den Duft des Waldbodens, das Knirschens des Schnees und den gefrorenen Atem im Winter spüren, dann regenerieren sich Ihre Batterien. Sie tanken Lebenskraft. Jeden Tag draußen zu sein ist eine wunderbare Vorbeugung gegen Krankheit. Und wenn Sie krank sind, dann gibt die Natur wieder Kraft und Frische, die Ihren Körper und Ihre Seele beleben und den Heilungsprozess fördern.

Heilende Kraft der Natur

Nehmen Sie sich vielleicht eine halbe Stunde Zeit, um in der Natur zu sein und dort zu verweilen. Versuchen Sie dabei ganz präsent zu sein, alle Ihre Sinne zu schärfen, Ihre Umgebung voll und ganz wahrzunehmen, ohne Gedanken nachzuhängen und ohne zu werten und zu urteilen.

Nacheinander können Sie die verschiedenen Dimensionen Ihrer Umgebung fokussieren.

- ◆ 1. Fokus: Nehmen Sie die heilende Kraft, die aus der Erde aufsteigt, wahr. Bitten Sie die Erde um ihre Heilkraft und erlauben Sie sich, sie zu empfangen. Nehmen Sie auf, was die Erde Ihnen schenkt. Danken Sie ihr für ihre Gaben, Hilfe und Heilung.
- ◆ 2. Fokus: Nehmen Sie die heilende Kraft des Himmels über sich wahr. Bitten Sie den Himmel um seine Heilkraft und erlauben Sie sich, sie zu empfangen. Nehmen Sie auf, was der Himmel Ihnen schenkt. Danken Sie dem Himmel für seine Gaben, Hilfe und Heilung.
- ◆ 3. Fokus: Nehmen Sie die heilende Kraft dessen wahr, was Sie umgibt: die Bäume, Sträucher Blumen, Vögel usw. Bitten Sie Ihre Umgebung um ihre Heilkraft und erlauben Sie sich, sie zu empfangen. Nehmen Sie auf, was Ihre Umgebung Ihnen schenkt. Danken Sie ihr für ihre Gaben, Hilfe und Heilung.
- ◆ 4. Fokus: Nehmen Sie die Kraft der Luft, die Sie atmen, wahr. Bitten Sie die Luft um ihre Heilkraft und erlauben Sie sich, sie zu empfangen. Nehmen Sie auf, was die Luft Ihnen schenkt. Danken Sie ihr für ihre Gaben, Hilfe und Heilung.

Wenn Sie diese Übung machen, stellen Sie sich vor, wie Sie ein Teil der ganzen Natur sind. Sie sind ein notwendiger Teil im größeren Ganzen, das aus Bäumen, Wiesen, Bächen, Vögeln, Rehen, Sonne, Regen, Luft und Wolken und auch aus Ihnen besteht. Sie sind wie ein Atom in der Zelle des Lebens – Teil und Ganzes zugleich.

Im Wesentlichen geschieht Heilung in Ihnen selbst – alle äußeren Maßnahmen unterstützen lediglich den inneren Prozess der Selbstheilung. Sie unterstützen diesen Prozess vor allem dadurch, dass Sie möglichst alles, was Ihre Selbstheilungskräfte behindert, bindet oder blockiert, auflösen. Das bezieht alle Ebenen mit ein: Körper, Psyche und Ihr spirituelles, grenzenloses Sein. Auf diese Weise können Sie sich für das Heil- und Gesundwerden bereit machen und Heilung aus der Tiefe einladen.

Das Heilende Feld

Heilung geschieht im Heilenden Feld – in einem grenzenlosen Feld oder Meer der Möglichkeiten. Ein Ausdruck aller Möglichkeiten drückt sich gerade in diesem Moment in Ihnen selbst aus – so wie Sie jetzt gerade sind.

In Analogie zum Quantenfeld der modernen Physik, ein physikalischer Begriff für das Feld aller Möglichkeiten, spricht Ervin Laszlo von einem Holofeld – ein modernes Wort für die älteren Bezeichnungen »ätherisch«, »geistig« oder »spirituell«.[50] Jenseits der Materie – und im Heilungskontext: jenseits von Lebens- und Leidensgeschichte – erscheint nur noch »leerer« Raum, sagt die Quantenphysik: ein grenzen- und zeitloser Raum voller Informationen. Das heißt in der Sprache der Physik: voller köhärenter, d. h. gleichlaufender, gebündelter Wellenfunktionen. Diese Informationen sind virtuelle Möglichkeiten, die sich als Form und Gestalt manifestieren können (In-formation bringt *in* Gestalt und Form), wenn im Sinne der Interferenz eine zweite Information auf sie trifft, wodurch sie als deköhärent aus dem Raum der Möglichkeiten herausfallen und sich materialisieren.

Wellenfunktionen, die mit köhärenten, d. h. nicht manifesten Informationen im Raum aller Möglichkeiten interferieren, quasi zusammenstoßen und sich damit realisieren, können auch Gedanken und Überzeugungen sein, die wir in uns tragen.

Wie Gedanken und Glaubenssätze selbsterfüllend wirken können

So führen tief sitzende Konditionierungen und Glaubenssätze zur Manifestation immer wieder der gleichen Erfahrung oder Realität. Das heißt, dass solche mentalen Konzepte eine sich selbsterfüllende Kraft entfalten, wodurch wir unsere Realität selbst mitgestalten. Wirkt in einem Menschen beispielsweise ein tief in ihm existierendes Lebenskonzept, nicht in Ordnung zu sein, kein Lebensrecht zu haben oder nie mehr gesund zu werden, dann wirken diese Überzeugungen in gewissem Sinne selbsterfüllend.

»Wenn es den Menschen gelingt, dieses höchste Bewusstsein, das in der Tiefe der Zellen ruht, zu berühren und von den ›mentalen Schlacken‹ zu befreien, dann kennt der Körper keine Grenze mehr. Er ist überall! Er weiß um alles. Er ist sowohl Teil wie auch das Ganze.«[51]

Mentale Schlacken sind alte Konditionierungen, in Fleisch und Blut übergegangene, unser Erleben und Handeln bestimmende Überzeugungen. Alle Festlegungen wie medizinische Diagnosen, pathologische Beschreibungen und Prognosen, die einen Menschen beispielsweise zu einem »Diabetiker«, »Rheumatiker« oder »Krebskranken« reduzieren, fixieren auf fatale Weise die Identifikation der kranken Person mit ihrer Krankheit, was kaum einen anderen Ausweg mehr zulässt. Einmal »Rheumatiker«, immer »Rheumatiker«. Es macht einen fundamentalen Unterschied, ob Sie glauben, eine autoaggressive Immunkrankheit wie eine Hashimoto-Schilddrüsenentzündung zu haben, von der die Ärzte Ihnen sagen, dass sie nach und nach Ihre Schilddrüse unrettbar zerstört, oder ob Sie einfach nur Ihre Symptome benennen wie »mein Hals ist verdickt«

oder »ich habe Knoten in der Schilddrüse« und das in Verbindung mit sich und Ihrem Leben bringen.

Kein Organ ist nur für sich krank, sondern es betrifft Sie als ganzen Menschen. Was in mir, in meinem Leben hat mich empfänglich gemacht, auf gerade diese Weise zu erkranken? Wenn Sie Ihre Krankheit zu verstehen lernen, halten Sie schon einen ersten Schlüssel zur Lösung in der Hand.

So können Schilddrüsenprobleme Ausdruck von nicht gelebtem Leben, von zurückgehaltenen Lebensimpulsen und Selbstausdruck oder auch von unterdrückter Wut und Unzufriedenheit sein. Ist es möglich, die Lebensenergie wieder zu aktivieren – zum Beispiel indem die betroffene Person mehr auf die eigenen Lebensimpulse achtet und mehr das eigenen Leben zu leben lernt, als immer nur zurückzustecken, und zusätzlich vielleicht eine energetische Behandlung wie Akupunktur bekommt –, dann werden immer wieder Heilungsprozesse solcher Erkrankungen, von denen die Schulmedizin behauptet, sie wären unheilbar, angestoßen.

Medizinische Festlegungen schränken die Heilungsmöglichkeiten ein

Dasselbe gilt für alle anderen medizinischen Festlegungen, zum Beispiel bei Diagnosen wie Bluthochdruck, koronare Herzkrankheit, Allergien, Rheuma, um nur einige zu nennen. Die konventionelle Medizin macht nicht den Versuch, die Blutdruck-, Herz-, allergischen oder rheumatischen Beschwerden im Lebenskontext verstehen zu wollen und in Bezug zum Leben der betroffenen Person zu setzen, geschweige denn Medikamente wieder zu reduzieren oder abzusetzen, wenn die Symptome zurückgehen, meist mit der Begründung, »das werden Sie Ihr Leben lang haben, und wenn Sie nicht immer das Medikament nehmen, dann wird Schlimmes passieren«.

Leider versteht die westliche Schulmedizin auch nichts von energetischen Zusammenhängen – ganz anders als die schulmedizinischen Richtungen Asiens. Es werden unglaublich viele Möglichkeiten heilsamer Behandlungen durch Borniertheit und Arroganz einer technologisierten, rein auf Materie ausgerichteten Medizin zum Schaden für die Patienten verspielt.

Wie heilsam wäre es, wenn das Wissen der modernen Medizin der westlichen Zivilisation sich mit dem der komplementären und energetischen Medizinsysteme und deren Erkenntnissen und Methoden verbinden würde. Wäre das dann auch noch eingebettet in ein ganzheitliches Verständnis und Menschbild, das Materie, Geist und Spiritualität umfasst, dann könnte diese neue Medizin zu einer wirklichen Heilkunst werden. Das Heilende Feld fände seinen vollsten Ausdruck.

Heilung finden ist ein Sich-Öffnen in einen weiten, alle Grenzen sprengenden Raum, in dem alles möglich ist. Das Bewusstsein unseres kleinen Ich ist bei weitem zu phantasielos, um sich diese Möglichkeiten auch nur annähernd ausmalen zu können.

Zentrierte Ausrichtung auf Heilung

Einerseits können Überzeugungen und Glaubenssätze Realität erzeugen, andererseits können wir uns nicht einfach nur »gesund denken«. Der Wunsch, gesund zu werden, allein reicht nicht. Es reicht nicht, wenn Sie sich wünschen, Ski fahren zu können, und es dabei belassen. Um Ski fahren zu können, ist es erforderlich, zu üben und dranzubleiben. Es braucht Beständigkeit und tiefes Verlangen. Ein stetes lebendiges, inneres Bild von Gesundsein in Ihnen, eine starke Ausrichtung und hohe Bereitschaft, alle inneren und äußeren Signale und Zeichen für Ihren Heilungsprozess zuzulassen und sich darauf zu beziehen, wird entsprechende Auswirkungen im Heilenden Feld haben. Das ist vergleichbar mit gebündelter, kohärenter In-formation als Voraussetzung von Manifestationen.

Ausrichtung und Bündelung scheinen ein Kennzeichen biologischer Gesundheit zu sein: Gesunde Körperzellen strahlen anders als kranke Zellen gleichförmig ausgerichtetes, kohärentes Licht, quasi Laserlicht, aus. So kann Ihre zentrierte und beständige Ausrichtung auf Heilung Heilkräfte aus dem Feld aller Möglichkeiten realisieren, die Ihnen dann zur Verfügung stehen. Ob Heilung tatsächlich eintritt, ist weder garantiert noch vorhersehbar. Das bleibt ein Geheimnis, wie auch jede Krankheit ein Geheimnis birgt, und ist letztlich Gnade. Niemand kann Heilung »machen« – allerdings können Sie Heilung mit einem offenen Herzen und dem Ablegen konditionierter, krankmachender Überzeugungen einladen.

Das Heilende Feld im Menschen ist so weit wie das Universum

Das Heilende Feld ist in Ihnen und es ist so weit wie das Universum. Grenzenlos. Alle Möglichkeiten des Kosmos stehen potenziell zur Verfügung. Nichts, was nicht geschehen könnte. Sich dem zu öffnen, können Sie lernen. Und darauf vertrauen, Zugang zu allem im Universum zu haben, denn alles steht mit Ihnen in lebendiger Verbindung. »In der lebendigen Natur geschieht nichts, was nicht in einer Verbindung mit dem Ganzen steht.« (Goethe)

Sie sind eins mit allem im ganzen Universum. In einer Dimension jenseits von Raum und Zeit – einer Dimension jenseits aller sinnlichen Erfahrungsmöglichkeit. Das Heilende Feld ist kein Raum, denn es hat keinen Ort. Die Kraft, die letztendlich im Heilenden Feld wirkt – im Formlosen wie in Form und Gestalt –, können wir weder begreifen noch beschreiben. Die Essenz dessen, was wirkt, können wir allenfalls völlig unzureichend zu bezeichnen versuchen, als Quelle oder unendliche Weite, als namenlos, wie auch immer. Letztlich kommt jede Heilung aus *dem*. Eins mit *dem* ist Kommunion im tiefsten »Verständnis«, in dem kein Verstehen mehr ist.

Auf der Ebene des Heilenden Feldes geht es nicht primär ums Tun, sondern vielmehr um ein Zulassen dessen, was ist. Um eine offene Haltung, die Heilung für grenzenlos möglich hält und einlädt. In meinem Repertoire ist das Wort »unmöglich« gestrichen.

Das heißt keineswegs, sich für allmächtig zu halten – überhaupt nicht. Aber etwas in mir »weiß«, dass *es* immer möglich ist. Und wie oft können wir das erfahren!

Sobald diese innere Haltung in Ihnen reift, Sie sich mehr und mehr dafür öffnen können, Sie das Heilende Feld in sich als eine beständige Ausrichtung erfahren, beginnt Ihr Leben lebendig und kraftvoll in einem Strom alles überschreitender Liebe zu fließen. Dieser innere »Ort«, das Heilende Feld, ist letztlich der stets unverbrüchliche heile Wesenskern in Ihnen. Auf ihn den Fokus zu richten bringt die Selbstheilungskräfte in Resonanz. Dieser »Ort« *ist* stets in Ihnen – bewusst oder unbewusst. Wird er jedoch zu einer bewussten Erfahrung und so zu einem Teil Ihres inneren Wissens, das Sie fortan ständig begleitet, bieten Sie sich der universellen Heilkraft mit offenem Herzen, mit Demut, klarer Ausrichtung und Präsenz an.

Eingeschwungen in diesen Hintergrund übertragen sich heilende Energie und In-formation auf Ihr ganzes Sein. Sie können versuchen, gewahr des stillen Raumes hinter allen Vorstellungen, jede Zelle und jedes Gewebe, jedes Organ und jeden Körperteil bewusst daran teilhaben zu lassen, indem Sie einen Fokus auf das Gebiet, das Heilung braucht, richten.

Heilmeditation

Nehmen Sie sich eine gute halbe Stunde ungestörte Zeit. Setzen oder legen Sie sich bequem hin, sodass Sie ganz entspannt sein können. Schließen Sie die Augen, atmen Sie noch dreimal tief ein und aus und lassen Sie mit jedem Ausatmen alles los: jeden Gedanken, jedes Problem, alles. Wenden Sie sich mehr und mehr nach innen, lassen Sie sich innerlich sinken. Tiefer und tiefer. Spüren Sie im Inneren die Stille und in der Stille einen Frieden. Versuchen Sie, in sich Liebe zu spüren: Liebe zu dem, was Sie erschaffen hat, Liebe zur Schöpfung, zur Natur oder auch Liebe zu einem Menschen, einem Wesen. Wichtig ist, dass Sie das Gefühl der Liebe wirklich in sich spüren und es nicht nur denken. Erlauben Sie dem Gefühl der Liebe, sich in Ihnen auszudehnen. Versinken Sie darin ganz und gar und verweilen Sie darin ein wenig.

Sie können nun alles, was Ihnen heilig ist – unbenannte Helfer, Heilige, Jesus, Buddha, das Göttliche, Mutter Erde –, um Hilfe und Begleitung anrufen. Warten Sie einen Moment, bis Sie ihre Präsenz spüren.

Nun atmen Sie mit jedem Atemzug Heilkraft aus dem Universum, dem Raum aller Möglichkeiten, tränken Sie sie mit dem Geschmack der Liebe, die Sie spüren und sind, und schicken Sie mit jeder Ausatmung heilende universelle Essenz und Liebe durch ihr krankes Organ oder Gewebe. Sie können das fünf bis zehn Minuten praktizieren. Denken Sie dabei an gar nichts. Überlassen Sie sich einfach nur der heilsamen Kraft und Liebe, die Sie mit Unterstützung Ihrer Helfer in das kranke Gebiet lenken.

Wenn Sie das Gefühl haben, dass es reicht, verweilen Sie einfach noch weitere zehn bis zwanzig Minuten in der Stille Ihrer Versenkung und im Raum der Liebe.

Wenn Sie die Heilmeditation beenden, danken Sie Ihren Helfern und kehren Sie danach wieder zurück in Ihr Alltagsbewusstsein, indem Sie noch dreimal tief ein- und ausatmen, sich etwas räkeln und Ihre Augen wieder öffnen.

Sie können die Heilmeditation täglich machen, bei Bedarf auch mehrmals täglich.

Sollten Sie im zweiten Teil das Gefühl haben, eingeschlafen zu sein, macht das nichts. Der vertiefte Bewusstseinszustand wirkt manchmal auf uns wie Schlaf.

Heilung geschieht immer hier und jetzt

Die Gegenwart ist der stete lebendige Bezugspunkt. Verhaftet in der Vergangenheit und fixiert auf die Zukunft verpassen Sie den Augenblick des Heilens in der Gegenwart. Heilende In-formationen setzen aus dem Meer der Möglichkeiten, aus dem zeit- und ortlosen Hintergrund allen Seins, in einem einzigen Augenblick einen Wendepunkt. Sie entfalten unmittelbar in der zeitlosen Gegenwart *kairos* im Gegensatz zur messbaren Zeit *chronos* das Heilungspotenzial und setzen einen Heilungsprozess in Gang. In diesem Moment der Wende zur Heilung weiß jede Zelle des Organismus, dass ein neuer Weg eingeschlagen ist. Alle Signale stehen auf Heilung, jede Zelle, jedes Molekül und jedes Atom ist auf Heilung eingestellt.

Das Heilende Feld enthält die heilende In-formation, die sich nun umsetzen und realisieren kann. Das lässt sich nicht auf Knopfdruck willentlich herstellen, das geht nicht mit den guten Argumenten des Verstandes – Sie können sich nur für diesen inneren Raum aller Möglichkeiten offenhalten und dafür sorgen, dass sich möglichst alle hinderlichen mentalen Saboteure und krankmachenden Überzeugungen auflösen. Deshalb sind Zeiten der Stille und der Meditation so wichtig und wertvoll. Denn in der Versunkenheit jenseits der unzähligen Stimmen des Verstandes lösen sich mehr und mehr die täuschenden Selbstbilder und selbstzerstörerischen mentalen Botschaften, löst sich der Glaube an die Gedanken, die Sie denken und die Sie für wahr halten. Die Stille führt Sie in den einzig lebendigen Augenblick der Gegenwart. »In der Meditation zieht sich der Geist auf seinen Ursprung zurück. Im Zustand zeitlosen oder transzendentalen Bewusstseins empfindet man Fülle. Statt Wandel, Verlust und Verfall ist da Festigkeit und Erfüllung. Man spürt, dass das Unendliche überall ist.«[52]

Heilung aus dem offenen Herzen

Sich dem Heilenden Feld öffnen bedeutet gleichsam das Herz öffnen. Das Herz als Ort des Liebens, der Verbundenheit und des lebendigen Fließens. Die alten Chinesen sagen: Im Herzen wohnt das Bewusstsein. Ein kleiner Teil des Bewusstseins ist das Alltagsbewusstsein – das rationale, analytische Denken –, und es ist ein Arbeitsinstrument für den Alltag. Das rationale Denken ist jedoch nur die Spitze des Eisbergs unseres gesamten Bewusstseins. Um einen Eindruck der Weite des ganzen Bewusstseins zu erfahren, können wir beispielsweise durch die Meditation in einen Raum der Stille hinter die Ebene des Verstandes gelangen. Dies tun Sie ohnehin jede Nacht, wenn Sie schlafen. Im Tiefschlaf tauchen Sie in einen Bewusstseinsraum jenseits Ihres Verstandes ein. Nur sind Sie sich dessen nicht bewusst. Sie träumen da nicht einmal. Der Mensch wird im Tiefschlaf ganz still. Keine Bewusstseinsregung – still und spiegelglatt wie die Oberfläche eines Teichs bei Windstille. Da gibt es kein Bewusstsein, weil Sie dort in der Einheit sind – jede Nacht. Jede Nacht geht unsere Seele an die Quelle, aus der sie Lebenskraft schöpft. Deshalb stirbt der Mensch, wenn ihm der Schlaf entzogen wird. Ohne an der Quelle trinken zu können, gibt es kein Leben.

In der Meditation trinken wir aus derselben Quelle – aus dem Einssein. Darin liegt ihre grenzenlose Kraft. Und Sie können das durch die Meditation bewusst tun. Das weite Bewusstsein ist transzendent und grenzenlos, und führt uns zeit- und raumlos an jeden Ort des Universums.

Das Heilende Feld mit all seinen Möglichkeiten ist ein Aspekt des unendlich weiten, universellen Bewusstseins. Um zu erkennen, wer wir jenseits von Persona und Identifikation sind, ist es nötig, dass der Verstand schweigt. Meine spirituelle Lehrerin, Irina Tweedie[53], hat das »den Kopf ins Herz hämmern« genannt.

Das transzendente Bewusstsein steht in Verbindung mit allem und ist gleichzeitig alles und eins mit allem. Für das Einssein und die Allverbundenheit ist das Herz – das metaphysische Herz – der Ort der Erfahrung. In fast allen alten Kulturen und religiösen und spirituellen Traditionen. Deshalb ist das Herz auch der Ort der bedingungslosen Liebe – die der Ausdruck des Eins- und Allverbundenseins ist. Das Bewusstsein des Herzens, nicht des Verstandes, hört die Stimme, die zur Heilung ruft: »Wenn die Stimme mit Liebe spricht, wird doch das Herz – auch wenn der Intellekt es nicht hören kann – die Botschaft empfangen.«[54] Die Herzqualität des Heilenden Feldes steht in Resonanz mit der heilenden Liebe.

Je weiter und offener Ihr Herz wird, desto wirksamer entfalten sich die heilenden In-formationen im Bewusstsein, das Sie sind.

An gebrochenem Herzen erkranken

Verschließt sich das Herz, drohen wir zu ersticken. Alle Lebensenergie gerät ins Stocken. Krankheit und Tod bahnen sich an. Im Volksmund kennen wir den Spruch: Jemand ist an gebrochenem Herzen gestorben. Immer wieder lässt sich das beobachten; wenn zum Beispiel ein Paar ein Leben lang zusammen war und einer stirbt, dauert es oft nicht lange, bis der oder die andere folgt. Auf einem Grabstein in Cocolin bei St. Tropez steht folgende Inschrift: »Erst starb sie. Er suchte für ein Weilchen zu leben ohne sie; vermochte es nicht und starb.«[55] Kürzlich ist eine Studie vorgestellt worden, die das »gebrochene Herz« untersucht hat. Kardiologen bestätigen, dass ein plötzlicher und massiver Ausstoß von Stresshormonen dazu führen kann, dass sich der Herzmuskel nicht mehr gleichmäßig zusammenzieht. Stattdessen bleiben der untere und mittlere Teil der Herzkammer schlaff. Nach einer Studie von Ärzten am St. Bernward Krankenhaus in Hildesheim leiden 2 bis 2,5 Prozent aller eingelieferten »Infarktpatienten« nicht an einem typischen Infarkt, sondern an einem durch Stress gebrochenen Herzen. Überwiegend sollen ältere Frauen davon betroffen sein.[56, 57]

Authentisch, wahrhaftig, heil

Eine weitere Herzensqualität liegt in der Authentizität. Ein offenes Herz ist wahrhaftig. Auf der Herzebene erkennen Sie sich selbst auf einer tieferen Ebene – wer Sie hinter Ihren Selbstbildern, Vorstellungswelten, Meinungen, Überzeugungen und Konditionierungen sind. Das Herz ist ein Bewusstseinsinstrument, das Sie unweigerlich zu Ihrer wirklichen Wesensnatur hinführt. Ihr zu begegnen ist möglich im geschützten Raum der Liebe, in dem Sie sich selbst ganz annehmen können, wenn Sie ungeschminkt im Spiegel Ihr wahres Gesicht erkennen. Eine Frau, die bei mir die zweijährige Ausbildung »Heilende Medizin – ein integraler Entwicklungsweg für Menschen im Heilberuf« gemacht hat, berichtete einmal, sie könne sich nicht mehr im Spiegel erkennen. Natürlich hatte sie sich äußerlich nicht verändert, aber sie sah sich nun mit anderen Augen, sah hinter die Kulissen und erkannte nicht mehr das »alte« Gesicht. Es verwirrte sie, bis sie verstand, dass etwas in ihr anders zu schauen begonnen hatte.

Es braucht den Willen und den Mut zur Wahrhaftigkeit, gepaart mit Gnade und Liebe, die ungeschminkte, aufrichtige Selbsterkenntnis zuzulassen. Im freien Raum des offenen Herzens und des weiten Bewusstseins können Sie alle Glaubenssätze und Überzeugungen, die Ihr Leben einengen und bestimmen, die Krankheit und Leiden den Weg bahnen, auf den Prüfstand bringen. Prüfen Sie alles, wenn Sie wissen wollen, wer Sie wirklich sind – wenn Sie wieder heil und ganz werden wollen.

Lieben – lebendige Heilkraft

Lieben ist Leben und somit höchste Heilkraft. Lieben bringt alles in Ihnen in die natürliche Ordnung zurück, stellt die natürliche Kommunikation von Zelle zu Zelle, von Organ zu Organ und von Mensch zu Mensch wieder her, denn Lieben ist Verbundenheit.

Lieben öffnet die Herzen, jede Enge fällt ab. Lieben Sie, ist alles möglich. Und Lieben lässt frei: Jede Zelle des Organismus atmet wieder frei. Die tiefste Sehnsucht des Menschen ist, geliebt zu werden, denn das Gefühl der Liebe überwindet unser vermeintliches Getrenntsein – getrennt vom anderen, getrennt von der Welt, getrennt vom Göttlichen. So hat jeder Mensch, jedes Lebewesen ein Urbedürfnis nach Liebe.

Viele Menschen erleben sich in diesem Urbedürfnis als unerfüllt und leiden unter einem Mangel an Liebe, der sie buchstäblich krank macht. Sie verkennen dabei nur allzu oft, dass es nicht der Mangel an Liebe ist, der krank macht, sondern der Mangel an *Lieben* – selbst zu lieben.

Einsamkeit und der Mangel an Lieben gehören zu den größten Krankmachern, die wir kennen. Viel mehr als alle sogenannten medizinischen Risikofaktoren. Ein von Liebe deprivierter Organismus kann durch Schwächung zur Eintrittspforte für Krankheitsfaktoren werden – von außen in Form von Viren oder Bakterien, von innen beispielsweise als hoher Blutdruck oder zu hoher Blutzucker. Die Schwächung des Gesamtbefindens aus einem Mangel an Liebe heraus macht Sie anfällig, untergräbt die Reparaturfunktionen des Körpers, wodurch die Entstehung von Tumoren oder die Entgleisung von Organfunktionen begünstigt wird. Fühlen wir in uns Liebe, sind wir innerlich gekräftigt, die Abwehrkraft ist gestärkt, Krankheiten, zu denen wir vielleicht eine Veranlagung in uns tragen, kommen nicht mehr so ohne weiteres zum Ausbruch.

»Liebe lässt sich nur durch Liebe erlangen«, sagt Katharina von Siena. Beginnen Sie, bewusst auf Menschen zuzugehen, Interesse an Ihnen zu haben, Ihr Herz zu öffnen und sie zu lieben. Lieben – wie auch heil sein – geschieht in Ihnen selbst. Lieben Sie, wärmt sich Ihr Herz am Feuer der Liebe – *und* Ihre Liebe wärmt auch andere. Wenn Sie lieben lernen, heilt etwas in Ihnen. Lieben ist selbstverständlich kein Selbstzweck: Es macht keinen Sinn, lieben zu lernen, *um* wieder gesund zu werden. Dann stehen Sie selbst schon wieder mit Ihren Wünschen und Bedürfnissen im Zentrum. Das hat nichts mit Lieben zu tun.

Lieben vergießt sich – denn Lieben vergisst sich.

Wer liebt, vergisst sich selbst. Wer nur danach trachtet, geliebt zu werden, kreist stets um sich selbst. Wer kann da bei so viel Selbstbeschäftigung überhaupt auf Sie zugehen?

Beginnt die Herzensliebe zu fließen, ist der Mensch in Kontakt mit seiner ursprünglichen, göttlichen Natur, seinem unverbrüchlich heilen Wesenskern, den jeder und jede von uns in sich trägt – in Wirklichkeit *ist*. So heilen Sie sich selbst und Ihren Nächsten. »Das einzig Wichtige im Leben sind die Spuren der Liebe, die wir hinterlassen, wenn wir gehen.« (Albert Schweitzer) Doch bevor Sie gehen, möge noch viel Zeit zum Lieben bleiben.

Sich mit dem Herzen begegnen

Jemanden mit ganzem Herzen zu lieben heißt nicht, mit allem einverstanden zu sein. Wenn Sie jemand übers Ohr haut oder Sie ungerecht behandelt, dann kann eine klare Grenze, ein deutliches Nein, auch ein Akt des Liebens sein. Und dabei können Sie durchaus in der Liebe bleiben. Die Liebe gilt dem Wesen des anderen Menschen, der in der Tiefe seines Seins genauso göttlich ist wie Sie selbst. Lieben ist eine Begegnung von Herz zu Herz. Wenn wir lernen, auf der Herzensebene miteinander zu korrespondieren, schmelzen viele Schwierigkeiten, die sonst oft unüberwindlich erscheinen wie Schnee in der Sonne dahin oder treten erst gar nicht auf.

Auch ein unangenehmer, widerborstiger Mensch hat die gleiche Sehnsucht wie Sie, geliebt zu werden. Und sicherlich erklärt seine Geschichte – vermutlich eine Geschichte nicht erfüllter Hoffnungen und Sehnsüchte – seine Widerborstigkeit und unangenehmen Eigenschaften. Jeder Mensch hat eine Geschichte, die ihn so hat werden lassen, wie er geworden ist – mit allen Schwierigkeiten und Widersprüchen. Wer will da den Stab brechen? Versuchen Sie einmal in die Schuhe des anderen zu schlüpfen und so seine Geschichte und sein So-geworden-Sein zu verstehen: Sie werden gar nicht mehr anders können, als ihn zu lieben. Denn Sie merken, wie es um Haaresbreite auch Ihre eigene Geschichte hätte sein können.

Wie viele gnädige »Zufälle« haben Ihren eigenen Lebensweg bestimmt? Wie und aus welchen Gründen heraus könnten wir da urteilen und richten? Stellen Sie sich einmal vor, Sie wären unter denselben Lebensbedingungen aufgewachsen wie jemand, den Sie für seinen Status, seine Bildung, seine Armut, seine Herkunft, sein Geschlecht, seine Hautfarbe, seine Ansichten, seinen Hass, seine Gewaltbereitschaft verachten und verurteilen? Wie wären Sie wohl selbst geworden? Hätten Sie auch die Kraft und die Willensstärke zum Überleben aufgebracht wie diese Menschen, auf die Sie möglicherweise herabschauen. Zwei Dingen können uns helfen, aus unseren Vorurteilen und Bewertungen herauszufinden: uns selbst zu erkennen und von Herzen lieben zu lernen.

Gerade diejenigen, die viel Schlimmes im Leben erfahren haben und vielleicht asozial, kriminell, betrügerisch, aggressiv, drogenabhängig und vieles mehr geworden sind, brauchen unser Verständnis und unsere Liebe, um sich ihrer eigenen Würde wieder zu erinnern.

Lieben ohne Muss

Die tiefere Ebene des Liebens kommt aus dem offenen Herzen ganz von selbst, aus der tief empfundenen Erfahrung der Allverbundenheit, und dieses Lieben fließt frei – ohne Erwartungen auf Anerkennung oder für das eigene Seelenheil und ohne Erwartungen an denjenigen, den wir lieben. Mit wachsendem Bewusstsein und zunehmender Liebesfähigkeit können wir versuchen, uns dem mehr und mehr zu nähern. Lieben Sie aus einer moralischen Verpflichtung heraus – zum Beispiel aus einem Glauben heraus, der von Ihnen verlangt zu lieben –, dann entstehen innerer Druck und Müssen, und die Liebe ist nicht frei. Lieben gedeiht nicht auf dem Boden von Forderungen und verlangt kein Sich-Aufopfern. Wenn Lieben den Preis der Aufopferung und des »heiligen« Leidens kostet, dann kommt es nicht frei aus dem Herzen. Mutter Teresa hat ihr Leben für die Ärmsten und Kranken in Indien geopfert und ist dafür seliggesprochen worden. Sie wirkte in ihrem Tun absolut selbstlos. Und doch wird aus ihren Tagebuchnotizen, die nach ihrem Tode veröffentlicht wurden, deutlich, wie sehr sie im Leben an ihren hohen Idealen zu tragen hatte und darunter litt – mit anderen Worten, wie sehr sie versuchte, ihren christlich-moralischen Ansprüchen gerecht zu werden. Das entwertet keineswegs ihre Lebens- und Liebesleistung *und* es weist auf eine immense Anstrengung, die im Anspruch enthalten ist, hin.

Sich einen Moment zurückstellen

Manchmal erfordert die Liebe auch, sich selbst für einen Moment zurückzustellen.

Als die betagte Mutter eines Mannes im Sterben liegt, will sie nicht, dass ihr Sohn, der weit entfernt lebt, zu ihr kommt. Sie – eine stolze Frau – meint, er solle sie nicht in diesem zunehmend erbärmlichen Zustand sehen. Zeit ihres Lebens hat sie den Sohn zurückgewiesen und nie an sich herankommen lassen, obwohl er der einzige Sohn ist, den sie, wenn auch verborgen, sehr liebt. So trägt ihr Sohn die Wunden aus der steten Zurückweisung. Nun schlägt er sich mit der Frage herum, ob er zur sterbenden Mutter fahren solle oder nicht.

Er sagt zu mir: »Ich muss darauf achten, dass es mir gut geht. Wenn ich auf mich höre, werde ich wohl nicht fahren.« So ist er mit sich und seiner Verletzung beschäftigt.

Ich bitte ihn, einmal die äußeren Worte seiner Mutter zurückzustellen und sein Herz zu befragen, was seine Mutter wirklich braucht. Vielleicht sind ihre Worte ja nicht so gemeint, wie sie für ihn klingen, weil sie sich nicht so gebrechlich zeigen möchte, sie ihn in Wirklichkeit jedoch dringend braucht. Ich bitte ihn, die Worte seiner Mutter auch nicht aus dem alten Muster seiner Verletztheit zu hören, sondern ganz offen für sie zu sein. Ich sage zu ihm: »Es kommt jetzt nicht auf dich an. Tritt ein wenig zurück und leg einmal den Rucksack deiner Mutter-Geschichte ab. Vielleicht geht es jetzt darum, deiner Mutter einen letzten Liebesdienst zu erweisen. Sie stirbt. Also dreh es um: Es kommt nicht darauf an, auf dich zu achten: Es kommt darauf an, sie zu hören und auf sie zu achten. Lausche auf ihr Herz. Das ist jetzt deine Aufgabe als Sohn. Liebe sie und entscheide, was du zu tun hast.«

Sich selbst zurückstellen, sich selbst vergessen ist die höchste Form des Liebens. Wie Augustinus sagt: »Liebe, und tu, was du willst.«

Lieben gibt frei

Darin liegt Heilkraft. Lieben öffnet einen neuen Raum mit neuen Möglichkeiten, die zuvor noch nicht gedacht und erkannt waren. Liebend werden Sie von den Antworten des Lebens gefunden. Nicht Sie als Person suchen Ihren Heilungsweg – Sie werden von Ihrem ganz speziellen, ureigenen Weg, heil und gesund zu werden, gefunden. Da dürfen alle Anstrengungen gehen.

Im Raum des Liebens eröffnet sich dieses Feld.

Bei einem Kurs, den ich zusammen mit Anna, meiner Frau, auf der griechischen Insel Lesbos gehalten habe, wanderten wir mit der Gruppe zu einer heißen Quelle am Meer. Es ging durch üppige Olivenhaine und Gärten, durch traumhafte Landschaft. Es sollte eine meditative Wanderung werden, die Natur ganz in uns aufnehmend. Zunächst kamen wir gut voran. Da bemerkte ich, wie eine der Teilnehmerinnen zurückfiel. Sie war offensichtlich gehbehindert, hatte uns das aber nicht gesagt. Ich bat sie, an die Spitze zu kommen und uns zu führen. Sie sollte unsere Schrittmacherin sein. Statt in gewohntem Tempo durch die Landschaft zu laufen, wurden wir nun herrlich entschleunigt. Der Weg und nicht das Ankommen trat in unsere bewusste Wahrnehmung, und wir wurden durch eine besondere, kontemplative Naturerfahrung beglückt.

Das tiefe Wesen des Menschen lieben

Lieben hält den Blick auf das Wesen des Menschen – auf seinen heilen Kern. Denn das Essenzielle im Menschen ist selbst Liebe. So tritt Liebe mit Liebe in Resonanz – das, was ich bin, mit dem, was Sie sind.

Das Essenzielle ist durchdrungen von Liebe. Liebend können wir unterscheiden, was wesentlich und was unwesentlich ist. Die Frage, was ist wirklich wesentlich in meinem Leben, ist sehr hilfreich, denn sie birgt bereits den Ausgangspunkt für eine neue Bewegung. Geben Sie dem Wesentlichen in Ihrem Leben Raum zum Atmen, entfaltet sich bereits Heilkraft. Sich auf das Wesentliche beziehen und das Unwesentliche lassen leitet einen Heilungsprozess ein und macht Heilung möglich.

Der Blick auf das Wesentliche relativiert viele Kriegs- und Sorgenschauplätze des Alltags, mit denen wir uns gewöhnlich herumschlagen. Unendlich viel Energie vergeuden wir für absolut Nebensächliches. Wenn Sie sich die Kürze Ihres Lebens angesichts der Unendlichkeit des Universums vor Augen halten, wenn Sie einmal des Nachts im weiten Sternenhimmel versinken und sich in Relation zur unendlichen Weite erleben, fallen wie von allein viele Dinge, die Ihnen sonst so groß und wichtig erscheinen, als Belanglosigkeiten von Ihnen ab. Ihr Herz antwortet angesichts der Größe und Unendlichkeit, an der Sie teilhaben. Da ist etwas anderes als oberflächliche Probleme. Natürlich haben wir uns um die ganz banalen, alltäglichen Dinge zu kümmern: Lebensunterhalt, Beziehungen, Beruf und alles, was damit verbunden ist. Und es ist ein großes Geschenk, die Alltäglichkeit zu leben. Nur ist es nicht notwendig, jedem kleinen oder größeren Problem gleich den Stellenwert einer Naturkatastrophe oder des Untergangs einer ganzen Galaxie zu geben.

Heilung heißt auch, sich von unnötigem Ballast zu trennen und dem Wesentlichen im Leben Raum zu geben. Das kann äußerlich sichtbare Formen annehmen oder – eher häufiger – eine Änderung der inneren Haltung und Einstellung bedeuten. Die tiefere Wirklichkeit des Lebens wird mehr und mehr zum eigentlichen Bezugspunkt, wodurch vieles andere einfach wie von selbst abfällt. Das Leben beginnt sich nach dieser Wirklichkeit auszurichten – einer Wirklichkeit, die in der Stille jenseits des Lärms der äußeren Welt erfahren wird. Der Bezugspunkt, der Fokus, ist das immer Heile, Ganze, das alles umfasst: Licht und Schatten. Was sich in der Vielfalt der Welt in aller Schönheit zeigt.

Gebet

Das Leben wird zu einem steten inneren Gebet. Wir können zur Schöpfungsquelle selbst beten, zu den Heiligen unserer Religionen, zu Mutter Erde, zu den Gestirnen, zu allem, was uns heilig ist. Wenn unsere Bitten um Heilung aus dem Grunde des offenen Herzens kommen, werden sie gehört. Etwas hört. Man kann auch für andere Menschen, andere Lebewesen oder auch für die Menschen ganzer Weltregionen, in denen Krisen und Krieg herrschen, beten.

Gebet

Beim Beten nennen Sie still oder laut die Vornamen derjenigen Menschen, für die Sie beten wollen. Der Vorname steht in Resonanz mit der Herzqualität des jeweiligen Menschen. Sie können auch für Regionen beten, in denen Menschen Hilfe brauchen, oder für Gruppen von Menschen wie z. B. für alle Menschen, die leiden oder hungern. Halten Sie die Namen und/oder die Menschen bestimmter Regionen in der ganzen Liebe Ihres offenen Herzens. Bitten Sie um Hilfe für diese Menschen, ohne die Hilfe zu benennen. Wenn Sie alle Namen und/oder Regionen, in denen Menschen in Not sind, genannt haben, geben Sie die Bitte ab ans Universum wie einen Pfeil, der von der gespannten Sehne des Bogens schnellt, und sagen: Dein Wille geschehe.

Auch wenn wir uns in unserem Bitten an etwas wenden, so tun wir das im Bewusstsein, dass es kein getrenntes Ich und Du, irdisch und himmlisch, profan und göttlich gibt. Es ist nur ein Hilfsmittel, die Bitte *an etwas* zu richten. Denn letztlich ist alles in uns selbst, wie auch wir alles sind.

Meditation

Unserer tieferen Natur gewahr zu werden ist ein Prozess der Relativierung all unserer Gedanken und Vorstellungen, unserer Selbstbilder und Selbstbegrenzungen. All das ist in unseren Gedankenstrukturen fixiert, die uns vorgaukeln, dass die Welt und wir selbst so wären, wie wir denken. Die Kapazität unserer Vorstellungen und unseres Verstandes ist jedoch nur wie ein Tropfen Wasser im weiten Meer des universellen Bewusstseins. Gehen wir dagegen in der spirituellen Dimension über die mentalen Begrenzungen hinaus, können wir erfahren, dass unser Bewusstsein und damit wir selbst grenzenlos weit sind. Was wir in dieser Dimension sind, können wir nicht mit dem Verstand erfassen. Wir können jedoch versuchen, in einen Raum jenseits des Verstandes zu gelangen, hinter die Welt der Gedanken – als Forschungsreisende, die ihre wahre Natur entdecken wollen.

In der Stille der Meditation öffnet sich ein solcher Erfahrungsraum. Vieles kann dort erfahren werden, das über das Alltagsbewusstsein weit hinausgeht: Bilder, Visionen, Einsichten, Aspekte von einem selbst, die man bislang nicht kannte; Einssein mit der Natur, mit dem Universum, mit Gott; Verbundenheit mit allem, das Nichts, die Leere usw. Viele spirituelle Erfahrungen sind möglich, wenn wir zu meditieren beginnen. Sie erweitern unser Bewusstsein, unser Wissen um uns selbst und um die Fragen der Existenz. Durch sie erfahren wir unsere Verbundenheit und unser Einssein mit allem und bekommen einen Geschmack unserer göttlichen Natur.

Und jede noch so tiefe spirituelle Erfahrung ist nicht die absolute Wirklichkeit.

Die letztendliche Wirklichkeit liegt jenseits des Erfahrbaren. Da verschwinden der, der erfährt, und das, was erfahren wird. Da bleibt nichts – nicht einmal die Liebe und die unendliche Weite.

Die Stille der Meditation ist ein wunderbares Werkzeug, ein großartiges Heilmittel, denn sie führt in den Raum jenseits alles Gedachten, aller Vorstellungen. Hier begegnen Sie dem ganzen Potenzial aller Möglichkeiten, denn nichts in diesem Raum, der alle

Dimensionen umfasst und der selbst keine Dimension hat, ist je festgelegt. In der Meditation scheidet sich das Unwesentliche vom Wesentlichen. Alles bekommt seinen Platz, nichts wird ausgeschlossen. In der Stille liegt die Wurzel aller Heilung, denn sie befreit uns von allen Begrenzungen. Da, wo keine begrenzenden Gedanken mehr sind, da, wo Allverbundenheit erfahren wird, ist bedingungslose Liebe. Liebe, die Sie im Herzen spüren, Liebe, die Sie sind, Liebe, die alles möglich machen und verwandeln kann.

Meditation

Für die Meditation ist es hilfreich, einen geschützten Platz, vielleicht im eigenen Zimmer oder einer kleinen Ecke im Haus, die Sie dafür vorsehen, zu wählen. Machen Sie auch äußerlich einen heiligen Raum daraus, indem Sie vielleicht eine Kerze und ein Räucherstäbchen entzünden.

Sorgen Sie dafür, dass Sie für eine halbe oder dreiviertel Stunde nicht gestört werden. Prüfen Sie selbst, wie lange Sie in Stille sitzen wollen oder können. Am besten ist es, wenn Sie täglich meditieren. Hilfreich ist es, immer zur gleichen Zeit zu meditieren, am besten morgens oder auch abends, wie es für Sie am besten passt und wann Sie am ehesten Zeit und Ruhe finden. Besser ist es, jeden Tag nur 10 Minuten zu sitzen als unregelmäßig länger.

Anleitung[58]: Setzen Sie sich bequem hin, auf ein Meditationskissen oder einen Stuhl. Sie müssen keine bestimmte Sitzhaltung einnehmen. Wichtig ist nur, dass Sie bequem sitzen, so dass der Körper in der Zeit der Stille entspannt und kein Hindernis ist.

1. Stellen Sie sich vor, tief in sich selbst hineinzugehen, tiefer und tiefer in Ihr verborgenstes Inneres. Dort, in Ihrem allerinnersten Wesen, im Kern Ihres Seins selbst, werden Sie einen Ort finden, wo Friede ist und Stille, vor allem aber Liebe.
2. Wenn Sie diesen Ort in sich gefunden haben, stellen Sie sich vor, dass Sie dort hinein versinken, eingehüllt in die Liebe des ganzen Universums. Sie sind in tiefstem Frieden. Sie werden geliebt und sind beschützt; Sie sind sicher. Alles von Ihnen ist darin, der physische

Körper, Ihre Gefühle, Ihre Gedanken, alles. Nichts bleibt außerhalb, Sie versinken in der Liebe mit Haut und Haar.

3. Nach einer Weile beginnen Gedanken durch Ihren Kopf zu gehen – was Sie gestern getan haben, was Sie morgen erledigen müssen –, es werden Erinnerungen kommen und Bilder vor Ihrem geistigen Auge auftauchen. Dann stellen Sie sich vor, dass Sie jeden dieser Gedanken, jedes Bild, jede Emotion nehmen und in das Gefühl der Liebe sinken lassen, alles darin auflösen. Die Liebe ist stärker und dynamischer als jeder Denkprozess. Auf diese Weise werden die Gedanken verschwinden, Sie tauchen ein in diesen »Raum« jenseits der Gedanken, in den Raum der Stille und des Friedens. Nichts bleibt, der Geist wird leer.

Am Ende der Meditation – nach 30 bis 45 Minuten – kehren Sie wieder zurück in Ihr Alltagbewusstsein.

Heilsein im Sterben?

Die essenziellen Fragen

Es klingt fast paradox – Heilsein im Sterben. Verbinden wir nicht mit Sterben Niederlage, Verlust, Scheitern, unwiderrufliches Ende, Angst vor Schmerzen und Auflösung?

Im Sterben stellt sich die Frage »Wer bin ich?« mit unausweichlicher Deutlichkeit. Wer oder was ist das, was ich »ich« nenne, mit dem ich mich nun das ganze Leben identifiziert habe? Die Fragen, »wer bin ich?« und »wo komme ich her und wo gehe ich hin?«, führen zu individuellen und relativen Antworten, die sich maßgeblich aus unserem jeweiligen Selbstverständnis speisen, das sich aus Kultur, Erziehung, Welt- und Menschenbild, Wertvorstellungen und aus Religion, Glauben und spirituellem Zugang formt. So wird sich die Frage, wer wir sind, für jeden und jede von uns anders stellen und anders beantworten – oder vielleicht auch keine Antwort finden. Diese essenziellen Fragen zu stellen ist nicht nur im Sterbeprozess sinnvoll, sondern kann Sie schon lange vor dem Sterben zu größerer Bewusstheit und innerem Frieden in Ihrem gegenwärtigen Leben führen.

Spätestens angesichts des Todes stellt sich eine weitere Frage: »Was ist wesentlich?« Todkranke und Sterbende schauen auf ihr Leben zurück, ziehen Bilanz. Stationen des Lebens ziehen vor dem geistigen Auge vorüber. In der Rückschau relativieren sich viele Dinge, denen wir zuvor viel Gewicht beigemessen haben, Dinge, die wir in der damaligen Situation oft sehr schwer, vielleicht unerträglich oder unlösbar empfanden. Im Rückblick nehmen wir nicht selten mit Erstaunen und Bedauern wahr, wie wir uns vielleicht gerade gegenüber uns nahen, geliebten Menschen unnachgiebig und hart verhalten haben. Eigentlich hätten wir uns nichts vergeben, wenn wir nachgiebiger und menschlicher gewesen wären. Zurückblickend können wir auch oft die Schönheit unseres Lebens erkennen, auf Tage schauen, in denen wir erfüllt und glücklich waren. *Und* es kann geschehen, dass wir in der Rückschau keinen so großen Unterschied mehr zwischen »glücklichen« und »unglücklichen« Tagen wahrnehmen, denn aus der Entfernung – das heißt, nicht mehr involviert – erscheinen diese Kategorien sehr relativ und nebensächlich.

In der Rückschau können wir erleben, was in unserem Leben wirklich wesentlich war und was jetzt noch als wertvoll und wichtig Bestand hat. Oft sind es die Menschen, zu denen wir eine liebevolle Beziehung haben. Dann merken wir vielleicht schmerzlich, wie überproportional viel Zeit wir mit unserer Arbeit verbracht haben und wie wenig mit der Familie, dem Partner oder der Partnerin oder den Kindern. Die wenigsten Menschen beklagen am Ende ihres Lebens, nicht genug Zeit für ihre Arbeit gehabt zu haben, sondern nicht genug Zeit für die Menschen, die Ihnen wichtig waren oder sind und die sie lieben. Die Rückschau auf das Wichtige und Wesentliche kann uns zu jedem Zeitpunkt unseres Lebens neu ausrichten.

Wie soll Ihr Leben aussehen?

Sich die Frage nach dem Wesentlichen mitten im Leben zu stellen, ja stets mit dieser leisen Frage durchs Leben zu gehen, hilft in der inneren Ausrichtung und zentriert den Menschen.

Ich sitze auf dem Totenbett und lasse meine Beine baumeln[59]

Nehmen Sie sich etwas Zeit und sorgen Sie dafür, dass Sie ungestört sind. Wenn Sie wollen, können Sie Stift und Papier neben sich bereitlegen. Setzen Sie sich bequem hin, am besten auf einen Stuhl oder einen Tisch, wo Sie tatsächlich die Beine baumeln lassen können. Nun schließen Sie die Augen, machen Sie noch drei tiefe Atemzüge und lassen Sie mit dem Ausatmen alles los – jeden Gedanken, jedes Problem, alles. Nun gehen Sie mit Ihrer Aufmerksamkeit mehr und mehr nach innen, versinken in sich selbst und kommen in Kontakt mit Ihrem inneren Wissen, mit jenem Raum, der still ist und der weiß.

So versunken versuchen Sie jetzt möglichst konkret, in die folgende Vorstellung zu gehen:

- »Ich sitze auf meinem Totenbett und lasse die Beine baumeln. Was möchte ich sehen?«

Lassen Sie dabei ruhig ein wenig die Beine baumeln. Diese Leichtigkeit hilft Ihnen, sich diese Frage zu stellen.

Nehmen Sie sich Zeit zu betrachten, was vor Ihrem inneren Auge aufsteigt. Versuchen Sie nicht über die Frage nachzudenken, sondern lauschen Sie ihr einfach nur nach. Ohne Druck, ohne ein Ergebnis zu erwarten, ohne das, was aufsteigt, zu zensieren. Alles darf sein.

Sie können das, was in Ihnen auftaucht, das, wie Sie Ihr Leben in der Rückschau auf dem Totenbett sehen möchten, im inneren Zustand der Versunkenheit aufschreiben. Einfach Stichworte. Wenn Sie das Gefühl haben, genügend darüber erfahren zu haben, wie Ihr Leben für Sie aussehen sollte, kehren Sie wieder in Ihr Alltagsbewusstsein zurück, bewegen Sie ein wenig Hände und Füße, atmen Sie noch einmal tief ein und aus, öffnen Sie die Augen.

Sie können jetzt noch Ihre Notizen vervollständigen und sich in Ruhe noch einmal alles anschauen, was in Ihnen während der Übung aufgekommen ist.

Die meisten Menschen haben ein klares Bild davon, wie ihr Leben aussehen sollte. Und nicht wenig davon lässt sich sogar realisieren – und dazu ist es hilfreich, überhaupt einmal mit vollem Bewusstsein einen Blick darauf zu werfen. Und sich vorzustellen, dass Sie einiges, was Ihnen im Leben wichtig ist, jetzt angehen können – es nicht bis zum letzten Tag hinausschieben sollten. Was Sie in dieser Übung sehen können, sind Impulse, genau das in Ihrem jetzigen Leben zu leben.

Was ist wirklich wesentlich?

Angesichts des Todes stellt sich die Frage nach dem Wesentlichen mit aller Macht. Wagen Sie sich, diese Frage in aller an die Wurzel gehenden Radikalität zu stellen, fällt vieles von Ihnen ab. Ich lade Sie mit der folgenden Übung ein, sich dieser Frage in aller Wahrhaftigkeit zu stellen – nicht als Sterbender oder Sterbende, sondern als ein mitten im Leben stehender Mensch – und dabei klar zu unterscheiden, was Ihnen wesentlich und was unwesentlich ist. Denn wenn Sie sich nur einmal vorstellen wollen, Sie hätten nur noch einen Monat zu leben, dann würde sich Ihr ganzes Leben, alle Wertigkeit und Wichtigkeit, radikal verändern, und vermutlich wüssten Sie unmittelbar, was für Sie wesentlich ist.

Noch drei Monate zu leben
Sie brauchen für diese Übung etwa eine halbe bis ganze Stunde Zeit, in der Sie ungestört sein sollten. Setzen oder legen Sie sich bequem hin, begeben Sie sich nun nach innen, lassen Sie alle Gedanken gehen und kommen Sie in Kontakt mit Ihrem inneren Wissen.
- ♦ Wenn Sie in Ihrem Inneren angekommen sind, spüren Sie nach, ob Sie sich sicher und geborgen fühlen. Sie können Helfer bitten, hier zu Ihnen in den Raum zu kommen, um Ihnen bei Ihrer Fragestellung zu helfen, unbenannte Helfer oder welche, die Sie kennen, denen Sie vertrauen – Heilige, Jesus, Buddha, das Göttliche, das Univer-

sum, die Mutter Erde. Warten Sie, bis Sie die Anwesenheit Ihrer Helfer spüren.
- Nun stellen Sie sich vor: »Ich habe nur noch drei Monate zu leben. Unwiderruflich. Dann werde ich sterben.«
- Spüren Sie dieser begrenzten Zeit nach. Versuchen Sie, nicht zu denken, sondern in Gegenwart Ihrer Helfer zu lauschen, was aus dem Raum der Stille aufsteigt. Lauschen Sie. Spüren Sie. Ohne Erwartungen, ohne Ziel. Auch wenn nichts Besonderes kommt.
- Stellen Sie sich nun die Frage: »Was brauche ich noch für diese drei Monate? Was ist noch offen oder ungeklärt? Was ist angesichts der begrenzten Zeit wirklich wichtig und wesentlich?«

Versuchen Sie, einfach nur den Fragen nachzulauschen, nicht zu denken. Spüren Sie den Nachhall der Fragen.

Lassen Sie sich alle Zeit, die Sie brauchen, um diesen inneren Fragen nachzuspüren und auch auf mögliche Antworten, die auftauchen können, zu lauschen.

Was auftaucht, kann sich in Worten zeigen oder in Bildern oder in einem Impuls. Oder noch anders. Es ist von Mensch zu Mensch verschieden.

Vielleicht zeigt sich, was noch offen und unerledigt ist, was Sie jetzt noch mitten im Leben zu tun haben, um ganz frei zu sein. Dieser Blick kann Ihnen helfen, besser das Unwesentliche vom Wesentlichen zu unterscheiden und sich neu auszurichten.

Es kann durchaus auch passieren, dass Sie sich plötzlich in eine ganz andere Dimension versetzt fühlen, in der vielleicht die Dinge, die noch zu regeln oder offen sind, keine essenzielle Bedeutung mehr haben und in der Sie von einer anderen Sie tragenden Dimension erfahren.

Lassen Sie sich alle Zeit, die Sie brauchen. Wenn Sie die Übung beenden, bedanken Sie sich bei Ihren Helfern und kehren Sie nach und nach mit Ihrem Bewusstsein wieder zurück in den Raum.

Die folgende Geschichte einer Patientin erzählt davon, wie leicht wir uns aus falscher Rücksichtnahme oder aufgrund bestimmter Überzeugungen und Glaubenssätze wie »ich habe keine Zeit« oder »bevor ich mich um mich selbst kümmern kann, muss ich mich erst um andere oder anderes kümmern«, von den wesentlichen Momenten und Erfordernissen unseres Lebens entfernen.

Eine 50-jährige Frau, bei der vor vier Monaten ein Meningiom, ein Hirntumor, festgestellt wurde, erzählt, dass sie der erwachsenen Tochter von ihrer bedrohlichen Erkrankung bisher nichts gesagt habe, weil diese unter Magersucht leide und sehr depressiv sei. Die Patientin – die selbst Ärztin ist – pflegt neben ihrer Sechzigstundenwoche in der Praxis noch ihre altersdemente Mutter im Haus. Das Wissen um den Tumor lastet allein auf ihr, denn sie sieht niemanden, mit dem sie ihr Leid und ihre Ängste teilen könnte. Sie kümmert sich vor allem um ihre volle Praxis, ihre Tochter und ihre Mutter – nur nicht um sich selbst. Sie sagt über sich selbst: »Ich bin unabkömmlich.« Angesichts ihres Tumors geht es in unserem gemeinsamen Gespräch auch um die Frage nach dem Wesentlichen in ihrer momentanen Situation, in der sie nicht weiß, ob sie an dem Tumor sterben wird oder nicht. Schlagartig relativiert sich die vermeintliche Unabkömmlichkeit für Familie und Praxis. Ihr wird unmittelbar klar, dass es für sie nun essenziell und wesentlich ist, Zeit für sich und für einen bewussten Umgang mit ihrer Krankheit und Lebenssituation zu haben – unabkömmlich für sich selbst zu sein.

Der Tod – eine Station des Lebens

Am Ende des Lebens stellt sich vielen Menschen unweigerlich die Frage, ob es da noch etwas nach dem Tode gibt. Ich selbst habe mir diese Frage oft gestellt und habe darauf keine endgültige Antwort. So lasse ich die Frage weiter in mir schweben. Vielleicht wachse ich eines Tages in die Antwort hinein. In jedem Fall empfinde ich Sterben und Tod als Ereignisse des Lebens, die es nicht verdienen, mit leichtfertigen und wegtröstenden Antworten erschlagen zu werden oder sie »esoterisch« zu verbrämen. Was ich für mich nur sagen kann ist: Der Tod *ist*. Er ist, was ist. Der Tod ist offensichtlich eine Station des Lebens. Gibt es nur einen einzigen Menschen, der weiß, was danach ist? Da helfen mir nicht einmal die Berichte von Menschen mit Nahtoderfahrungen – sehr tiefe, berührende Erfahrungen, die die betroffenen Menschen oft grundlegend veränderten. Nur waren auch sie »nur« an der Grenze, haben einen Geschmack des anderen Landes geschmeckt, sind aber wieder zurückgekommen in das bewusste Leben hier. Das wirkliche Mysterium des Todes hat sich noch jedem Lebenden entzogen.

Allerdings können sowohl Nahtoderfahrungen als auch Meditation Einblick in ein Sein jenseits von Dualität, jenseits von erfahrbarem Raum und erfahrbarer Zeit geben. Im Erleben des Einsseins mit allem können wir den Saum der Ewigkeit, den Saum des Unbenennbaren berühren. So können wir erfahren, wie grenzenlos weit wir sind – unendlich viel weiter als unsere begrenzten Körper und als die auf unser Ich begrenzte Identität. *Und* gleichfalls ist es gerade dieses begrenzte Ich, das so viel Angst vor seinem Sterben und dem Tod hat. Angst, nicht mehr zu sein, sich endgültig aufzulösen, zu verlöschen wie eine Flamme im Wind. Ja, diese Angst ist natürlich – denn sie ist im Ich verankert – im Ich, das sich weigert zu sterben. Wer glaubt, der erleuchtete Mensch steht jenseits der Angst vor dem Tode oder jenseits des Abschiedsschmerzes, den darf ich an dieser Stelle auf den wunderbaren und bei uns im Westen sehr bekannt gewordenen Zenmeister Suzuki Roshi verweisen, der in seiner Todesstunde zu einem Freund und Zen-Bruder sagte: »Ich will nicht sterben!«[60] Mich rührt dieses Zeugnis einfachen Menschseins in einem erleuchteten Geist zutiefst an.

Niemand weiß, wie sich der eigene Übergang gestalten wird. So entfaltete sich ganz unerwartet ein kleines Wunder bei einer mir sehr nahestehenden Frau, die sich im Leben nie mit Fragen der Spiritualität beschäftigt hatte, sich vier Wochen vor ihrem Tode einfach ins Bett legte und nicht mehr aufstand im Wissen um den bevorstehenden Tod. Die im ganzen Leben sehr starke, oft auch etwas harte Frau hatte sich ganz dem Ende ihres Lebens hingegeben, leuchtete von innen – da war sie erleuchtet –, und man konnte von Tag zu Tag erleben, wie eine innere Transformation stattfand und sich ihr Bewusstsein grenzenlos weitete. Sie wurde pure Liebe und verließ hingegeben ihren Körper.

Der Tod ist wie das Ablegen eines Mantels. Was sich dahinter verbirgt, das Essenzielle, darüber lässt sich nichts sagen – nur schweigen.

Tod und Sterben in den Kulturen der Welt

Alle großen Menschheitskulturen haben sich intensiv mit dem Sterben und dem Tod auseinandergesetzt und haben ihr Wissen um das Unwissbare in den überlieferten Totenbüchern festgehalten: im tibetischen Totenbuch *Bardo Thödol*, im ägyptischen Torenbuch *Pert em hru* und in Europa in der *Ars moriendi*, der Kunst des Sterbens. Die Aufzeichnungen dienten der Orientierung der Seele für den Übergang vom Leben in das Reich der Toten. Sie sollte ein sicheres Geleit in die andere Welt haben. Die eschatologischen Mythen geben nicht nur detaillierte Schilderungen der Bewusstseinszustände nach dem Tod, sondern auch eine genaue Kartographie, an der sich die Seele orientieren kann. Es war der Menschheit schon immer wichtig, sich bereits zu Lebzeiten auf den Tod vorzubereiten, ihm dadurch seinen Stachel zu nehmen und den Menschen den Wiedereintritt in ihre ursprüngliche Natur zu erleichtern. Unsere moderne Gesellschaft hat den Tod aus dem Leben verbannt, aus den Familien in die anonymen Krankenhäuser verlagert, was uns vom Tod entfremdet. Und gerade das, was uns fremd ist, macht so leicht Angst. Die Auseinandersetzung mit dem Tod nimmt die Angst und führt so ins Leben.

Die in den Totenbüchern geschilderten Bewusstseinszustände scheinen kollektiven, d. h. auf die jeweilige Kultur und Gesellschaft bezogenen Bewusstseinsinhalten zu entsprechen, die der Psychoanalytiker C. G. Jung in der erstem Hälfte des letzten Jahrhunderts als Archetypen bezeichnet und beschrieben hat.[61] Heute beschäftigt sich die transpersonale Psychologie mit solchen Fragen. Anders als die klassische Psychoanalyse, die streng auf der psychischen Ebene bleibt, erweitert die transpersonale Psychotherapie den Blickwinkel der Betrachtung um die spirituelle, die Person überschreitende Dimension. Ihre Anfänge nahm sie 1984 in Kalifornien und hat unter anderem die Erkenntnisse der analytischen Psychotherapie C. G. Jungs, die Ergebnisse der Reinkarnationsforschung Thorwald Detlefsens und anderer sowie die bewusstseinserweiternden Experimente mit LSD und holotropem Atmen von Stanislav Grof integriert.

Nahtod- Bewusstseinserfahrungen

Einen weiteren wichtigen Beitrag zur transpersonalen Psychotherapie liefert die Nahtodforschung, die ursprünglich auf den Schweizer Bergsteiger und Geologen Albert Heim zurückgeht, der bereits 1892 Berichte von abgestürzten Bergsteigern sammelte und veröffentlichte. Seit 1975 sind mit der Nahtodforschung eng verbunden die Namen von Raymond Moody, der das bahnbrechende Buch *Leben nach dem Tod* (Original-Titel *Life after life*) veröffentlicht hat, und Elisabeth Kübler-Ross, die unter anderen mit dem Buch *Interviews mit Sterbenden* Anfang der siebziger Jahre als Ärztin ein großes Tabuthema für die medizinische Welt couragiert und kompromisslos anpackte. Ihr ist es maßgeblich zu verdanken, dass das Thema Tod und Sterben Eingang in die Medizin gefunden hat, die sich ansonsten selbst so vor dem Tod fürchtet, dass sie immer noch junge Mediziner aus den Universitäten entlässt, ohne sie auf sterbende Menschen vorzubereiten.

Die Nahtodforschung untersucht Berichte und Erlebnisse von Menschen, die bereits klinisch tot waren und entweder reanimiert werden konnten oder auch spontan wieder ins Leben zurückkehrten. Die Erfahrungen, die diese Menschen von der anderen Seite mitbringen, werden Nahtoderfahrungen genannt. Viele reanimierte Menschen berichten, dass sie in der Zeit des klinischen Todes – also im kompletten Herz- und Atemstillstand, während die Ärzte sie reanimierten – außerkörperliche Erfahrungen gemacht haben, ihr Bewusstsein über ihrem toten Körper schwebte, ein Bewusstsein von besonderer Wachheit, ohne Schmerzen, ohne Körperwahrnehmung. Ihr Bewusstsein überschritt dabei alle räumlichen und zeitlichen Begrenzungen und konnte beispielsweise Dinge sehen und hören, die sich in anderen Räumen befanden oder abspielten. Diese Menschen können später detailliert berichten, was sich in Nebenräumen befand oder was auf dem Flur gesprochen wurde, welches Fabrikat eine Beatmungsmaschine in einem anderen OP hatte usw., obwohl der reanimierte Körper den Raum der Reanimation zu keinem Zeitpunkt verlassen hatte. Der Ablauf der Nahtoderfahrungen wird von den Menschen im Wesentlichen gleich beschrieben. Neben der außerkörperlichen Erfahrung erleben sie, wie sie sich mit großer Geschwindigkeit durch einen Tunnel oder durch leeren Raum bewegen. Und fast immer erzählen sie von einer Lichterfahrung, die letztlich als das transformierende Element erlebt wird und wirkt. Denn im Licht durchdringt sie eine absolut anmutende, bedingungslose Liebe, wie sie sie noch nie zuvor erfahren haben – Liebe und das Gefühl tiefsten Einsseins. Kehren die Menschen wieder zurück in ihr alltägliches, im Körper lokalisiertes Bewusstsein, so haben sie meist jegliche Angst vor dem Tode verloren; sie berichten bisweilen sogar, dass sie gar nicht haben zurückkommen wollen, so geborgen und geliebt, so eins haben sie sich gefühlt. Diese Erfahrung von Liebe und Licht kann so gewaltig und tief sein, dass sie ein ganzes Leben lang bestehen bleibt und damit alle Vorzeichen des Lebens radikal verändert. Leben und Tod werden aus einer völlig anderen Perspektive erlebt – aus der Perspektive der bedingungslosen Liebe, des unbegrenzten Bewusstseins und der völligen Abwesenheit von Angst.

Patienten nach Reanimation berichten ihre Erlebnisse mit Worten wie diesen: »Ich habe die Wirklichkeit ohne Maske gesehen, sie ist ein Licht bedingungsloser Liebe und absoluten Wissens. Darin zu baden gab mir das Gefühl, zu Hause zu sein.«[62] Oder: »Diese Helligkeit war keine Person oder Raum. Es war die absolute Liebe, das, was man sich immer gewünscht hat, ein warmes Leuchten, wie ein liebevolles Warten auf mich ... Alles in mir war nun darauf aus, in dieses Licht hineinzuschweben, sich darin aufzulösen, ja, es wäre ein Auflösen gewesen. Soweit ich noch denken konnte, dachte ich nur, dass es dieses ist, wofür ich überhaupt gelebt habe, und jetzt bin ich da. Dieses Hinstreben war so stark und so ein intensives Gefühl in mir, wie ich es in meinem Leben nie empfunden habe.«[63]

Der Herzspezialist Pim van Lommel aus Arnheim hat 2001 eine prospektive Studie über Nahtoderfahrungen vorgelegt[64]: Danach befragten die Forscher 344 Patienten und Patientinnen, die nach einem Herzstillstand reanimiert wurden, innerhalb von fünf Tagen nach der Wiederbelebung. 61 von ihnen (18%) hatten eine klassische Nahtoderfahrung und 41 davon eine tiefe Kernerfahrung. Diese Erfahrungen lassen sich nicht, wie oft versucht wird, mit Sauerstoffmangel, absterbenden Zellen oder fehlender Blutzufuhr erklären. Dann müssten alle Patienten diese Phänomene aufweisen. In einer britischen Studie ergab sich sogar, dass die Patienten mit einer Nahtoderfahrung deutlich höhere Sauerstoffwerte aufwiesen als diejenige, die keine hatten.[65] All diese Erfahrungen kommen aus der tiefen Bewusstlosigkeit eines nicht mehr funktionierenden Gehirns. Das legt den Schluss nahe, dass Bewusstsein nicht ein Produkt des Gehirns ist, wie es im alten materiell-atomistischen Wissenschaftsparadigma vertreten wird. Nach diesen Befunden wäre es auch möglich, dass das Gehirn wie ein Fernsehempfänger arbeitet, der die »Bewusstseinsimpulse und Bewusstseinsdaten« empfängt, bearbeitet und kanalisiert. Diese Sichtweise würde sich mit den Erkenntnissen des neuen Wissenschaftsparadigmas decken.

So gesehen entspricht Bewusstsein dem, was der Biologe Rupert Sheldrake als morphogenetisches Feld und die Quantenphysik als Quantenfeld bezeichnet – ein nicht-materielles Feld, ohne Ort und Zeit, leer und dennoch voller Informationen. Auf diesem Hintergrund sind Materie, Bewusstsein, Ursache und Wirkung in einem tieferen Aspekt der Natur nicht getrennt.

Das individuelle Bewusstsein des Menschen ist Teil eines allumfassenden kosmischen Bewusstseins, in dem alles gespeichert ist, was war, ist und sein wird. Die Geburt ist nicht der Anfang und der Tod nicht das Ende unseres Bewusstseins.

Bewusstsein – weit über den rationalen Verstand hinaus

Was ist Bewusstsein? Was ist Leben? Wir können uns diese Fragen in einer offenen Haltung stellen, um eines Tages in die Antworten hineinzuwachsen. Bewusstsein in diesem Sinne ist weit mehr als Denken und Verstand, womit sich unsere gesamte westliche Kultur so stark identifiziert. Seit Descartes heißt es: »Cogito ergo sum – Ich denke, also bin ich.« Die klassische, materiell-mechanisch ausgerichtete Wissenschaft und Medizin hat das Denken ins Gehirn lokalisiert, weil Denken dort bestimmte neurophysiologische, neurochemische und neuroelektrische Phänomene verursacht. Nach den Erkenntnissen moderner Bewusstseinsforscher wie John C. Eccles[66], Ken Wilber[67] und Ervin Laszlo[68] und Quantenphysikern wie David Bohm[69], Werner Heisenberg[70] und Hans-Peter Dürr[71] sowie Ärzten eines ganzheitlichen Bewusstseins wie Larry Dossey[72], Deepak Chopra[73] und Dean Ornish[74] ist es dringend an der Zeit, unsere Konzepte über das Bewusstsein grundlegend zu erweitern, sodass sie den neuen wissenschaftlichen Erkenntnissen entsprechen: Bewusstsein ist weder auf das Gehirn begrenzt noch in ihm lokalisiert. Das legen, wie bereits beschrieben, auch die klinischen Befunde von Nahtoderfahrungen und komatösen Patienten nahe.

Wachkoma-Patienten werden medizinisch lediglich als vegetativ vor sich hindämmernde, unbewusste Lebewesen betrachtet, denen ein wesentliches Merkmal menschlicher Existenz fehlt – ein waches, denkendes Bewusstsein. Um die Fragen, ist man ohne Wachbewusstsein noch ein Mensch und ist ein solches Leben überhaupt noch ein lebenswertes Leben, ranken sich viele heftig geführte Diskussionen und auch Gerichtsverfahren, wenn es darum geht, ob und wann man die lebenserhaltenden Maschinen abstellen und einen Menschen im Wachkoma sterben lassen darf. Was ist lebenswertes Leben?

Auf dem Münchener Kongress »Traumland Intensivstation«[75] in der Uniklinik Großhadern 2005 ging es um veränderte Bewusstseinszustände und Koma. An diesem Kongress nahmen über 400 Ärzte und Ärztinnen, Seelsorger und Seelsorgerinnen, Pflegekräfte, Psychologinnen und Psychologen und viele andere Heilberufler teil, um ihre Erfahrungen und wissenschaftlichen Erkenntnisse über Menschen im Koma und deren Bewusstseinszustände auszutauschen. Das Resümee ist bemerkenswert: Menschen im Wachkoma scheinen in vielen Fällen wahrnehmen zu können, sie können sich nur nicht direkt äußern. Sie reagieren sehr wohl auf Ansprache, Nähe, Berührung und auf Musik – es entwickelt sich inzwischen eine Musiktherapie für bewusstlose Patienten.[76] Menschen, die wieder aus einem Koma erwacht sind, berichten oft, wie sie vieles um sich herum wahrnehmen konnten, währenddessen die behandelnden Ärzte und Pflegekräfte wie auch die Angehörigen davon nichts mitbekamen und davon ausgingen, der Betreffende sei tief bewusstlos. Besonders anrührend sind Schilderungen wie diese, als ein Mann, der aus seinem Koma erwacht war, zu seinem Seelsorger sagte, der ihn, den Komatösen, täglich besucht und jeweils eine Weile bei ihm gesessen hatte: »Du warst für mich ein glaubwürdiger Zeuge dafür, dass ich noch am Leben bin.«[77] Ohne diesen steten inneren Zuspruch und ohne als Mensch bestätigt worden zu sein, hätte er wohl nicht überlebt.

Kehren wir den Descarteschen Satz »Cogito ergo sum – Ich denke, also bin ich« um, dann kommen wir vielleicht der Frage des Bewusstseins ein wenig näher: »Sum ergo cogito – Ich bin, also denke ich.« Dieses »Bin«, das Sein in sich selbst, wird zur Quelle allen Bewusstseins. »Bin« und Bewusstsein sind eins. Aus dieser Quelle entspringt das individuelle Bewusstsein, das, was »ich« sagt, und das, was denkt – *und* es ist gleichzeitig ungetrennter Teil des einen, komischen Bewusstseins.

Die Schulmedizin lehnt solche Erkenntnisse über andere Bewusstseinszustände und Nahtoderfahrungen ab – nicht weil es nicht genügend klinische Befunde dafür gäbe, sondern weil es nicht in die wissenschaftlichen Theoreme passt: Was nicht sein darf, das kann nicht sein.

Kampf und Hingabe – Phasen einer tödlichen Erkrankung

Im Verlauf einer tödlichen Erkrankung lassen sich zwei Phasen unterscheiden: Kampf und Hingabe. Als Mensch mit einer möglicherweise tödlich verlaufenden Krankheit werden Sie zunächst alles versuchen, wieder gesund zu werden. Sie nehmen den Kampf gegen die todbringende Krankheit auf. Mit welchen Mitteln auch immer: Medikamente, Operation, Chemotherapie, Bestrahlung, alternative Behandlungsmethoden, Energiearbeit, Ernährungs- und Lebensumstellung, Entspannungsübungen, Kreativität, Meditation und vieles mehr. Solange Sie eine Chance sehen, die Krankheit aufzuhalten und noch länger unter lebenswürdigen Umständen und mit aushaltbaren Schmerzen leben zu können, kann »den Kampf aufzunehmen« das Gebot der Stunde sein. Mit einer Einschränkung: Halten Sie Ihre Krankheit nicht für einen Feind, denn sonst beginnen Sie sich selbst zu bekämpfen. Die Krankheit ist Teil Ihrer selbst und Ihres gegenwärtigen Lebens. Es ist weitaus hilfreicher, *mit* der Krankheit zu korrespondieren, anstatt sie auszugrenzen oder auszublenden. Gleichwohl müssen Sie sich auch nicht besonders mit ihr befreunden oder sie gar einladen. Sie können jedoch die Heilung einladen. Heilung, die aus Ihrer innersten Quelle fließt *und* die sie im Außen durch verschiedenste Maßnahmen und Zugänge unterstützen können.

Nimmt eine Krankheit einen tödlichen Verlauf, der nicht mehr umkehrbar zu sein scheint, dann kann der Zeitpunkt kommen, den Kampf zu beenden. Keine weitere Kraft mehr ins Kämpfen um die Gesundheit zu stecken, sondern die Kraft für die letzte Etappe zu bewahren, sich bereit zu machen für den Ausgang. Es ist die Zeit, sich einzulassen auf ein weit größeres Heilsein, auf das Abenteuer des Übergangs, des tief greifendsten Wandlungsprozesses dieses Lebens überhaupt.

Die Zeit des Machens, Kämpfens und Handelns weicht der Zeit der Hingabe. Das ist nicht Fatalismus! Hingabe ist, sich dem hingeben, was Sie in der Tiefe sind. Sich bereit machen, das, was »ich« sagt, aufgehen zu lassen in das, wo keine Sprache und kein Gedanke mehr existieren. In das, was ewig zeitlos ist. Sterbende Menschen treten im Sterbeprozess in eine andere Dimension ein. Es gibt Menschen, die vor ihrem inneren Auge ein Tor oder eine Tür sehen und die ihre Angehörigen bitten, sie ihnen zu öffnen. Eine Tür, die mit den hiesigen Augen nicht zu sehen ist. Das ist ein ziemlich sicheres Zeichen, dass der Tod bald bevorsteht.

Im Augenblick der Hingabe verändert sich alles im Menschen: Oft werden bislang sehr quälende Schmerzen viel leichter oder verschwinden ganz, die gequälten und angstvollen Züge glätten sich, die Augen schauen in eine andere Welt. Das Antlitz strahlt oft Liebe, Frieden und Freude aus. Die Hingabe leitet den letzten, tiefsten Transformationsprozess ein. Es scheint, als würde der Mensch (wieder)erkennen, was er ursprünglich ist, und bereits Vorfreude und Sehnsucht nach seinem Zuhause empfinden.

»Als die Krebserkrankung einer Freundin sich in den letzten sechs Wochen vor ihrem Tod rapide verschlechterte, schlief sie viel und war oft in anderen Sphären. Einmal fragte sie ihren Mann, was denn eigentlich mit ihr los sei. Und als er ihr aufrichtig antwortete und sagte: ›Du wirst jetzt bald sterben‹, da entspannte sie sich völlig und erwiderte: ›Dann muss ich ja nicht mehr kämpfen!‹ Sie litt, obwohl voller Metastasen im Gehirn und der Lunge, nur unwesentlich unter Schmerzen oder Luftnot, war immer wieder wach und klar, und oft kam sie aus einer Welt zurück, die große Glückseligkeit in ihren Augen widerspiegelte. Sie ist ganz friedlich, während ihr Mann neben ihr auf dem Bett ihre Hand haltend meditierte, gegangen. Er kam aus der Meditation zurück, sie blieb dort in der einen großen Meditation – im zeitlosen Einen.«[78]

Menschen aus den östlichen Kulturen und Traditionen tun sich oft leichter mit dem Sterben und der Hingabe, weil sie ein anderes Verständnis vom Ich haben. Sie sehen die Vollendung des Menschen in der Transzendierung des Ich – und das schon mitten im Leben. Der Tod vollendet dann, was sie im Leben schon begonnen haben. So gibt es keinen wirklichen Grund zur Angst. Zur Trauer ja, denn der Tod ist auch immer ein Abschied von den Menschen und der Welt, die man liebt.

Beistand im Sterbeprozess

Die meisten Menschen sagen, sie hätten weniger Angst vor dem Tod als vielmehr vor dem Sterben. Dass das Sterben leidvoll werden könnte und sie Angst vor einem möglichen Dahinsiechen hätten. Sterbende leiden oft unter der Befürchtung, allein gelassen zu werden und anderen Menschen zur Last zu fallen. Es ist nicht leicht, sich der eigenen Ohnmacht zu stellen und die zunehmende Abhängigkeit und Hilflosigkeit anzunehmen. In dieser Hinsicht braucht ein sterbender Mensch alle Hilfe und Unterstützung von Ihnen als Angehörige/r und auch von Seiten der Ärzte und Pflegekräfte. Da ist Beistand gefragt und die Rückversicherung, dass er oder sie in dieser Zeit nicht allein gelassen ist. Wer mehr und mehr abhängig von anderen wird, braucht das Gefühl, dennoch autonom zu sein. Auch wenn es mehr Zeit kostet, so helfen Sie mit Ihrer Geduld mehr, als wenn Sie demjenigen, der auf Ihre Hilfe angewiesen ist, von vornherein alles aus der Hand nehmen. Das ist ein großes Thema auch in den Pflegeheimen, in denen die Personaldecke immer dünner wird, wo kaum noch die Zeit ist, jemandem beim

Essen zu helfen, und stattdessen die alten Menschen entwürdigt und gefüttert werden; wo keine Zeit für ein Gespräch ist oder um sich einfach nur einmal ans Bett zu setzen und da zu sein. Bezahlt wird immer nur das handelnde Tun, nicht die Zuwendung. Liebe und Zuwendung lassen sich aber schlecht als Leistungspositionen quantifizieren.

Existenzielle Angst und existenzieller Schmerz

Die Konfrontation des sterbenden Menschen mit seiner Abhängigkeit und Hilflosigkeit erfolgt parallel zum körperlichen Verfall. Die Hülle ist in Auflösung begriffen, wir funktionieren nicht mehr so reibungslos wie gewohnt, und unter Umständen machen uns große Schmerzen zu schaffen.

Angst und Schmerz sind wohl die größten Herausforderungen, wenn jemand im Endstadium einer Krankheit ist und sich anschickt zu sterben. Das Ausmaß von Angst und Schmerzen ist nicht allein eine Frage des organisch-materiellen Verfalls, sondern hängt sehr von Ihrem eigenen Hintergrund, Ihren Einstellungen und Glaubenssätzen ab. Sie empfinden umso stärker Angst und Schmerz, je mehr Sie glauben, ein getrenntes Wesen zu sein, dessen einzige Existenz sich in dem nun sterbenden Körper begründet. Die natürliche Angst vor dem Unbekannten und der körperlich bedingte Schmerz versagender Körper- und Organfunktionen steigern sich exponentiell in eine existenzielle Dimension. Und Schmerz und Angst korrelieren miteinander: Je mehr Angst Sie haben, desto stärker empfinden Sie Ihre Schmerzen. Allein die Erwartungshaltung steigert die Schmerzen oder kann sogar erst eine Schmerzempfindung verursachen. Je weniger Angst Sie haben und je entspannter Sie sein können, desto weniger Schmerz wird Ihnen zu schaffen machen. Ich sehe das im Kleinen tagtäglich, wenn Patienten sich vor dem Stich einer Akupunkturnadel fürchten und sie vor Angst die Luft anhalten. Dann erleben sie auch bei sanftestem und schonendstem Stechen der Nadeln ihrer Erwartung entsprechend tatsächlich einen stärkeren Schmerz.

Allein das Luftanhalten verstärkt die Schmerzen. Halten Sie die Luft an, stagniert die Lebensenergie. Atem ist Bewegung. Das machen sich seit Jahren schon die Frauen in der Geburtsvorbereitung zunutze, indem sie lernen, richtig zu atmen. Halten wir die Schmerzerwartung niedrig und vergessen wir nicht zu atmen, können wir einen großen Teil der Schmerzen loslassen. Menschen ohne Erwartungsangst leiden viel weniger.

Den Atem beobachten – den Schmerz lindern

Wenn Sie sich auf ihren Atem konzentrieren, werden Sie merken, dass der Schmerz in den Hintergrund tritt. Versuchen Sie doch einmal, wenn Sie Schmerzen haben oder erwarten, z. B. beim Zahnarzt, sich statt auf den Schmerz auf den Atem zu konzentrieren. Sie können das jetzt schon einmal ohne Schmerzen probieren: den Atem beobachten, ohne ihn zu forcieren, einfach nur beobachten – wie die Luftsäule hinter dem Brustbein auf- und absteigt, wie sie vielleicht bei der Einatmung bis zum Bauch hinabreicht und die Bauchdecke hebt. Oder wie sich der Brustkorb hebt und senkt. Einfach nur beobachten.

Wenn Sie durch Krankheit unter Schmerzen leiden, registrieren Sie jetzt vielleicht, wie sich die Schmerzwahrnehmung verändert, wie sie in den Hintergrund tritt.

Das lässt sich durchaus auch auf die Ängste und Schmerzen im Sterbeprozess übertragen. Bei Krebskrankheiten vor allem in den Endstadien kann es vorkommen, dass selbst die stärksten Schmerzmittel nicht mehr wirken. Man kann die Schmerztherapie bis zu hohen Opiatdosen steigern und der Schmerz ist immer noch quälend. Das Problem ist, dass Schmerzmittel nicht gegen den seelischen Schmerz, nicht gegen die Angst vor der Auflösung des Ichs helfen. In dem Augenblick jedoch, in dem sich ein sterbender Mensch diesem unausweichlichen Ende hingeben kann, lassen die Schmerzen meist drastisch nach, und nicht selten braucht jemand, der vorher selbst mit den stärksten Mitteln nicht schmerzfrei und kaum noch bei Sinnen war, ganz plötzlich gar keine mehr. Etwas hat losgelassen. Etwas hat sich geöffnet und bereitgemacht, in eine andere Dimension überzugehen, die die Identität des kleinen Ichs ins große Unbenannte aufgehen lässt. Eine Welle, die zurück ins weite Meer fällt.

Wer sind Sie jenseits von Angst und Schmerz?

Schmerz und Angst hängen in großem Ausmaß auch von unseren Überzeugungen ab, die sich durch die Werte unserer Kultur, unserer Erziehung, durch die Summe all unserer Konditionierungen und durch unsere momentane Geistesverfassung bestimmen.

Je mehr es Ihnen möglich ist, sich als Teil eines großen Ganzen zu erleben, nicht isoliert und allein, sondern eins mit allem, desto weniger Raum bekommen Angst und existenzieller Schmerz. Denn in dieser Wahrnehmung der Wirklichkeit ist Ihre tiefste Existenz, das Leben selbst, das so unendlich weit über das begrenzte Ich hinausreicht, unberührt. Auf dieser Ebene war Ihr Leben schon vor Ihrer Geburt und existiert auch nach Ihrem physischen Tod weiter. Geburt und Tod sind nur zwei Stationen des einen, zeitlosen Lebens. Je tiefer Sie sich in die Frage »Wer bin ich?« sinken lassen können, desto mehr wird sich Ihnen diese Dimension öffnen und Ihnen bewusst werden.

Wer bin ich?
Nehmen Sie sich eine halbe bis eine Stunde Zeit, in der Sie ungestört sein können. Wenn möglich machen Sie die Übung mit einem anderen Menschen zusammen, der Sie fragt und durchleitet. Sie können sie aber auch allein machen. Dann schreiben Sie sich als Stichpunkte auf, was in Ihnen aufsteigt. Dazu legen Sie Stift und Papier neben sich bereit.

Setzen Sie sich bequem hin, auf einen Stuhl oder am Boden auf ein Kissen, und wenden Sie sich wie in den vorigen Übungen nach innen.

Nehmen Sie Kontakt auf mit der Stille in Ihnen selbst. Lassen Sie sich ganz da hineinsinken. Ohne Ziel und ohne Erwartungen. Lauschen Sie dem Innersten. Der ureigenen Weisheit in Ihnen selbst.

- Mit Begleiterin oder Begleiter: Die begleitende Person fragt Sie immer nur dieselbe Frage: »Wer bist du?« Antworten Sie nicht sofort und denken Sie auch nicht über eine Antwort nach, sondern lauschen Sie innen, ob eine Antwort kommt. Wenn etwas aufsteigt, z. B. »ich bin Susanne« oder »ich bin Gärtner« oder »ich bin Vater oder Mutter«, dann sprechen Sie das aus. Ihr Begleiter sagt danke und fragt nach einer Weile wieder: »Wer bist du?« Sie lassen die Frage erneut in sich schweben und nachklingen und warten auf eine Antwort. Auf diese Weise gehen Sie immer wieder durch die Frage und die Antworten hindurch. Sie werden merken, dass die Antworten aus verschiedenen Ebenen und Schichten kommen. Sprechen Sie einfach ungefiltert und unzensiert aus, welche Antworten Sie in sich hören. Manchmal – meist kündigt sich damit auch das Ende der Übung an – kommt auch keine Antwort. Der Begleiter oder die Begleiterin spürt dann, wann er oder sie von neuem die Frage »Wer bist du?« stellt. Wenn dann nichts mehr kommt – vielleicht ist das, was Sie in der tiefsten Tiefe sind, nicht mehr mit Worten zu beschreiben –, sagt Ihr Begleiter noch ein letztes Mal danke und überlässt Sie Ihrem meditativen Zustand. Wenn Sie merken, dass die Zeit, in Ihr Alltagsbewusstsein zurückzukehren, für Sie da ist, dann atmen Sie noch zwei-, dreimal tief ein und aus, bewegen Sie sich etwas und öffnen Sie die Augen.

    Öffnen Sie sich ganz dem, was Sie in der Tiefe erfahren haben. Dem, was Sie sind, an Eigenschaften und Qualitäten, und dem, was nicht mehr benennbar ist.

- Übung allein: Wenn Sie die Übung allein machen, dann stellen Sie sich selbst innerlich die Frage »Wer bin ich?«, lauschen Sie dann darauf, was aufsteigt, und notieren Sie es sich kurz auf Ihrem Zettel, bleiben Sie dabei aber im inneren Zustand.

Da ist Stille, tiefe Stille in allem. Wenn Sie das einmal erfahren haben, dann bleibt das ein Leben lang. Einmal auf einem Spaziergang in der Winterlandschaft der Chiemgauer Alpen höre ich die Stille in allem, unüberhörbar. Die wunderschöne Landschaft, die Sonne, der unberührte Schnee sind einfach nur still. Auch die wenigen Menschen sind Stille. Nichts existiert getrennt von dieser Stille. Und urplötzlich nehme ich all das um mich herum wie einen hauchdünnen, durchsichtigen Schleier wahr. Die ganze Welt, jede Erscheinung, kann ich als einen einzigen zarten Schleier wahrnehmen – von unendlicher Schönheit *und* gleichzeitig ohne jede Substanz. Ich sehe durch alles hindurch, durch dieses kunstvolle Gewebe von Erscheinungen, hinter dem sich nur unendlicher stiller, leerer Raum dehnt. Alles – auch der Schleier der Erscheinungen – ist unendlich leerer Raum – still, zeitlos, ein einziger Frieden. Eins. Glückseligkeit. Ich erreiche eine kleine Kapelle. Ein Paar auf Langlaufski bittet mich, es zu fotografieren. *Es* lacht! Lachend und bis zum Bersten mit Liebe angefüllt mache ich das Foto – banne den substanzlosen Schleier auf eine weitere Illusion aus Zelluloid. Und gleichzeitig Stille, Fülle, Liebe, Glückseligkeit – nichts. Denn etwas in mir juchzt und ist glücklich und gleichzeitig ist da nur unendlich weiter Raum – Leere – Stille.

> Wir sind der Spiegel und das Bild darin,
> wir sind trunken vom Becher der Unvergänglichkeit;
> wir sind der Schmerz und Genesende sind wir,
> wir sind das Lebenswasser und der Wasserträger.
>
> RUMI[79]

Begleitung im Sterben

Ein sterbender Mensch ist meist auf Hilfe und Begleitung angewiesen. Die gewohnte häusliche Umgebung ist, solange es möglich ist, der beste Platz, um zu gehen. In den letzten Jahrzehnten sterben dennoch die meisten Menschen in den Krankenhäusern – die eigentlich ein unwirtlicher Platz zum Sterben sind, denn sie sind weder darauf eingerichtet, noch ist in ihnen in der Regel jemand dazu fähig, sich emotional und mental auf Sterbende einzustellen. In der modernen Medizin ist alles auf das Überleben ausgerichtet und darauf, den Tod bis zum letzten Atemzug zu bekämpfen. So kommt ein Sterbender nur schwer zu sich selbst, kann kaum den Kampf gegen den Tod beenden, weil alles um ihn herum sein Leben um jeden Preis verlängern will. Die notwenige und letztlich heilsame Hingabe an den eigenen Tod bleibt in einem ungewollten und aufgenötigten Kampf stecken. Statt sich innerlich auf den Übergang vorzubereiten und einzustimmen, werden die Menschen eher von Angst, finalem Aktionismus und existenziellem Schmerz geplagt.

Wenn Sie sich selbst oder ein Angehöriger im Endstadium einer schweren Krankheit und auf dem Weg zum Sterben befinden und es wegen der notwendigen medizinischen und pflegerischen Versorgung nicht länger möglich ist, zu Hause zu bleiben, gibt es zunehmend auch in Deutschland darauf spezialisierte Einrichtungen: ambulante und stationäre palliativmedizinische Dienste und Hospize. Cicely Saunders gründete bereits 1967 das erste moderne Hospiz in London, das »St. Christopher´s Hospice«. Seither hat sich diese Idee verbreitet, und es gibt inzwischen weltweit in vielen Ländern Hospize. Cicely Saunders sagte: »Es geht nicht (im Sterben) mehr darum, dem begrenzten Leben Zeit hinzuzufügen, sondern alles daran zu setzen, der begrenzten Zeit Leben zu geben.«[80] Hospize sind einzig und allein für Menschen, die sich in den letzten Tagen oder Wochen ihres Sterbens befinden, eingerichtet – ihnen einen menschlich gehaltenen und würdigen Übergang mit aller noch notwendigen pflegerischen und medizinischen Betreuung und Schmerzbehandlung unter Wahrung ihrer ureigenen Selbstbestimmung und Würde zu ermöglichen. Neben der medizinischen Versorgung geht es dabei vor allem um emotionalen und spirituellen Beistand der Sterbenden – und auch der Angehörigen. Das ist möglich, weil diejenigen, die dort arbeiten, den Menschen in seiner Einzigartigkeit und Ganzheit annehmen, weil sie sich mit einem entsprechenden heilsamen geistigen Hintergrund und Engagement um die sterbenden Menschen kümmern und – nicht zuletzt – weil diese Einrichtungen von der Zahl der Mitarbeiterinnen und Mitarbeiter her dieses leisten können. Wer in ein Hospiz geht, weiß, dass er oder sie dort zum Sterben hingeht – das in sich bedeutet schon, mit dem letzten Vorhang einverstanden zu sein – Ende des Kampfes.

Effiziente Schmerzbehandlung und Palliativmedizin

Auch wenn der existenzielle Schmerz, der Schmerz der getrennten Existenz, die sich vor ihrer Auflösung ängstigt, geringer wird oder sogar endet, so kann doch der Körper selbst noch immer qualvolle Schmerzen leiden. Die Medizin vertritt heute – vor allem angesichts der Diskussion um die Sterbehilfe – die Überzeugung, dass niemand mehr unter nicht aushaltbaren Schmerzen leiden muss. Dazu hat sich eigens eine relativ neue Medizinrichtung, die Palliativmedizin, entwickelt. Das Wort »palliativ« kommt aus dem Lateinischen und heißt so viel wie »bemäntelnd«. Spricht man von einer palliativen Behandlung, so ist damit nicht mehr die Wiederherstellung der Gesundheit oder Heilung gemeint, sondern es geht ausschließlich um das Leiden mildernde, um »bemäntelnde« Maßnahmen: die Behandlung von Schmerzen, Sedierung bei Unruhe, künstliche Ernährung und Flüssigkeitszufuhr durch Infusionen oder Magensonden, Unterstützung der Atmung, wenn jemand unter Atemnot leidet, Abführen bei Darmträgheit usw. Die Kunst einer optimalen Schmerztherapie liegt unter anderem darin, dass der Patient unter der Schmerztherapie weiter bei vollem Bewusstsein und Geistesklarheit bleiben kann. Obwohl die Notwendigkeit dieses Aspekts der Medizin weitgehend unstrittig ist, gehört die Palliativmedizin noch immer nicht zu den Pflichtfächern im Medizinstudium an den Universitäten. Die Fortbildung auf diesem Sektor geht weitestgehend auf die Initiative derjenigen Ärzte und Ärztinnen zurück, die tagtäglich mit den leidenden Menschen im Endstadium einer Krankheit und am Ende ihres Lebens konfrontiert sind und professioneller und menschlicher helfen wollen: die niedergelassenen Ärzte, meist die Hausärzte. Sie versuchen die universitäre Lücke dieses Bereichs durch ihr großes Engagement und allein auf Eigeninitiative beruhende Fortbildung auszugleichen.

Zu den palliativmedizinischen Aufgaben gehört es ebenso, auf die Angst der Patienten einzugehen, die Betroffenen und die Angehörigen über die Situation und die Perspektiven klar und einfühlsam aufzuklären usw.

Die palliativmedizinische Versorgung in Deutschland steckt noch immer in den Kinderschuhen. Gegenwärtig gibt es etwa 80 Palliativdienste, während man schätzungsweise 320 bräuchte. In den vergangenen zehn Jahren sind 24 Palliativstationen entstanden; der Bedarf wird aber auf etwa 150 geschätzt. In zehn Jahren sind 31 Hospize gegründet worden, und wir brauchen mindestens 142.[81] Es gibt an deutschen Universitäten erst einen einzigen Lehrstuhl für Palliativmedizin, und zwar seit 1999 am Malteserkrankenhaus Bonn/Rhein-Sieg.

Unter welchen Umständen und wie lange ist Leben lebenswert?

Die gegenwärtige, heftig geführte Diskussion um Sterbehilfe und assistierten Suizid ist jedoch nicht nur der noch immer ungenügenden Zahl von Hospizen und palliativen Einrichtungen geschuldet. Denn wir können nicht umhin zu erkennen, dass es auch Menschen im Endstadium einer Krankheit und im Sterbeprozess gibt, bei denen selbst die beste Schmerztherapie und die besten palliativmedizinischen Maßnahmen versagen. Oder dass es Menschen gibt, die vielleicht so stark physisch gehandicapt sind, wie beispielsweise ein von oben bis unten Querschnittsgelähmter, und unter diesen Bedingungen nicht länger leben möchten. Nicht jeder ist in der Lage, damit wie der britische Astrophysiker Stephen Hawkins umzugehen, der, seit 1968! durch eine Amyotrophe Lateralsklerose gelähmt, sich nur noch durch einen Sprachcomputer äußern kann und trotz dieses desaströsen physischen Zustands einen erleuchteten Geist entwickelt hat, weiter an der Universität forscht und lehrt und dabei noch zu den namhaftesten und inspirierendsten Exponenten des Paradigmenwechsels unserer Zeit gehört. Und wir alle haben ja auch unterschiedliche Aufgaben in dieser Welt. Wer könnte schon darüber richten, wenn jemand seinem Leben in einer solchen für ihn oder sie nicht mehr als lebenswert empfundenen Situation ein Ende setzen möchte. Wen lassen wir über uns bestimmen? Ein Gesetz, moralische Werte, das Ausmaß des Leidens am Ende des Lebensweges? Was ist das menschliche Maß? Lassen sich diese Fragen denn generell und pauschal beantworten? Steckt nicht hinter jedem einzelnen Fall ein besonderes Schicksal, das nur einzeln und gesondert gewürdigt werden kann? Und wer würdigt es dann, wer, außer dem betroffenen Menschen, kann die Frage und die Entscheidung darüber überhaupt ermessen? Wie viel anders empfinden wir ein und dieselbe Situation, wenn sie uns plötzlich selbst betrifft und nicht nur eine vorgestellte innerhalb einer theoretisch-ethischen Diskussion ist?

Diese Fragen können eigentlich nur die Betroffenen, die Kranken oder, wenn diese nicht mehr selbst entscheiden können, die Angehörigen entscheiden – und zwar mit und nach dem Ausloten aller Möglichkeiten und Perspektiven, der Abwägung aller Umstände – im menschenmöglichen Maß. Dazu brauchen wir unabhängige, nicht kommerzielle Einrichtungen und Beratungsstellen. Ist das nicht vergleichbar der anderen Seite des Lebens, wenn es da um die Frage einer Abtreibung oder um die Fortführung einer Schwangerschaft geht? Am Anfang wie am Ende des Lebens können wir als Gesellschaft, als Ärzteschaft und als Kirchen nur dafür sorgen, den betroffenen Menschen mit Rat und Tat zur Seite zu stehen – ohne Dogma und Urteil –, um mit ihnen gemeinsam zu schauen, welche Wahrheit sich für sie in ihrer speziellen Lebenssituation selbst herausschält.

Aktive Sterbehilfe und assistierter Suizid sind in Deutschland verboten, die passive Sterbehilfe – lebenserhaltende Maßnahmen zu beenden – ist nicht ausdrücklich erlaubt und befindet sich in einem Grauzonenbereich.

In Bayern ging es vor kurzem um einen jungen Mann, der seit einigen Jahren im Wachkoma lag und in einem Pflegeheim versorgt wurde. Der Vater verlangte, alle lebensverlängernden Maßnahmen einzustellen, um den Sohn in Frieden sterben zu lassen. Die Ärzte und Pflegekräfte weigerten sich nachdrücklich, die künstliche Ernährung des Patienten zu beenden, denn sie hatten den für sie zwingenden Eindruck, dass der ihnen anvertraute Mann durchaus noch wahrnahm, was um ihn herum geschah. Er schien ihnen auf Ansprache und Berührung zu reagieren und wirkte meist sehr friedlich. Es gab keine Komplikationen. Für die betreuenden Menschen war der Patient ein lebendiges Menschenwesen – nicht nur ein vor sich hin vegetierender Organismus –, der nur nicht in der Lage war, sich deutlicher zu äußern. Der Vater jedoch betrachtete die Situation seines komatösen Sohnes als unwertes Leben, dem er endlich ein Ende setzen wollte. Er sah im Zustand des Sohnes vor allem ein vegetatives Dahinsiechen, das er ihm und sich selbst nicht mehr zumuten wollte. Er ging vor Gericht. Lange dauerte es bis zu einer endgültigen Entscheidung: Die künstliche Ernährung musste schließlich beendet werden und der Mann starb.

Wie unendlich schwer sind solche Entscheidungen zu treffen? Wie schwer ist es abzuschätzen, wie viel Bewusstsein ein komatöser Mensch noch hat, wie lebenswert ein Leben ist? Wer kann wissen, ob ein Patient im Koma nicht eines Tages wieder aufwacht, was ja durchaus auch noch nach Jahren geschehen kann. Wie würde wohl der Sohn selbst entscheiden? Selbst wenn er in einer Patientenverfügung künstliche Ernährung ausgeschlossen hätte, könnte er, die Situation nun tatsächlich erleidend, zu einem ganz anderen Entschluss finden.

Aus welcher Quelle entscheiden Sie Fragen um Leben und Tod?

Wen fragen Sie, wenn Sie vor einer solchen Entscheidung stehen? Welche Instanz? Aus welcher Quelle kommt die Entscheidung?

Welche subtilen Abwägungen beeinflussen Ihre Entscheidung? Vielleicht sind Sie inzwischen mit Ihren Nerven am Ende, fühlen sich sehr angestrengt oder völlig erschöpft, weil Sie sich so viel um ein bewusstloses Familienmitglied kümmern müssen, vielleicht sind Sie es inzwischen leid, sich mit Behörden, Ärzten, Pflegediensten, Krankenkassen, Versicherungen und vielem anderen mehr auseinanderzusetzen. So viel Arbeit und Zeit fließen da hinein, so vieles kann vielleicht nicht geregelt werden, das dringend ansteht, solange noch kein Totenschein existiert – und das möglicherweise schon über Jahre. Wie stark bestimmt Ihr Welt- und Menschenbild Ihre Entscheidung? Entscheiden Sie sich für die künstliche Ernährung und die Aufrechterhaltung des Lebens in einem bewusstlosen Körper, weil in Ihnen die Überzeugung lebt, dass auch ein komatöser Mensch Bewusstsein hat und wir auf einer subtilen Ebene nicht voneinander getrennt, sondern stets verbunden existieren? Oder entscheiden Sie sich für das Abstellen aller Geräte und für die Einleitung des Sterbens, weil Sie ein bewusstloses Leben für nicht lebenswert halten, weil Sie so für sich selbst entscheiden würden, weil Sie in einem solch reduzierten Leben keinen Sinn sehen? Wie sehr beeinflussen Ihr Glaube, Ihre Religionszugehörigkeit Ihre Entscheidungen? Oder auch unsere Vergangenheit eines Nazi-Deutschlands, wodurch jeder Gedanke an Sterbehilfe die Erinnerung an Euthanasie wachruft?

Aus welcher Quelle entscheiden wir solche Fragen? Wir sind von all dem immer beeinflusst – und je nach dem, wo Sie selbst stehen, entscheiden Sie. Ein anderer würde es anders tun. So relativ ist das.

Letztlich wissen wir nicht, was für den jeweiligen Menschen richtig ist – vor allem dann, wenn wir ihn nicht mehr fragen können. Richtig und falsch sind so relativ – Kategorien der dualen Welt, so wie sie uns erscheint.

»Jenseits der Idee von Gut und Böse liegt eine Wirklichkeit. Dort werde ich dich treffen«, sagt Rumi. Der ortlose Ort. Der Ort des Nicht-Wissens, dem alles Wissen des Universums zu eigen ist. Der Mensch, der stirbt, tritt ein in diesen Raum. »Wir wissen nichts. Das ist alles, was man mit Bestimmtheit über das aussagen kann, was jenseits des Endlichen liegt.« (Renan) Ein ortloser Ort des Nicht-Wissens und der Stille.

Im Tod verschwindet die dualistische Erscheinungswelt. So wie es auch in tiefer Meditation, in absoluter Gedankenstille geschieht. In der Meditation können Sie im Leben, nicht erst im Tode, einen Geschmack dieses leeren Raumes erfahren. Im Zen heißt es: der tägliche Tod auf dem Kissen. In der Meditation lassen Sie alle Fragen, alle Vorstellungen, Bilder und Konditionierungen im Raum der Stille zurück. Ihr Geist wird frei und grenzenlos. Manchmal taucht aus diesem stillen Raum des Nicht-Wissens eine Antwort auf Ihre Frage im Bewusstsein auf – eine Antwort, die nicht aus eigenen Vorstellungen, Geisteswelten und Konditionierungen herrührt, die sich aus einem inneren Wissen, der Weisheit des Universums, speist. Was als Antwort kommen mag, muss nicht in Worten erscheinen, es kann auch ein Bild oder ein Impuls sein, dem Sie folgen können. Was auch immer kommt, können Sie später anschauen und dann mit Ihrem Verstand abwägen und überprüfen, ob Sie dieser Fährte folgen wollen.

Mit einer Frage in die Meditation gehen

Nehmen Sie sich eine halbe Stunde ungestörte Zeit für eine Meditation. Setzen Sie sich bequem hin und schließen Sie die Augen. Jetzt stellen Sie still Ihre innere Frage, so klar und deutlich, wie es Ihnen möglich ist. Richten Sie sich ganz auf diese Frage aus und bitten Sie alles, was Ihnen heilig ist, auch unbenannte Helfer, um Antwort.

Nun machen Sie drei tiefe Atemzüge und lassen mit jedem Ausatmen alles los – auch Ihre Frage. Sie können darauf vertrauen, dass etwas in Ihnen diese Frage gehört hat, die jetzt einfach nur im Raum der Stille schweben darf.

Gehen Sie tiefer und tiefer in den inneren Raum, lassen Sie sich ganz in sich selbst sinken. Dorthin, wo Sie geborgen und sicher sind – wo Frieden, Stille und vor allem Liebe sind. Erlauben Sie sich, ganz von der Liebe des Universums umhüllt zu sein und darin zu versinken.

Im Raum der Liebe halten Sie sich offen für eine Antwort. Erlauben Sie sich, einfach nur zu lauschen – ohne Erwartung und ohne Anstrengung. Sie können und sollen nichts tun – nur warten. In die Antwort hineinwarten. Eine Antwort kann als ein Wort oder Satz, als ein Bild oder ein Impuls kommen; oder es kommt auch keine Antwort. Auch das ist recht. Vielleicht ist dann die Zeit noch nicht reif für eine Antwort und dann heißt es, noch zu warten. Und wann immer andere Gedanken und Bilder auftauchen, die Sie vom Lauschen auf die Antwort ablenken, lassen Sie sie in der Liebe versinken und lauschen Sie in aller Achtsamkeit weiter, ohne etwas erzwingen zu wollen.

Bleiben Sie in dieser stillen Aufmerksamkeit und Ausrichtung, bis Sie spüren, dass es reicht. Dann atmen Sie noch dreimal tief ein und aus, öffnen Sie die Augen und kehren Sie wieder zurück in Ihr Alltagsbewusstsein.

Wenn Sie jemanden im Sterben begleiten

Was braucht ein Mensch neben der medizinischen Vorsorgung und Schmerzbehandlung, der sich auf den Weg des Sterbens macht?

Er braucht Sie – um nicht allein zu sein, um sich mitteilen zu können und all das, was er in dieser schwierigen Zeit erlebt – Wut, Angst, Verzweiflung, Hoffnungslosigkeit, Trauer –, mit jemandem teilen zu können. Was er oder sie, die dem Tod ins Auge schauen, am wenigsten braucht, ist, aus vermeintlicher Rücksicht oder aus der eigenen Angst heraus, das Vermeiden des Themas Tod, das Wegschauen und Schonen. Dadurch entsteht nicht selten eine unheilsame Sprachlosigkeit, eine Allianz des Schweigens: Der Erkrankte will seine Angehörigen nicht mit seinem Leiden belasten, und die Angehörigen mutmaßen, den Kranken zu belasten, wenn sie Krankheit und Sterben thematisieren. Beides sind Mutmaßungen und fragwürdige Annahmen, die Sie und den sterbenskranken Menschen nur voneinander entfremden. Denn aus lauter Schonung und Angst vermeiden Sie wirklichen Austausch und Kontakt. Es ist heilsamer für beide, gemeinsam zu weinen, als sich anzuschweigen und nicht über das zu sprechen, was beiden auf der Seele liegt.

Andererseits kann man auch niemanden zwingen, sich mit dem

eigenen Sterben und Tod auseinanderzusetzen. Merken Sie, dass der oder die Betroffene sich diesen Fragen nicht weiter öffnen kann, dann ist das unbedingt zu respektieren, auch wenn Sie selbst es sich von Herzen wünschen, dass ein offener Austausch möglich wäre. In einer solchen Situation ist es aber notwendig, das eigene Bedürfnis zugunsten des sterbenden Menschen zurückzustellen.

Offen sprechen zu können ist ein Geschenk und kann die ganze Situation entspannen – und Entspannung ist schon ein Stück Heilung für die Seele und nicht zuletzt für den Schmerz. Wir sehen den Tod meist als eine so »todernste« Angelegenheit an, dass wir darüber das Leben vergessen. Und noch lebt man ja! Und diejenigen, die so nah am Rande stehen, können noch immer ihr Leben, das sie noch haben, gestalten. Jeder Tag, der noch ist, kann ein Geschenk sein. Immer wieder berichten Menschen in ihren letzten Tagen, dass sie noch nie so intensiv gelebt haben, mit allen Sinnen, tiefer Freude über jeden Moment für sich und auch geteilt mit den Menschen, die sie lieben und die ihnen wichtig sind. Kleinigkeiten. Ein Sonnenstrahl durchs Fenster. Das Erwachen der Vögel in der Morgendämmerung. Der selten so intensiv wahrgenommene Geschmack einer Speise auf der Zunge. Der Klang einer Stimme. Oder einer Musik. Fülle des Lebens. Jetzt in diesem Moment.

Ist das nicht eigentlich immer so? Warum nur nehme ich das erst jetzt so deutlich wahr?

Das Unerledigte erledigen

Sterben ist Leben – nicht nur eine Zeit des Leidens und Abschiednehmens – gehen wir denn irgendwohin, wo wir nicht ohnehin schon die ganze Zeit sind? Auch eine Zeit intensiver Erfahrungen, präsenter Gegenwart, Dankbarkeit und Freude. Das ist möglich, wenn Sie sich dem, was ist, ganz öffnen können. Alle Ängste und Befürchtungen wandeln sich. Wissend um die Einzigartigkeit des Augenblicks – wissend, dass das einzige Leben, was existiert, gerade dieser eine Augenblick ist. Alles andere ist schon vorbei und nicht mehr wirklich oder noch nicht da. Das, was ist, ist jetzt.

Was am Ende des Weges noch unerledigt und nicht abgeschlossen ist, hindert Sie, mit größerer Leichtigkeit die letzten Schritte am Übergang zu tun. Unerledigtes hält zurück und hindert am Loslassen. Das gilt nicht nur in Todesnähe, sondern im ganzen Leben. Wenn die Zeit der letzten Etappe unserer jetzigen Reise erreicht ist, stehen nicht nur Lebensrückblick und Lebensbilanz an, sondern es ist auch höchste Zeit, das Haus leer zu räumen, um es übergeben zu können. Das ist durchaus auch wörtlich zu nehmen, was den konkreten Lebensbereich auf dieser Welt betrifft. Wie gut tut es, zu entrümpeln und das, was einem wertvoll ist, weiterzugeben und zu schenken. Denken Sie auch einmal an Ihre armen Erben, die sonst alles, was sich in Ihrem Leben angesammelt hat, aussortieren und entsorgen müssen. Gerade auch die äußeren Dinge des Lebens geregelt zu haben hilft der Seele, ihre irdische Existenz loslassen zu können: das Testament, Finanzielles, die eigene Beerdigung usw.

Um in Frieden gehen zu können, ist es wichtig, unerledigte Beziehungen zu klären und zu Ende zu bringen. Oft geht es auch darum, jemanden, der einem lieb und teuer ist, noch ein letztes Mal zu sehen. Wie oft halten sich Menschen noch über Tage mühsam am Leben, um noch auf den einen, ersehnten Angehörigen zu warten. Wenn es das war, was noch fehlte, dann kommt der Tod meist schnell und friedlich. In der Rückschau aufs Leben erkennen wir möglicherweise, wo wir hier und da zu ungerecht, zu kleinlich, zu geizig oder auch unwahrhaftig, betrügerisch oder verletzend waren. Wir schauen auf Situationen unseres Lebens, die uns von jetzt aus betrachtet überhaupt nicht mehr so dramatisch und existenziell scheinen wie damals. Vieles relativiert sich: Unwesentliches tritt zurück, und was wichtig ist, wird deutlicher und bekommt Substanz. Dort, wo Sie ungerecht waren, haben Sie jetzt vielleicht das Bedürfnis, Ihr Bedauern auszudrücken und um Verzeihung zu bitten. Oder Sie spüren den Wunsch, alte Rechnungen zu begleichen und Schuldzuweisungen zurückzunehmen.

Oder es taucht etwas aus Ihrem Leben auf, das Sie lange verdrängt haben, etwas, bei dem Sie sich vielleicht noch schuldig fühlen. Dann ist der Moment gekommen, aus dem Sich-schlecht-Fühlen auszusteigen und stattdessen Verantwortung zu übernehmen. Es kann in Ihrem Leben einen wichtigen Schritt bedeuten, zwischen Schuld und Verantwortung unterscheiden zu lernen. Ver-ant-wort-ung beinhaltet das Wort Antwort und meint in einem tieferen, ursprünglichen Sinn, Antworten auf die Herausforderungen des Lebens zu finden und zu dem, was man getan und in die Welt gesetzt hat, zu stehen. Und damit verantwortlich umzugehen. Im Schuldgefühl stecken zu bleiben heißt, in der Passivität zu verharren und der Verantwortung auszuweichen, was weder Ihnen selbst noch denjenigen, gegenüber denen Sie schuldig geworden sind, hilft. Schuld ist eine moralische Kategorie von richtig und falsch, gut und böse. Unsere christliche Kultur hat uns alle sehr in der Frage der Schuld geprägt. Durch das christliche Konzept der Erbsünde ist der Mensch von Anbeginn schuldig. Wenn ich persönlich überhaupt von so etwas wie Schuld sprechen würde, dann in dem Sinne, nicht die Verantwortung zu übernehmen und dazu zu stehen, wenn wir etwas für uns selbst, für andere oder für die Welt wissentlich oder unwissentlich Schädliches getan haben. Dann ist die Tat bzw. die Untat das, worum es geht, worauf wir uns beziehen können. Eine Tat oder nicht selten auch ein Nichthandeln, Verschweigen, Lügen zieht Konsequenzen nach sich: Ausgleich, Wiedergutmachung, Entschuldigen, Bestrafung und vieles mehr. Aber wir können das Ganze von der moralischen Dimension, die sich wie ein muffig-stickiger Dunst über die Tat legt, lösen – ein Dunst, dessen einzige Absicht ist, uns selbst besser erscheinen zu lassen, indem wir einen anderen zum Sündigen erklären, allerdings um den Preis dessen, dass wir selbst darunter leiden. Es gibt »keine Moral, die nicht ihre eigene Heuchelei produziert«.[82]

Was sind Sie dem Leben »schuldig«?

Erst die Frage, was bin ich dem Leben »schuldig«, lässt Wachstum und Ganzwerden zu.

Erst wenn Sie sich selbst und anderen verzeihen können, wird es Ihnen möglich sein, sich bereit zu machen und mit leichtem Herzen Abschied zu nehmen. Das heißt auf einer tieferen Ebene, »ja« zum eigenen Leben zu sagen. Ja, das war und ist *mein* Leben. Und es ist genau so richtig und gut, wie es war und ist. Jeder einzelne Tag hatte seine Bedeutung, kein Moment war überflüssig und nichts darin war und ist falsch.

Für diesen tiefen Blick auf das eigene Leben, für diese essenzielle Aussöhnung mit uns selbst, brauchen Sterbende immer wieder spirituelle Begleitung und Hilfe. Und bei Hilfe geht es mehr darum, den Raum für diese Themen zu öffnen, Raum für die Fragen der Existenz und des Lebens, Raum für die religiösen und spirituellen Fragen, Raum, in dem möglicherweise Antworten ganz von allein auftauchen können. Religiöse und spirituelle Texte können Hilfestellungen geben und zu Wegweisern auf der letzten Wegstrecke werden. Wie auch die großen Weisheitsbücher der Menschheit. Auch Musik, die Herz und Seele berührt, kann uns in eine andere Dimension führen. Oder der Duft eines Räucherstäbchens. Oft entsteht ein Bedürfnis zu beten – allein oder mit jemand anderem. Gebete an das oder den, was so unendlich viel größer und weiter ist als wir selbst. An das, was alles Leben bewirkt, was das Herz der Menschen schlagen lässt, das wir in letzter Konsequenz nicht benennen können. Gebete mit Worten oder ohne Worte, wenn sie verschmelzen und eins werden mit der Quelle. Da sind Meditation und Gebet nicht mehr zwei. Da sind der Betende, das Gebet und das Göttliche nicht mehr getrennt. Da bleibt nur noch das Eine – so wie im Tode das Ich aufgeht in *Das*.

Wenn Sie jemanden im Sterben begleiten, sorgen Sie gut für sich selbst

Sterben ist eine große Herausforderung für den Menschen, der sich anschickt zu gehen. *Und* auch für diejenigen, die den sterbenden, oft schwerkranken Menschen in diesem Prozess begleiten.

Begleiten Sie selbst als Angehörige/r einen Menschen auf seiner letzten Wegstrecke, dann ist in erster Linie Ihr bloßes Dasein von großer Bedeutung. Wer stirbt, braucht das Gefühl, nicht allein gelassen zu werden. Sie müssen nicht einmal etwas tun. *Und* um wirklich für den Sterbenden da sein zu können, ist es wichtig, das eigene Leben nicht zu vergessen. Als liebender und trauernder Angehöriger brauchen Sie möglicherweise selbst Unterstützung, Hilfe von anderen, Austausch, die Möglichkeit, Gefühle und Sorgen teilen können. Es ist notwendig, auch für sich selbst zu sorgen, denn Sie können immer nur so viel geben, wie Sie selbst haben. Wenn Sie selbst am Ende sind, können Sie einen anderen nicht mehr stützen.

Aber auch völlig unabhängig von Ihrer Kapazität, dem Sterbenden helfen zu wollen und zu können, ist es absolut notwendig, dass auch Ihr eigenes Leben weitergeht. Es hilft weder dem Sterbenden noch Ihnen selbst, wenn Sie Ihr eigenes Leben »opfern«.

Sorgen Sie nicht gut für sich, dann laufen Sie Gefahr, dass Ihnen nichts bleibt außer Erschöpfung, Unruhe, Unzufriedenheit, Groll und obendrein noch Selbstvorwürfe wegen Ihrer Gefühle. Soweit wie möglich sollten Sie versuchen, sich die Pflege und Zeiten Ihrer Anwesenheit mit anderen zu teilen. Solange derjenige, um den Sie sich kümmern, gut versorgt ist – Sie sind zeitweise durchaus durch Freunde oder Pflegekräfte ersetzbar –, können und sollten Sie sich Zeit für sich selbst nehmen, sich erholen und nicht nur Ihre Erledigungen machen. Auch wenn es dem sterbenden Menschen, der Ihnen so nahe ist, schlecht geht, muss es Ihnen deswegen nicht auch schlecht gehen. Da sein und mitfühlen ist von unschätzbarem Wert, und das können Sie nicht wirklich, wenn es Ihnen selbst schlecht geht. Es geht dem anderen keinen Deut besser dadurch, dass es Ihnen schlecht geht. Geben Sie sich also alle Erlaubnis – mit Nachdruck – für sich zu sorgen! Es ist ein Akt der Liebe – dem anderen wie Ihnen selbst gegenüber. Und je besser es Ihnen geht, desto mehr und mit größerer Geduld und Liebe können Sie wirklich anwesend sein – präsent. Also gehen Sie ohne schlechtes Gewissen auch einmal aus, ins Kino, ins Theater, ins Restaurant, treffen Freunde, tanken Sie selbst wieder Leben und kommen Sie einmal auf andere Gedanken.

Je normaler Sie Ihr Leben leben, desto hilfreicher ist es. Denn das ist der kraftvollste Ausgangspunkt, einem anderen hilfreich zur Seite zu stehen. Und scheuen Sie sich nicht, sich – wenn nötig – auch selbst Hilfe zu holen. Denn auch Sie müssen mit der Belastung und mit Ihren Gefühlen fertig werden und das, was Sie im Sterbeprozess des anderen erleben, mitteilen und teilen können. Deshalb tut es einfach gut, sich mit Menschen, die Sie verstehen, auszutauschen. Es ist einen Versuch wert, nicht alles in sich hineinzuschweigen. Unter Umständen kann es auch helfen, sich professionelle Hilfe zu holen – zum Beispiel einen Psychotherapeuten, eine Seelsorgerin, eine Selbsthilfegruppe oder Ihren Arzt oder Ihre Ärztin.

Das Wichtigste für den sterbenden Menschen ist, dass Sie da sind

Wie können Sie einem sterbenden Menschen überhaupt helfen? Ganz banal sind da zunächst die körperlichen Notwendigkeiten – die pflegerischen Aufgaben zu bewältigen. Wenn möglich können Sie diesen Bereich ganz oder teilweise an fremde Hilfe oder Pflegekräfte delegieren. Auf diese Weise haben Sie mehr Zeit und Kraft, einfach nur für den Sterbenden da zu sein. Zeit für das, was er oder sie über den immer schwächer werdenden Körper hinaus noch braucht. Das ist meist gar nicht mal viel – und doch ist es essenziell. Allein dass Sie für den sterbenden Menschen da sind, ist von immenser Bedeutung und gibt ihm viel Kraft. Da sein mit aller Offenheit und liebevoller Bereitschaft. Der oder die Sterbende kann auf Sie zählen, vertrauen – jetzt wo er oder sie sich anschickt, alles zurückzulassen und sich etwas Größerem anzuvertrauen. Viel Hilfe liegt darin, sich einfach nur bereitzuhalten, Zeit miteinander zu teilen und zuzuhören. Versuchen Sie, aktiv und beteiligt zuzuhören, offen und vorurteilsfrei. Ohne Ratschläge zu geben. Im Zuhören dessen, was dem anderen auf der Seele liegt, helfen Sie bereits mehr, als Sie ahnen. Der Sterbende erwartet meist nicht einmal eine Antwort. Sie können getrost alles Bemühen um Rat und Antwort aufgeben. Es strengt Sie ohnehin nur an, und welche Antworten kann man wohl finden angesichts des Unbeantwortbaren? Derjenige, der stirbt, ist seinen eigenen Antworten bereits so unendlich viel näher als Sie als Begleiterin oder Begleiter. Er oder sie braucht nur Ihre Anwesenheit, um sich mitzuteilen, und dass jemand da ist, mit dem er seine Fragen teilen kann. Welche Antworten sollte jemand auf der Schwelle von Leben und Tod auch erwarten oder geben, führt sie uns doch dorthin, wo alles Fragen und jede Antwort aufhören im Herzen der *einen* Wirklichkeit?

Meist sind wir selbst mit unseren eigenen Ängsten und Sorgen konfrontiert, wenn wir jemanden im Sterben begleiten. Der Versuch, den Sterbenden in seinen Ängsten und seinem Leiden zu beschwichtigen, gleicht dann ein wenig dem Versuch, uns selbst zu trösten, um selbst besser mit der Situation umgehen zu können. Doch das hilft nicht wirklich. Durch den Versuch des Wegtröstens verschwinden weder die Angst noch das Leiden, und der Leidende selbst fühlt sich nicht ernst genommen und in seiner Würde verletzt. Ein Sterbender kommt im Sterbeprozess – und sei es erst unmittelbar vor dem Tode – an eine Stelle, wo er sich und seine Situation mit aller Deutlichkeit und Wahrhaftig sieht und erkennt. Wischen Sie das in diesen Momenten nicht zur Seite. Versuchen Sie, offen und wahrhaftig zu bleiben – und teilen Sie diesen Moment miteinander. Es ist ein Moment größter Nähe und Intimität.

Wenn die Seele sich löst, lächelt sie

Erst wenn der Sterbende die Endgültigkeit seines bevorstehenden Todes sieht, kann er loslassen. Und auch darin können Sie ihn unterstützen, indem Sie selbst auch den geliebten Menschen loslassen. Nicht selten erleben wir, wie jemand nicht sterben kann, weil der geliebte, zurückbleibende Mensch in seiner Liebe und Verzweiflung festhält; er, der zurückbleibt, sich mit aller Macht an die Hoffnung klammert, den Tod noch hinauszuzögern oder ihn gar noch abwenden zu können. Auch wir, die wir jemanden im Sterben begleiten, haben denjenigen Stück für Stück loszulassen und uns innerlich bereit zu machen, uns in diesem Leben voneinander zu verabschieden, wo wir doch auf einer anderen Ebene nie getrennt sind und sein werden.

Ein Sterbender kann sich dann fallen lassen, wenn er sich angstfrei auf seine Umgebung einstellen kann, wenn er spürt, dass alles geregelt ist, sein »Haus«, das er hinterlässt, geordnet ist, seine nächsten, geliebten Menschen bereit sind, ihn gehen zu lassen. Er lässt sich erst dann wirklich fallen, wenn der sterbende Körper nicht länger im Zentrum seiner Aufmerksamkeit steht – und er mehr und mehr den Geschmack der Ewigkeit kostet. Wenn sein Geist dorthin geht, wo das Bewusstsein weit und weiter wird, dorthin, wo es verschmilzt und sich vereint mit seiner göttlichen Wurzel, dort, wo kein Ort und keine Zeit existieren.

Wer einen sterbenden Menschen in seinen letzten Stunden begleiten darf, wird nicht selten durch einen Blick in dessen entrückte und beseelte Augen und in das sich glättende, vor Schönheit strahlende Gesicht beschenkt. Und ist jemand gerade eben verstorben, so können wir immer wieder in ein friedvolles, hingegebenes Antlitz schauen. Warum nur diese ganze Angst? Wenn es doch oft reines Entzücken zu sein scheint, wenn das Ende des Kampfes erreicht ist und der Mensch sich hingibt. Wie viel können wir da von den Todgeweihten mitten in unserem Leben lernen – Ende des Kampfes, Hingabe an das, was uns leben und sterben lässt.

Geburt und Tod sind ewiger Wandel. Er geschieht unentwegt und ganz von allein. Das ortlose Zentrum des Wandels in Raum und Zeit, die Quelle des Lebens, liegt in der Erfahrung des zeitlos Ewigen. Ist es das, was wir ewiges Leben nennen? Um nicht erst im Tod diese Ursprungserfahrung zu machen, können wir versuchen, dieses zeit- und ortlos Ewige auch schon zu Lebzeiten zu schmecken. Eine Möglichkeit dazu ist die Meditation bzw. die Kontemplation, wie sie alle spirituellen Traditionen dieser Welt seit Anbeginn der Zeit in ihren unterschiedlichen kulturellen und religiös-spirituellen Varianten entwickelt haben. Der Geist des Menschen, der Verstand wird still, taucht in und durch die Stille ein in die unendliche Weite und das Entzücken des *einen* Bewusstseins. Lässt die Begrenztheiten der individuellen Existenz, dessen, was »ich« sagt, zurück und wird grenzenlos. Das kleine Ich geht auf in unendlicher, grenzenloser Weite.

Der tägliche Tod auf dem Kissen meint: Mit jeder Meditation können Sie erfahren, wie das kleine Ich im großen Ganzen aufgeht – wo letztlich nichts mehr erfahrbar ist. So kann Meditation uns auch auf den physischen Tod vorbereiten, auf diesen Moment, in dem das Ich endgültig in diesem Leben aufgeht in eine andere Dimension.

Wir wissen nicht wirklich, ob der Tod das ultimative Ende des Lebens ist. Ich neige zu der Überzeugung, dass unser Bewusstsein durch den Tod nicht verloren geht und es als Teil des universellen Bewusstseins jenseits der bisherigen Identität weiterexistiert. Nichts im Universum geht verloren. Unsere Informationen, die sich physisch-leiblich in dieser Welt manifestiert hatten, kehren zurück in das Reich des unmanifestierten Universums. Anders ausgedrückt: zurück in den Schoß des namenlos Göttlichen.

Der griechische Philosoph Plotin sagte im Augenblick seines Todes: »Ich gebe jenes, das göttlich ist in mir, an jenes, das göttlich ist im Universum, zurück.« Und der wunderbare Münchener Komiker Karl Valentin sagte mit seinem letzten Atemzug: »Wenn ich gewusst hätte, dass sterben so schön ist ...«

Im Tod kommen wir ans Ziel unserer irdischen Existenz. So gehört der Tod untrennbar zum Leben. Wir treten ein ins zeitlos Eine, das wir ohnehin schon immer waren, sind und sein werden. Das, was wir erahnen können in der Stille, wie Meister Eckhart sagt: »Das ewige Wort wird nur in der Stille laut.«

Heilsein

»Einfachheit und Stille in jedem Moment.«[83]

In jedem tieferen und bewussten Heilungsprozess berühren Sie viele innere und äußere Themen, die einer neuen, auf Heilung ausgerichteten Ordnung dienen. Eine Fülle von alt eingefahrenen Vorstellungen, festsitzenden Einstellungen und unbewussten Verhaltensmustern gerät in Bewegung. Je mehr Sie diesen inneren Neuordnungen und Transformationsprozessen Raum geben können, desto kraftvoller kann sich ein heilsames, dynamisches Gleichgewicht einstellen und die eigenen Heilkräfte mobilisieren. Sie erfahren, wie viel mehr möglich ist, als Sie je gedacht haben.

Jenseits all dieser Bewegung, der manchmal starken transformierenden Dynamik, tritt jedoch mehr und mehr ein ganz einfacher, stiller Raum in uns in Erscheinung. Jede heilsame Veränderung steht in Bezug zu diesem inneren Raum, den wir zunehmend als unsere eigene tiefere Wesensnatur zu begreifen lernen.

Heilsein wurzelt im Einfachen

Es ist das Komplizierte, das so oft ins Leiden und in die Krankheit führt. Kompliziert wird das Leben durch unseren unruhigen Geist, der sich nur all zu gern an dem bricht, was ist, und der am liebsten seinen eigenen Kopf durchsetzen will. Aber in Wirklichkeit ist das Leben, jenseits der emotionalen und mentalen Verstrickungen, jenseits der egozentrischen, stets auf uns selbst bezogenen Haltung, im Grunde einfach.

Je komplizierter Sie Ihr Leben gestalten, desto wahrscheinlicher werden Sie den Weg von Leid, Schmerz und Krankheit gehen. Streifen Sie jedoch das Komplizierte (meist sind es die Verstrickungen) ab – und das ist möglich, denn es ist nichts anderes, als unnütze und überflüssige Gedanken und Vorstellungen zu beenden –, dann offenbart sich in der Einfachheit des Lebens das Wesentliche. Aller Ballast, der sich überlebt hat, der überflüssig ist, behindert Sie und Sie können ihn getrost gehen lassen. Das Unnütze und Überflüssige verstellt nur den Blick für das, was zentral und wesentlich ist im Leben.

Sich von den Spuren des Vergangenen zu lösen, sodass es nicht mehr ins Hier und Jetzt hineinwirkt, macht Ihr Leben ein gutes Stück einfacher und unbelasteter. Wenn Ihre Gedanken angst- und sorgenvoll in die Zukunft schweifen, bringen sie damit etwas, was real noch gar nicht existiert, in die Gegenwart und belasten sich damit. In dem Augenblick, in dem Sie sich mehr und mehr in die Gegenwart holen, kommen Sie im eigentlichen, im wirklichen Leben an, das nur jetzt ist – und einfach.

»Für das Vergangene Dank, für das Kommende Ja.«, sagt Dag Hammerskjöld.

Wenn es Ihnen gelingt, die Zukunft lediglich als den nächsten Schritt in Ihrem Leben zu erkennen – »den nächsten Schritt zu kennen, ist genug« (Irina Tweedie) – und auf die Ihrem Leben innewohnende Richtigkeit zu vertrauen, dann wird Ihr Leben einfach – und heil. Vertrauen leitet unmittelbar einen Heilungsprozess ein.

Zwei Zwillingsschwestern aus Norddeutschland melden sich telefonisch in der Praxis an, um eine Woche zu Erstgesprächen und Behandlungsterminen zu kommen. Sie kommen wegen Multipler Sklerose, unter der sie beide leiden. Die Sprechstundenhilfe kann ihnen erst Termine in einigen Wochen anbieten. In Sorge rufen sie noch einmal an, dass sie natürlich nicht garantieren könnten, den Termin einzuhalten, ihn unter Umständen kurzfristig absagen müssten, wenn sie aus gesundheitlichen Gründen nicht reisen könnten. Ob sie dann den Ausfall für die Termine zahlen müssten. Ich lasse ihnen ausrichten, dass ich einfach darauf vertraue, dass sie kommen, und auch keine Sicherheit brauche, um noch rechtzeitig die Termine anderweitig vergeben zu können. Als sie dann tatsächlich zum vereinbarten Termin erscheinen, geht es ihnen recht gut. Beide sagen, mein Vertrauen in ihre gesundheitliche Stabilität für die Anreise habe sie tief berührt und getragen. Das hätten sie noch nie erlebt – und solch ein Vertrauen in sich selbst möchten sie gerne lernen.

In der Einfachheit liegt auch Klarheit – eine klare, sich immer wieder neu ordnende Dynamik als Ausgangspunkt jeglicher Heilung.

Allerdings darf Einfachheit nicht als Asketentum missverstanden werden! Einfachheit meint nicht etwa Entsagung, sondern es geht einzig und allein um die Unterscheidungsfähigkeit für das, was wesentlich und was überflüssig und verstrickend kompliziert ist. Zur Einfachheit des Lebens gehören durchaus auch Schönheit und Wohlergehen, Arbeit und Entspannung, Essen und Lieben oder die Pflege der Beziehungen.

Ein guter Beitrag zu einem einfacheren Leben ist, weniger zu rennen. In welchem Verhältnis stehen bei Ihnen »machen« und einfach nur »sein«? »We are human beings, not human doings.« Der Mensch existiert, weil er ist, nicht weil er etwas tut. Das wird so oft verwechselt. Viele Leute leben in so großer Getriebenheit, weil sie meinen, nur durch das, was sie tun und leisten, Wert zu haben und geliebt zu sein. Daher rührt unsere Tendenz, uns zu verbiegen, die schon früh im Leben wurzelt – meist wenn wir als kleine Kinder lernen mussten, uns anzupassen und brav zu sein oder zu leisten, um Liebe und Anerkennung zu bekommen. Diese Grunderfahrung schafft ein tief sitzendes Muster, das uns unser Leben lang rennen, machen, uns anpassen und leisten lässt. Und trotz all dieser Bemühungen gelangen wir so nie ans Ziel. Werden nie wirklich satt. Denn die tiefste Sehnsucht des Menschen ist es, als das Wesen, das er ist, wahrgenommen und geliebt zu werden.

In-sich-Ruhen und Auf-gabe

Der Schlüssel, wirklich satt an Anerkennung und Liebe zu werden, liegt bei Ihnen selbst. Denn das, was wir als Erwachsene erhoffen, von den anderen zu bekommen, können wir nur lernen, uns selbst zu geben. Sie als erwachsener Mensch sind der Einzige, der damit beginnen kann, sich selbst als der, der Sie sind, zu lieben. Je mehr Sie sich annehmen und lieben, wie Sie sind, desto weniger sind Sie auf Geliebtwerden und Anerkennung durch andere angewiesen und desto weniger müssen Sie sich darüber definieren, was Sie tun und leisten.

Auf diese Weise wird Ihr Leben plötzlich ruhig, friedlich und still. Sie kommen mit Ihrer tieferen Kraft in Berührung, die in Ihrem einfachen Sein liegt.

Die Seele verlangt nach stiller Präsenz, aus der sie die Kraft des Lebens schöpft. So bleiben Sie gesund und heil oder werden es wieder.

Intuitiv schaffen wir uns immer wieder Situationen, um einfach nur zu sein wie ein Patient, der gern angeln geht und mir einmal sagt: »Ich hoffe immer, dass kein Fisch anbeißt.« Ihm geht es nur ums Angeln – ums Sein in der Natur, um die Stille des Sees –, nicht um den Fang.

Oft kommen wir in Hektik, weil wir meinen, eine Aufgabe zu haben: erfolgreich sein, für den Partner oder die Partnerin da sein, politisch oder gesellschaftlich aktiv sein, die rechte Meinung unter die Leute bringen oder die Welt retten zu müssen. Unbewusst treiben uns viele Ideen, die ihre Gestalt und ihren Impetus aus unseren Voreinstellungen und Konditionierungen, aus unseren Wertesystemen oder unseren Wunden beziehen.

Aufgabe im ureigentlichen Sinn ist jedoch Auf-gabe. Etwas gibt auf. Das Ich, die egozentrische Absicht und Zielvorstellung, geht auf in etwas Größerem und gibt sich dem hin. So ist Aufgabe gar nicht primär Tun, sondern Lauschen und sich dem, was so als Impuls und Erfordernis erscheint, hingeben. Das heißt, die Aufgabe kommt nicht so sehr aus den Ideen des konditionierten Verstandes und der unbewussten prägenden Muster, nicht als ein uns in Trab haltender Heilungsversuch alter Verletzungen, sondern im Zurücklassen all dessen – im Zustand des Seins – beginnt eine tiefere Wahrnehmung für das, was zu tun ist. Aufgabe in diesem Sinn bedeutet zu lauschen, was Sie auf der Ebene des Seins wahrnehmen.

Anfängergeist

Die Kunst des Heilens geht einher mit einem Anfängergeist, wie Shunryu Suzuki Roshi ihn genannt hat. Es ist jene innere Haltung, in der Sie jeden Tag neu und frisch anfangen können, denn nichts auf dieser Welt existiert in statischer Vollendung. Alles ist im Fluss – immer. Es gibt keinen Meister, der schon irgendwo angekommen wäre.

Wann immer Sie das Gefühl haben, einen Schritt nicht »geschafft« zu haben, beispielsweise »noch nicht« in der Meditation in die Stille zu kommen, »immer wieder« mit Ihren Gedanken um die Vergangenheit oder die Zukunft zu kreisen usw., halten Sie sich damit nicht auf. Es gibt kein Versagen.

Bleiben Sie jedoch im Hadern, dass Sie etwas nicht geschafft oder versagt haben, dann stecken Sie bereits wieder in unnützen Gedanken und sind unbewusst für das, was gerade jetzt in Ihrem Leben passiert. Und das ist immer nur der gegenwärtige Moment. Sobald Sie sich das bewusst machen, gehen Sie einfach nur weiter – Schritt für Schritt, von Moment zu Moment. Anfängergeist.

Achtsamkeit

Der Moment bewusster Wahrnehmung ist ein Moment der Achtsamkeit. Heilung und Heilsein korrelieren mit Achtsamkeit in allen Lebensbereichen. Sie werden achtsam in Bezug auf Ihren Körper, Ihre Gefühle, Ihre Gedanken. Achtsam gegenüber Ihren Werturteilen, Anhaftungen und spirituellen Bedürfnissen. So kommen Sie mehr und mehr in eine wirkliche Berührung mit sich selbst und mit anderen Menschen. Natürliche Achtung und Respekt vor allen Wesen und vor allen Dingen der Welt sind die Früchte der Achtsamkeit. Sie bezieht sich stets unmittelbar auf das, was gerade ist, und entlässt uns so aus all den gewohnten mentalen Verwirrspielen. Sind Sie achtsam, gibt es keine überflüssigen Gedanken mehr, weil schon alles Erforderliche gedacht ist.

Sie können Achtsamkeit auf ganz einfache Weise üben und in Ihr Leben integrieren.

Achtsamkeit

Was immer Sie tun, können Sie in Achtsamkeit tun. Am Anfang ist es hilfreich, sich vielleicht nur eine konkrete Handlung vorzunehmen, bei der Sie Achtsamkeit üben wollen. Sie können versuchen, achtsam zu essen, achtsam einen Spaziergang zu machen oder sich achtsam die Zähne zu putzen. Was immer Ihnen geeignet erscheint.

Nehmen Sie das Beispiel Zähneputzen. Da Sie jeden morgen Ihre Zähne putzen, können Sie Ihren Tag so gleich mit Achtsamkeit beginnen. Versuchen Sie also jedes Detail des Zähneputzens mit höchster Konzentration und ganz bewusst zu tun: Bewusst die Zahnbürste greifen, die Zahnpastatube aufschrauben, Zahnpasta auf die Bürste drücken. Die Zahnbürste bewusst zum Mund führen, den Mund öffnen, jeden Zahn einzeln konzentriert bürsten – von oben nach unten, von oben nach unten ... Spüren Sie, wie sich die Zahnbürste auf Ihren Zähnen anfühlt, so, als würden Sie sich das erste Mal in Ihrem Leben die Zähne putzen. Schmecken Sie bewusst die Zahnpasta, spüren Sie, wie sich der Schaum bildet usw.

Wenn Sie sich achtsam die Zähne putzen, brauchen Sie vermutlich etwas länger dazu als gewöhnlich. Die Entschleunigung hilft, achtsam zu sein. Sie merken vermutlich auch, dass Sie sich sehr konzentrieren müssen, um nicht mit Ihren Gedanken abzuschweifen.

Am Ende des Zähneputzens in Achtsamkeit überprüfen Sie einmal, ob irgendwelche Gedanken außerhalb des Zähneputzens durch Ihren

Geist geschwirrt sind. Oder ob Sie ganz bewusst und achtsam bei der Sache sein konnten.

Wenn nicht, kein Problem. Das übt sich ein. Anfängergeist.

Achtsamkeit zentriert Sie auf das, was ist oder was Sie tun. Was auch immer Ihnen begegnet, erleben Sie mit größerer Bewusstheit. Ihre achtsame Wahrnehmung führt Sie automatisch in die unmittelbare Gegenwart.

Präsenz

Das ist Gegenwärtigkeit – Präsenz, die Schwester der Achtsamkeit. Präsent sein heißt gegenwärtig sein – Gegenwart = Präsens. Ankommen im Hier und Jetzt – in jenem Augenblick, der Ihr einziges Leben ist. Und wenn Sie alles auf Ihr gegenwärtiges Leben ausrichten, stehen Ihnen alle Kraft und Energie, alle Heilkraft in Fülle zur Verfügung. Keine Energie geht mehr in Überflüssiges und Unnützes. So entsteht eine neue, ordnende Dynamik, die in sich bereits heilsam ist.

Unmittelbares, präsentes Wahrnehmen
Gehen Sie am besten raus in die Natur oder, wenn Sie in der Stadt leben, auf die Straße oder in einen Park.

Unsere Sinneswahrnehmung umfasst Sehen, Hören, Fühlen, Riechen und Schmecken. In dieser Übung konzentrieren Sie sich einmal nur aufs Hören.

- ♦ Wo auch immer Sie draußen sind, achten Sie genau auf das, was Sie hören. Konzentrieren Sie sich nur darauf.
- ♦ Experimentieren Sie, indem Sie einmal gehen, dann wieder stehen bleiben, oder die Augen offen oder geschlossen haben.
- ♦ Beim konzentrierten Hören versuchen Sie alle Benennungen, Bilder

und Interpretationen von den Geräuschen und Klängen abzuziehen. Z. B. wenn Sie eine Amsel singen hören, hören Sie auf den Gesang, den Klang, und ziehen Sie den Begriff Amsel ab. Wenn Sie eine Motorsäge hören, erfassen Sie ohne Interpretation einfach nur das Geräusch.

- Bewerten Sie nichts, was Sie hören: kein angenehmes oder unangenehmes Geräusch, kein lautes, leises, hässliches, schönes Geräusch usw.
- Versuchen Sie, bei allem die Kraft und die unmittelbare Schönheit dessen, was und wie Sie es hören, wahrzunehmen.
- Wie ist die Intensität der Geräusche und Klänge? Erleben Sie eine neue oder andere Klangqualität als bisher? Hören Sie Klänge, die Sie bisher nie so wahrgenommen und beachtet haben?
- Anschließend können Sie versuchen, die Stille hinter den Geräuschen wahrzunehmen. Wie jeder Klang aus der Stille auftaucht und wieder in die Stille zurückfällt.

Sie können diese Übung auch für das Sehen, Fühlen, Riechen oder Schmecken ausprobieren.

Unsere Sinne führen uns unmittelbar in die Gegenwart. In der vollbewussten Sinneswahrnehmung gibt es keinen Raum für Gedanken über Vergangenes oder Zukünftiges, keine Gedanken über die Krankheit und mit ihr einhergehende Ängste und Probleme. Das ganze Bewusstsein und alle Kräfte verweilen im gegenwärtigen Moment und kommen Ihrem Heilungsprozess zugute. Jeder Mensch kann versuchen, in allem, was ihm begegnet, präsente Wahrnehmung zu üben und Stück für Stück ein Gewahrsein für das, was hinter der Wahrnehmung existiert, zu entwickeln.

Die Ausrichtung auf die Gegenwart kann auch über ein Mantra erfolgen. Mit dem Mantra richtet sich jeder gegenwärtige Augenblick auf einen der Namen Gottes aus oder, jenseits des personalen Gottesbildes, auf die ursprüngliche Quelle des Lebens, die jenseits unseres mentalen Fassungsvermögens liegt und die wir nicht benennen können. Auch das führt in den gegenwärtigen Augenblick – mit einer klaren Ausrichtung auf das Göttliche, das Sie sind und von dem nichts getrennt existiert.

Alle Religionen und spirituellen Traditionen dieser Welt kennen und arbeiten mit Mantren. Im Christentum ist das Rosenkranz-Gebet ein solches Mantra, oder es werden die Namen Jesus Christus oder Maria innerlich wiederholt. Im tibetischen Buddhismus gibt es das bekannte Mantra »Om mani padme hum«, in der Sufi-Tradition benutzt man einen der neunundneunzig Namen Gottes usw. Ein Mantra wird laut oder still rezitiert bzw. wiederholt. Durch das unentwegte Aussprechen des göttlichen Namens geht die Energie des Mantras allmählich in Fleisch und Blut über. Der göttliche Name wird zum stets präsenten Teil des Bewusstseins und richtet alles im Menschen auf seinen essenziellen Ursprung aus. In allem, was wir tagtäglich tun, schwingt das Eine, Namenlose in uns.

Stille

Heilung und Heilsein wurzeln in der Stille.

> Kein Staub ist aufgewühlt
> Und still ist mein Herz.[84]

Jenseits aller Gedanken und Voreinstellungen, die uns für gewöhnlich unentwegt absorbieren, liegt die Kraft der Stille. Stille, die hinter allem wahrnehmbar wird. So wie Sie vielleicht in der Übung »Unmittelbares Wahrnehmen« diese Qualität haben entdecken können. Die Stille ist wie das Meer des noch Formlosen, aus dem jeden Moment Neues in die Welt der Erscheinungen hineingeboren wird und jeden Moment Erscheinungen ins Formlose zurückfallen.

»Gott ist Stille. Alles entsteht aus der Stille«, sagt Mutter Meera. Und in Irina Tweedies Worten: »Wir gehen in der Stille zur absoluten Wahrheit, denn sie kann nur in der Stille gefunden werden und ist Stille.«

Nehmen wir die Stille in allem wahr, beginnen wir zu lauschen, wie sich jeder Moment entfaltet. So können wir wahrnehmen, was der jeweilige Augenblick erfordert – aus sich selbst heraus, nicht aus einem »Müssen«, aus äußeren Anforderungen und Bedingungen, aus Plänen, Zielvorgaben oder Konditionierungen heraus.

In der Stille lauschen Sie auf das, was ist, und lassen sich davon leiten. Immer weniger Energie vergeuden Sie, je direkter Sie in Bezug zum inneren Raum der Stille in Ihnen selbst stehen. Alle Voreinstellungen über Ihre Krankheit und deren Verlauf verlieren sich im Raum der Stille und von dort steigen oft ungeahnte, noch nie gedachte Lösungen auf. Sie werden innerlich geführt, es offenbart sich Ihnen ein inneres Wissen, das Ihnen sagt, was Ihr nächster Schritt ist und welche Richtung Sie einschlagen sollen. Dieses innere Geführtsein hilft Ihnen, abzuwägen und über weitere Untersuchungen oder die nächsten Therapiemaßnahmen zu entscheiden. In diesen so wichtigen Fragen für Ihren Heilungsprozess sind Sie damit nicht mehr nur auf die Ratschläge Ihrer Ärzte und Ihres persönlichen Umfeldes und auf das professionelle medizinische Wissen angewiesen, sondern Sie selbst können sich mit Ihrer eigenen Kompetenz und Ihrem inneren Wissen, was für Sie gut und richtig ist, einbringen.

In der Stille, jenseits aller Vorstellungen, eröffnet sich kraftvoll der Zugang zum Meer aller Möglichkeiten – zum Heilenden Feld. Nichts »Vorgedachtes«, Begrenzendes hindert mehr die Kreativität der Selbstheilung im Vertrauen auf die Richtigkeit Ihres Lebens, das ungetrennt von allem existiert.

In der Meditation üben Sie, innen still zu werden. Und wenn Gedanken aufwirbeln wie Staub im Wind, versenken Sie sie in der Liebe.

Letztlich lässt sich die Stille hinter allem auch außerhalb der Meditation wahrnehmen, wenn wir dem präsenten, bewussten, unmittelbaren Erleben und Sein mehr und mehr Raum geben. So werden allmählich Meditation, Präsenz, Achtsamkeit und Stille eins und durchdringen das ganz normale, alltägliche Leben. Ihr Leben beginnt sich zunehmend auf das Göttliche in allem auszurichten, auf das, was uns das Leben gibt und sein Ursprung ist. Untrennbar eins mit *dem*, eins mit der Wurzel von allem. Jeder Atemzug ein einziges Gebet – in inniger Einheit mit *dem*. »Gebet ist nichts anderes als das Ein- und Ausatmen des *einen* Atems des Universums.«[85]

Lieben

Heilung und Heilsein gehen einher mit der Qualität des Liebens, dem Geschmack der Allverbundenheit und des Ungetrenntseins.

> Liebe sagt, ich bin alles,
> Weisheit sagt, ich bin nichts,
> zwischen beiden fließt mein Leben.[86]

Die allverbindende Kraft des Liebens nährt die Seele: Alle Signale stellen sich wieder auf Heilung.

Es geht nicht so sehr um heilende Liebe als Objekt – etwas, das man irgendwie bekommen und behalten könnte. Es ist vielmehr »Lieben«. Wenn Sie selbst beginnen zu lieben, geschieht in Ihnen der größtmögliche, dynamische Transformationsprozess. Alles Zurückgehaltene und Festgefahrene wird frei und kann sich neu ordnen – nicht statisch, sondern dynamisch fließend, jeden Moment neu und veränderlich. Die wachsende Fähigkeit, uns der Veränderlichkeit des Lebens liebend hinzugeben, ist von größter Heilkraft.

Das Leben fließt zwischen Lieben und Nicht-Wissen – Lieben als Ausdruck unserer Allverbundenheit mit allen und allem, als Ausdruck der Hingabe an das und der radikalen Annahme dessen, was jeder Augenblick unseres Lebens hervorbringt, in der Bereitschaft, *mit* dem Leben zu fließen und auf seine Richtigkeit zu vertrauen. Liebend entfaltet sich das Leben, so wie es gemeint ist. Nichts davon sollte je anders sein. Das ist tiefer Frieden im Menschen – tiefes Heilsein. Das Herz wird weit und offen, der Geist still – im ganz normalen Alltag: beim Essen und Trinken, Arbeiten und Entspannen, Lieben, Streiten und Feiern.

Zwischen Wissen und Nicht-Wissen

Heilung und Heilsein schwingen, wie auch alles andere im Leben, zwischen Wissen und Nicht-Wissen.

Wir brauchen die Profis – keine Frage. Wir müssen zu jemandem gehen können, der etwas von seiner Arbeit versteht. Ärzte verfügen über das professionelle medizinische Wissen, auf das Sie vertrauen und zurückgreifen können sollten. Der Glaube an das professionelle Wissen darf nur nicht dazu verleiten, das eigene Wissen und das Gefühl für den eigenen leidenden Organismus und die eigene Lebenssituation, das Gefühl für Angemessenheit und Stimmigkeit außer Acht zu lassen und sich dann bedingungslos dem »objektiven« Wissen unterzuordnen. Gerade das medizinische Wissen wächst Tag für Tag ungeheuer an, und was gestern noch als fundamental wichtig und richtig galt, ist heute schon längst wieder veraltet. Die Halbwertszeit medizinischen Wissens liegt bei etwa fünf Jahren. Mit anderen Worten: Die Hälfte aller Diagnose- und Therapierichtlinien, die Ihnen vor fünf Jahren als das absolut Beste und Wirksamste, vermutlich auch noch mit entsprechendem Nachdruck, anempfohlen wurde, ist heute schon in der Mottenkiste der Medizin gelandet oder hat sich sogar als unwirksam, schädlich und manchmal sogar tödlich herausgestellt.

Jedes formale, »objektive« Wissen ist begrenzt und nur ein winziger Ausschnitt des Wissens im intelligenten Universum. Die Kapazität des denkenden Verstandes des Menschen entspricht nur einem Bruchteil seines gesamten Bewusstseins. Weisheit liegt darin zu erkennen, dass wir letztlich die wirklichen Dinge nicht wissen. Richtig und falsch sind Kategorien des rein analytischen Verstandes. Jenseits von richtig und falsch jedoch öffnet sich die Weite des inneren Wissens – einer tieferen Weisheit.

Sie haben in vielen Übungen des Buches Erfahrungen mit Ihrem inneren Wissen machen können. Es ist das, was aus dem inneren Raum der Stille aufsteigt, wenn wir lauschen. Aus dem Ungesagten, aus dem, was noch ohne Form ist, gelangt etwas in Ihr Bewusstsein.

> Im Ungesagten
> Das Unsagbare
> Sagen.[87]

Frei sein

Die schönste Frucht der Selbsterkenntnis und einer spirituellen Entwicklung liegt für mich in der Freiheit.

Je mehr Sie Ihre Konditionierungen und Prägungen kennenlernen, je mehr Sie Werturteile, Anhaftungen und die Kämpfe gegen das, was ist, loslassen können, desto größer wird die innere Freiheit. Freiheit meint hier einen inneren Zustand, den jeder Mensch gewinnen und den ihm niemand mehr nehmen kann.

In der unmittelbaren Wahrnehmung dessen, was ist, überantworten Sie sich der Führung des Lebens. Nicht Sie führen das Leben, das Leben führt Sie. Sie lernen, nicht zu haben, was Sie wollen, sondern zu wollen, was Sie haben. Das ist ein geführtes Leben.

Wenn Sie sich von Ihrer Krankheit oder Ihrem Leiden führen lassen – wirklich annehmen und lauschen, was als nächster Schritt für Ihre Situation auftaucht, ohne sich durch Voreinstellungen vorab zu begrenzen –, dann sind alle Valenzen zur Heilung im Heilenden Feld frei. Je weniger Sie sich mit Ihren Vorstellungen oder denen anderer Menschen in den Weg stellen, desto kraftvoller kann sich eine heilsame Dynamik entfalten. Alles ist möglich – nicht jedoch machbar. Der Macher ist nicht der Geführte. Der Macher bzw. die Macherin folgt den eigenen Vorstellungen. Die Freiheit liegt darin, *mit* dem Leben zu gehen, zu wollen, was man hat, und sich der inneren Führung anzuvertrauen.

Nicht-Wissen, Alles ist möglich, Lieben

Im Korinther-Brief sagt Paulus: »Nun aber bleiben Glaube, Hoffnung, Liebe, diese drei; aber die Liebe ist die größte unter ihnen.«[88]
Lebte Paulus heute, dann würde er diese drei essenziellen Kräfte vielleicht neu ausdrücken:

Glauben wird zu Nicht-Wissen, was sich auf den zeitlos, ewigen, unbenennbaren Ursprung allen Seins bezieht. Glauben meint »glauben an ...«. Woran aber glaube ich? An welche Wirklichkeit, an welchen Gott? Alle Religionen nehmen für sich in Anspruch, zur letztendlichen Wirklichkeit zu führen oder die Schöpfung auf einen wirklichen Gott oder die einzig richtigen Gottheiten oder das einzig richtige apersonale Göttliche zurückzuführen. »Glauben an« birgt immer ein Konzept – nicht die absolute Wirklichkeit, die wir nicht wissen können. Denn sie trägt keinen Namen und entzieht sich jeder Vorstellung. Das Absolute umfasst alles – auch den Begriff Gott, auch unsere Konzepte über Gott.

So tritt anstelle des Glaubens Nicht-Wissen, dem wir uns als tiefste Weisheit und innere Führung überantworten können.

Anstelle der »Hoffnung« tritt »alles ist möglich«. Hoffnung impliziert »hoffen auf ...«. Solange Sie hoffen, stellen Sie sich mehr oder weniger in Widerspruch zu dem, was ist, und damit gegen Ihr gegenwärtiges Leben. Hoffen Sie auf Besserung oder Änderung, sind Sie nicht wirklich frei. Das bedeutet nicht, nicht etwas für die Änderung einer misslichen Situation oder für die Heilung einer Krankheit zu tun. Nur, was auch immer geschieht, es ist genau das Richtige im jeweiligen Moment – das Beste für uns, sonst wäre es nicht so. Und das können wir annehmen – voll und ganz. Und dann den nächsten Schritt tun. Wenn anstelle von Hoffen ein »Alles ist möglich« tritt, öffnen Sie sich für jede Richtung Ihres Lebens und begrüßen sie. Sie begrenzen nicht mehr das Meer der Möglichkeiten, oder wenn es hier ums Heilen geht, das Heilende Feld durch die Vorgaben der Hoffnung, sondern lernen, sich frei der inneren Führung zu überlassen. Sie tun das jeweils Erforderliche für den jeweiligen Moment. Den nächsten Schritt zu kennen ist genug.

Und Liebe wird zu Lieben im neuen Paradigma. Lieben ist kein Objekt, das wir bekommen oder geben, es ist die allverbindende Dynamik des Herzens, der tiefen Begegnung von Wesen zu Wesen, die alle Widersprüche schmelzen lässt und zu einer wirklich heilsamen Transformation führt.

Nicht-Wissen, Alles-ist-möglich und Lieben scheinen mir die essenziellen Säulen von Heilung und Heilsein zu sein. In diesen drei liegt die größte Freiheit – jenseits von allem »Müssen«, »Sollen« und »Dürfen«. Und auch die größte Eigenverantwortung – in liebender Haltung.

Unendliche Weite

Die begrenzenden Vorstellungen über Kranksein, Gesundwerden und Heilung, die Vorstellung eines begrenzten Ich, mit dem Sie sich identifizieren, lösen sich auf in einem unbegrenzten Raum unendlicher Weite. Das ist, was »ich« bin: unendliche Weite. Aus diesem Raum, der sich in meiner individuellen Gestalt als Person zeigt, fließen mir alle Möglichkeiten zu – grenzenlos.

Unendliche-Weite-Meditation
Unendliche Weite …
 Nichts als unendliche Weite …
 Unendliche Weite erfreut sich in mir … So wie sie sich in allem erfreut. Sie zeigt sich in allen Dingen. In jedem Atom des Universums.
 Es ist die unendliche Weite, die sich in mir offenbart – die unendliche Weite erlebt sich durch mich als Ich.
 Alles ist unendliche Weite: Geist und Form, Leben, Werden und Vergehen. Sie zeigt sich in Allem wie im Nichts.
 Und ich, der oder die ich die unendliche Weite bin, versenke mich in mir selbst. Die unendliche Weite versinkt in sich selbst. Sie geht in den inneren Raum, wo sie sich als Stille erfährt – in mir. Die unendli-

che Weite erfährt sich als das wärmende Feuer der Liebe in meinem Herzen, das sie selbst ist.

Unendliche Weite füllt sich selbst in Liebe aus, bis ich ganz in der Liebe schwinge – ganz in Liebe versinke – Liebe, die dieselbe unendliche Weite ist wie ich selbst. Ich versinke darin ganz und gar.

Unendliche Weite ...

Zeigt sie sich in Gedanken oder Geräuschen, die nichts als unendliche Weite sind, nehme ich sie und lasse sie in die Liebe sinken, die sie ebenfalls ist.

Bis nichts bleibt als Lieben, Stille, Sein, Frieden ...

Unendliche Weite ...

So schwingt der Mensch zwischen Wissen und Nicht-Wissen, zwischen einem »Alles-ist-möglich« und einem »Wir-können-es-nicht-machen«, zwischen unendlicher Weite, die wir sind, und begrenzter Ich-Identität.

Im Bewusstsein der uns innewohnenden Unendlichkeit – das, was vielleicht mit ewigem Leben gemeint ist – gehen wir hinaus ins alltägliche Leben. Ganz normal – von außen betrachtet kein Unterschied. Nur die Qualität, der Geschmack, wie wir das Leben wahrnehmen – stets gewahr des Einen – kann sich grundlegend ändern. Alles, was wir tun – im gewöhnlichen Alltag, im Kranksein oder im Heilungsprozess –, ist ausgerichtet auf das allumfassende Eine, auf die tiefere Natur des Lebens. Und darin gehalten.

Anhang

Anmerkungen

1 Der Begriff »Ganzheitsmedizin« wird in der Medizin sehr unterschiedlich verstanden. Der Autor versteht unter Ganzheitsmedizin keinen bestimmten methodischen Medizinansatz, sondern eine alle Aspekte der Medizin, des Menschen und des Kosmos umfassende Ganzheit. Ganzheit meint, dass nichts ausgeschlossen wird und alles seinen ihm gebührenden Platz bekommt. So umfasst Ganzheitsmedizin sowohl Schulmedizin als auch Alternativ- und Komplementärmedizin. Heilung in diesem Sinne nimmt die Krankheit als Partner, nicht als Gegner in den Heilungsprozess hinein; ja, heil sein ist letztlich auch *in* der Krankheit möglich.
2 Ronald Grossarth-Maticek; Systemische Epidemiologie und präventive Verhaltensmedizin chronischer Krankheiten, Berlin: de Gruyter, 1999
3 Dean Ornish: Heilen mit Liebe, München: Mosaik, 1999; S. 40 ff.
4 Modifiziert nach Phyllis Krystal, http://www.phykrystal.com
5 Suzanne Segal: Kollision mit der Unendlichkeit, Hamburg: Rowohlt, 2000, S. 174
6 Süddeutsche Zeitung, 3. September 2007
7 Ärztezeitung, 11.1. 2006
8 Nature 2005; 435: S. 737-738
9 Ruppert Sheldrake: Das schöpferische Universum – die Theorie des morphogenetischen Feldes, Berlin: Ullstein, 1993

10 Werner Heisenberg, zit. nach: Willigis Jäger: Die Welle ist das Meer, Freiburg, Basel, Wien: Herder Spektrum, 2000. S. 102

11 Rippe, Madejsky, Amann, Ochsner, Rätsch: Paracelsusmedizin: Altes Wissen in der Heilkunde von heute, Baden, München: AT Verlag., 2001

12 Paul Pearsall: Heilung aus dem Herzen, München: Goldmann, 1999

13 Ulla Fröhlich: Vater unser in der Hölle, Bergisch Gladbach: Bastei Lübbe, 2008, S. 59, 147 f.

14 Ian Baker: The Tibetan Art of Healing; Thames and Hudson, London 1997

15 James Aggrey: Der Adler, der nicht fliegen wollte, Wuppertal: Hammer Verlag, 4. Aufl., 1985

16 Daoistische Weisheit

17 Brian Baker: Laotses unbekannte Lehren – das Hua-Hu Ching, Bielefeld: Aurum Verlag, 2003, S. 48 f.

18 Grabinschrift des griechischen Schriftstellers Nikos Kazantzakis in Heraklion auf Kreta

19 Indianische Weisheit

20 Vergl. z. B. Candice B. Perth: Moleküle der Gefühle. Körper, Geist und Emotionen, Reinbek: Rowohlt, 2001

21 Suzanne Segal: a. a. O., S. 172

22 Modifizierte Übung nach: C.K. Anthony, H. Moog: Healing Yourself The Cosmic Way, Stow, Massachusetts 01775: Ichingbooks, 2006

23 Tetsuo Nagaya Kiichi Roshi: Tuschespuren, Zürich: Theseus, 1985, S. 54

24 Arndt Büssing, Michael Wenger: Der Tau am Morgen ist weiser als wir, Berlin: Theseus 2003, S. 93

25 Yoganandas Gedicht »Samadhi« zit. nach: (vgl. Anm. 10) René Bütler: Die Mystik der Welt, Frankfurt: O.W. Barth, 1992

26 Ärztezeitung vom 1. 4. 2004

27 Ebd.

28 Heiner Uber, Papu Pramod Mondhe: Länder des Lachens, München: Frederking und Thaler, 2002
29 Ärztezeitung vom 1. 4. 2004
30 Joseph Campbell: Die Kraft der Mythen, Zürich und München: Artemis, 1989, S. 101
31 Das Rätsel Alzheimer, Fernsehsendung auf Arte am 25. 4. 2008
32 Der Begriff »radikaler Respekt« stammt aus der Dialogforschung. Seit über 20 Jahren wird diese neue Form des Dialogs wissenschaftlich erforscht. Sie beruht auf Grundüberlegungen des Philosophen Martin Buber und des Quantenphysikers David Bohm. Die Dialogarbeit ist in Deutschland durch Freeman Dhority vom Massachusetts Institute of Technology weiterentwickelt worden. Eines der grundlegenden Bücher ist: Martina Hartkemeyer, J. Hartkemeyer, L. F. Dhority: Miteinander Denken – Das Geheimnis des Dialogs, Stuttgart: Klett-Cotta, 2001
33 Charles Olson zit. nach: edb., S. 91
34 Ernest Harburg u. a.: Marital Pair Anger Coping Types May Act as an Entity to Affect Mortality: Preliminary Findings from a Prospective Study, Journal of Family Communication, Jan. 2008
35 Siegfried Gohr: Ich suche nicht, ich finde. Pablo Picasso. Leben und Werk, Köln: Dumont, 2006
36 Martin Buber: Das dialogische Prinzip, Gerlingen: Lambert Schneider im Bleicherverlag, 8. Aufl 1997
37 Fritz-Albert Popp: Biophotonen – Neue Horizonte in der Medizin: Von den Grundlagen zur Biophotonik, Stuttgart, Haug, 3. Aufl. 2006
38 Zit. nach: Alan Cohen
39 Augustinus: Bekenntnisse, Gottesstaat, Stuttgart: Kröner, 1965, S. 350
40 Hafis: Die Liebe erleuchtet den Himmel, Düsseldorf, Zürich: Benzinger, 2002, S. 78
41 Psychologie heute 4, 2003
42 Vgl. Dean Ornish, a. a. O.; vgl. auch Jeff Levin: God, Faith and Health; New York, John Wiley & Sons, 2001
43 Zit. nach Irina Tweedie

44 Nach Edward Brown aus dem Film: How to cook your life von Doris Dörrie
45 Hafis, a. a. O., S. 54
46 Sri Aurobindo
47 Byron Katie: Lieben was ist, München: Arkana Goldmann, 2002
48 nach Byron Katie, a. a. O.
49 Willigis Jäger: Die Welle ist das Meer, Freiburg, Basel, Wien: Herder Spektrum, 2000
50 Ervin Laszlo: Das fünfte Feld, Bergisch Gladbach: Bastei Lübbe, 2000
51 Sri Aurobindo, zit nach: Pia Gyger: Maria, Tochter der Erde, Königinnen des Alls, München: Kösel, 2002, S. 236
52 Deepak Chopra: Die Körperzeit, München: Droemer Knaur, 2002, S. 51
53 Irina Tweedie: Der Weg durchs Feuer, Interlaken: Ansata, 1988
54 Nura Loeks, zit. nach: Anna Platsch: Offenes Siegel, Berlin: Theseus, 2006, S. 195
55 Dirk Ippen: Kolumne des Oberbayerischen Volksblatts, 3.-4. November 2007
56 Prof. Karl Heinrich Scholz, St. Bernward Krankenhaus Hildesheim, www.DasErste.de, W wie Wissen, 12. 3. 2006
57 I. S. Wittstein, D. R. Thiemann, J. A. C. Lima, K. L. Baughman, St. P. Schulman, M. G. Gerstenblith, K. C. Wu, J. J. Rade, T. J. Bivalacqua, H. C. Champion, New England Journal of Medicine: Neurohumoral Features of Myocardial Stunning Due to Sudden Emotional Stress, 2005, S. 539-48
58 Modifiziert nach Irina Tweedie, a. a. O., S. 1020 ff.
59 Nach Anna Platsch: Schreiben als Weg, noch unveröffentlichtes Manuskript
60 Nacherzählt aus: Edward Espe Brown: Das Lächeln der Radieschen – Zen in der Kunst des Kochens, München: Deutscher Taschenbuchverlag, 3. Aufl. 2007
61 C. G. Jung: Grundwerk, Bd. 2, Düsseldorf: Walter 1984

62 Zit. nach: Peter Rosien: Die Geburt ist nicht der Beginn, der Tod nicht das Ende unseres Bewusstseins, Publik-Forum Extra: »Rätselhafte Bilder der Seele – das Jenseits in uns«, 2001
63 Zit. nach: Bernard Jakoby: Nahtoderfahrung als Hoffnung, in: Tod und Sterben – ein Geschmack der Ewigkeit, (Hrsg.: K.-D. Platsch), Book on Demand, Norderstedt 2003
64 Lancet, Band 358, Dezember 2001
65 Ärztezeitung vom 22. 2. 2001
66 J. C. Eccles: Die Evolution des Gehirns, die Erschaffung des Selbst, München: Piper, 2002
67 Ken Wilber: Integrale Spiritualität, München: Kösel, 2007
68 Ervin Laszlo, a. a. O.
69 David Bohm: Die implizite Ordnung. Grundlagen eines dynamischen Holismus, München: Goldmann, 1987
70 Werner Heisenberg: Quantentheorie und Philosophie. Vorlesungen und Aufsätze, Ditzingen: Reclam, 1979
71 Hans-Peter Dürr: Physik und Transzendenz, Frankfurt am Main: Scherz, 1999
72 Larry Dossey: Era III Medicine: The next frontier. Revision: J. of Consciousness and Change, 1992; S. 128 – 139
73 Deepak Chopra: Vortrag: Quantenbewusstsein, Bern; Urorobus Verlag, http//:www.uroborus.ch
74 Dean Ornish, a. a. O.
75 Thomas Kammerer (Hrsg.): Traumland Intensivstation – Veränderte Bewusstseinszustände und Koma, Book on Demand, Norderstedt 2006
76 Marret Jochheim: Musiktherapie – Möglichkeiten und Formen nonverbaler Kommunikation mit Patienten mit schweren Bewusstseinsstörungen nach erworbener Hirnschädigung, in: Th. Kammerer, a. a. O.
77 Peter Frör: Reisen und Begegnungen in einem unbekannten Land, in: Th. Kammerer, a. a. O., S. 15
78 Zit nach: K.-D. Platsch, a. a. O., S. 27 f.
79 Rumi: Die Sonne von Tabriz, Darmstadt: Schirner Taschenbuch, 2005, S. 76

80 Zit. nach: K.-D. Platsch: Tod und Sterben, a. a. O., S. 30
81 Alle Zahlen aus: Deutsches Ärzteblatt, Jahrg. 105, Heft 4, 25. Jan. 2008, S. 145
82 Martin Walser, aus der Jubiläumsfestrede an der Bayerischen Akademie der Künste am 3. 7. 2008
83 Johannes XXIII
84 Sen-no Rikyu, aus Rudolf Seitz: Was ist der Weg – er liegt vor deinen Augen, München: Kösel, 1985
85 Hildegard von Bingen
86 Nisargadatta Maharaj
87 Toytama Tsuno, in Rudolf Seitz, a. a. O.
88 Korinther 13

Übungen

Den inneren Leib spüren 21

Der Maibaum 30

Der Heilende Ort 35

Prognose und Festlegung 57

Die lebensgeschichtlichen Stationen meiner Erkrankung 72

Was brauche ich? 78

Den Atem beobachten 89

Kleine Schritte 108

Werten und urteilen 115

Welche frühen, inneren Botschaften leben in mir? 123

Zwei-Spalten-Übung zu Selbstbild und Projektionen 125

Die Angst begrüßen und eine Liste der Ängste erstellen 135

Was meine Angst bedeutet 136

Ängste leben in den Gedanken 138

Diaprojektor 139

Staubsauger 144

Können Sie auf diesen Moment vertrauen? 151

Die Erde trägt 151

Verbindung zur Erde 152

Kraftquellen, die mir schon einmal geholfen haben 155

Lächeln am Morgen 160

Lächelnd unterwegs 161

Zuhören in gegenseitigem Respekt 166

Meine Talente 175

Meine Begabungen und Fähigkeiten als Geschenk meiner Herkunft 176

Lebensvisionen 179

Im Theater: Perspektivenwechsel 195

Sich innerlich vor dem göttlichen Wesen verbeugen 197

Den Rucksack abstellen 200

Ich habe nichts gegen das, was ist 204

Die Gedanken überprüfen 205

Heilende Kraft der Natur 212

Heilmeditation 218

Gebet 230

Meditation 232

Ich sitze auf dem Totenbett und lasse meine Beine baumeln 237

Noch drei Monate zu leben 238

Den Atem beobachten – den Schmerz lindern 252

Wer bin ich? 253

Mit einer Frage in die Meditation gehen 262

Achtsamkeit 280

Unmittelbares, präsentes Wahrnehmen 281

Unendliche-Weite-Meditation 289

Empfohlene Literatur

C. K. Anthony, H. Moog: Healing Yourself The Cosmic Way, Stow, Massachusetts 01775: Ichingbooks, 2006

Aaron Antonovsky: Salutogenese – zur Entmystifizierung der Gesundheit, Tübingen: dgvt Verlag, 1997

Annie Berner-Hürbin: Hippokrates und die Heilenergie, Basel: Schwabe Verlag, 1997

Edward Espe Brown: Das Lächeln der Radieschen – Zen in der Kunst des Kochens, München: Deutscher Taschenbuchverlag, 3. Aufl. 2007

Brian Baker: Laotses unbekannte Lehren – das Hua-Hu Ching, Bielefeld: Aurum Verlag, 2003

Jakob Bösch: Spirituelles Heilen und Schulmedizin: Eine Wissenschaft am Neuanfang, Baden, München: AT Verlag, 2006

Martin Buber: Das dialogische Prinzip, Gerlingen: Lambert Schneider im Bleicherverlag, 8. Aufl. 1997

Byron Katie: Eintausend Namen für Freude, München: Arkana Goldmann, 2007

Byron Katie: Lieben was ist, München: Arkana Goldmann, 2002

Dalai Lama: Die Welt in einem einzigen Atom, Berlin: Theseus, 2005

J. C. Eccles: Die Evolution des Gehirns, die Erschaffung des Selbst, München: Piper, 2002

Felix Gronau: Grenzenlose Erleichterung, Bielefeld: Kamphausen, 2. Aufl. 2007

Doris Iding: Quellen der Heilung, Berlin: Theseus, 2007

Bernard Jakoby: Wir sterben nie, München: Nymphenburger, 2007

Willigis Jäger: Die Welle ist das Meer, Freiburg, Basel, Wien: Herder Spektrum, 2000

Willigis Jäger: Westöstliche Weisheit. Visionen einer integralen Spiritualität, Stuttgart: Theseus, 2007

Hafis: Die Liebe erleuchtet den Himmel, Düsseldorf, Zürich: Benzinger, 2002

Martina Hartkemeyer, J. Hartkemeyer, L. F. Dhority: Miteinander Denken – Das Geheimnis des Dialogs, Stuttgart: Klett-Cotta, 2001

Phillip Kapleau: Das Zen-Buch vom Leben und Sterben, Bern, München, Wien: O.W. Barth, 2001

Ervin Laszlo: Das fünfte Feld, Bergisch Gladbach: Bastei Lübbe, 2000

Ervin Laszlo: Zu Hause im Universum – eine neue Vision der Wirklichkeit, Berlin: Allegria, 2005

Jeff Levin: God, Faith and Health, New York: John Wiley & Sons, 2001

Nisargadatta Maharaj: Ich bin, Bielefeld: Kamphausen, 4. Aufl. 1998

Ramana Maharshi: Sei, was du bist!, Bern, München, Wien: O.W. Barth, 2002

Dean Ornish: Heilen mit Liebe, München: Mosaik, 1999

Tony Parsons: Open Secret – die Erfahrung der Nicht-Dualität, Stuttgart: Lüchow, 2000

Candice B. Perth: Moleküle der Gefühle. Körper, Geist und Emotionen, Reinbeck: Rowohlt, 2001

Anna Platsch: Offenes Siegel – meine Reise zu Sufis und Muslimen, Berlin: Theseus, 2007

Anna Platsch: Schreiben als Weg (noch unveröffentlichtes Manuskript)

Klaus-Dieter Platsch (Hg.): Bewusstsein und Transformation – ein Geschmack vom Ganzen, Norderstedt: Book on Demand, 2005

Klaus-Dieter Platsch: Die fünf Wandlungsphasen – das Tor zur chinesischen Medizin: München: Urban&Fischer, 2. Aufl. 2008

Klaus-Dieter Platsch (Hg.): Integration von Spiritualität – ein Geschmack im medizinischen Alltag, Norderstedt: Books on Demand, 2007

Klaus-Dieter Platsch (Hg.): Medizin und Spiritualität – ein Geschmack vom Heilen, Norderstedt: Books on Demand, 2002

Klaus-Dieter Platsch: Psychosomatik in der chinesischen Medizin, München: Urban&Fischer, 2. Aufl. 2005

Klaus-Dieter Platsch (Hg.): Tod und Sterben – ein Geschmack der Ewigkeit, Norderstedt: Books on Demand, 2003

Klaus-Dieter Platsch: Was heilt – vom Menschsein in der Medizin, Stuttgart: Theseus, 2. Aufl. 2008

Luise Reddemann: Eine Reise von 1000 Meilen beginnt mit dem ersten Schritt, Freiburg: Herder-Spektrum, 2004

Rumi: Die Sonne von Tabriz, Darmstadt: Schirner Taschenbuch, 2005

Suzanne Segal: Kollision mit der Unendlichkeit, Hamburg: Rowohlt, 2000

Christiane Singer: Alles ist Leben: Letzte Fragmente einer langen Reise, Bertelsmann, 2008

Eckart Tolle: Eine neue Erde, München: Arkana Goldmann, 2005

Eckhart Tolle: Jetzt – die Kraft der Gegenwart, Bielefeld: Kamphausen, 2000

Tarab Tulku XI, Lene Handberg: Einheit in der Vielheit. Moderne Wissenschaft und östliche Weisheit im Dialog, Berlin: Theseus, 2005

Irina Tweedie: Der Weg durchs Feuer, Interlaken: Ansata, 1988 (München: Heyne, 2005)

Ken Wilber: Ganzheitlich Handeln, Freiamt: Arbor, 2001

Ken Wilber: Integrale Spiritualität, München: Kösel, 2007

Kontakt

Wenn Sie Kontakt mit dem Autor und der mit ihm verbundenen Arbeitsweise aufnehmen möchten, dann können Sie sich an folgende Adresse wenden:

Institut für Integrale Medizin (Leitung Dr. Platsch)

Das Institut koordiniert, organisiert und veranstaltet Vorträge, Seminare, Tagungen und die Ausbildung »Heilende Medizin – eine integrale Ausbildung für Menschen im Heilberuf«. Zu den weiteren Aufgaben des Instituts zählen die Organisation und Durchführung des universitätszertifizierten Begleitstudiums »Caring and Healing – Training ärztlicher Kernkompetenzen« für Medizinstudierende, Ärztinnen und Ärzte für die deutschsprachigen medizinischen Fakultäten, angegliedert an die Steinbeis Hochschule Berlin - Projektleitung: Dr. med. Klaus-Dieter Platsch. Informationen unter www.carinRandhealing.de

Institut für Integrale Medizin
Traunsteiner Str. 11, D-83093 Bad Endorf
Tel. 08053-7994320
Fax: 08053-7994322
Email: info@integrale-medizin.net